刘学文临证用方发微

主编　刘学文　方振伟　薄文斌

副主编　林立全　赵安东　暴文春

编委　（按姓氏笔画排序）

于　超　王　稷　王靖云　方振伟　任建歌

刘　月　刘自健　佟　彤　张玉金　张莉想

林立全　赵安东　夏海焕　曹晓娇　崔伟更

梁子盟　程　蕊　暴文春　薄文斌

人民卫生出版社

·北京·

图书在版编目（CIP）数据

刘学文临证用方发微 / 刘学文，方振伟，薄文斌主编 . —北京：人民卫生出版社，2024.3

ISBN 978-7-117-35950-4

Ⅰ. ①刘⋯ Ⅱ. ①刘⋯②方⋯③薄⋯ Ⅲ. ①中医临床 −经验 −中国 −现代 Ⅳ. ①R249.7

中国国家版本馆 CIP 数据核字（2024）第 026886 号

人卫智网 www.ipmph.com	医学教育、学术、考试、健康，购书智慧智能综合服务平台	
人卫官网 www.pmph.com	人卫官方资讯发布平台	

刘学文临证用方发微
Liu Xuewen Linzheng Yongfang Fawei

主　　编：刘学文　方振伟　薄文斌
出版发行：人民卫生出版社（中继线 010-59780011）
地　　址：北京市朝阳区潘家园南里 19 号
邮　　编：100021
E - mail：pmph @ pmph.com
购书热线：010-59787592　010-59787584　010-65264830
印　　刷：廊坊一二〇六印刷厂
经　　销：新华书店
开　　本：710×1000　1/16　印张：22
字　　数：383 千字
版　　次：2024 年 3 月第 1 版
印　　次：2024 年 4 月第 1 次印刷
标准书号：ISBN 978-7-117-35950-4
定　　价：89.00 元

打击盗版举报电话：**010-59787491**　E-mail：**WQ @ pmph.com**
质量问题联系电话：**010-59787234**　E-mail：**zhiliang @ pmph.com**
数字融合服务电话：**4001118166**　E-mail：**zengzhi @ pmph.com**

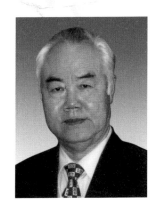

　　刘学文,男,1940年出生,主任医师,教授,第五批全国老中医药专家学术经验继承工作指导老师,辽宁中医药大学硕士研究生导师,北京中医药大学博士研究生副导师。发表学术论文20余篇;先后主持、参加多项国家、省、市级课题;主编《古今效方临床应用》《实用趣味方剂手册》等著作7部,协编《医方发挥》等著作6部。其中,《医方发挥》被评为"全国优秀科技图书奖二等奖"。

　　从事临床及教学工作50余年,先后在辽宁中医学院(现辽宁中医药大学)完成本科、成人教育、留学生、研究生、全国方剂师资进修班等各层次的教学任务,培养的学生遍及海内外。

　　深入研读古籍,临证经验丰富,辨证遣方用药准确,疗效快而显著,擅长消化系统疾病、心血管系统疾病、呼吸系统疾病及妇科疾病(如月经病、不孕症、多囊卵巢综合征)的治疗,一般服药1~2周,大多能起到较好疗效。患者量大,复诊率高,慕名求诊者甚多。

　　在全国率先提出方剂学实验课,将中医方剂功效从中医学理论阐述发展为现代医学实验验证。其中,"大承气汤通里攻下实验观察""血府逐瘀汤改善冠状动脉血流量实验观察""酸枣仁汤安神作用实验观察""四君子汤治疗胃溃疡实验观察"等均处于同时期全国领先行列。此类工作改变了方剂学教学方法及对传统方剂学的认知,并荣获辽宁省教学成果奖一等奖、国家级教学成果奖二等奖。

主持研发的肝福冲剂、利肝糖浆、小儿胃宝丸、小儿消食片等新药已经生产并投入市场,产生了极大的社会效益和经济效益。先后被评为辽宁省中医药学会"最受欢迎的老专家"、沈阳市"中医工作先进个人"、沈阳市"市级优秀教师"、辽宁中医药大学"先进教师"等。

刘学文教授现年逾八旬,行医已 50 余载,在方剂应用方面有独特心得体会。刘老常说:"我要把自己所有的临床经验写出来,让医生用之有效。"这是刘老近 10 余年的最大心愿。因此,刘老召集跟诊多年弟子写下此书,记录 50 余年来的临证经验精华,望医学生及临床医师借鉴思考,以期在临床应用中得心应手,于减轻患者病痛有益。

本书具备如下特点:

(一)深挖宝藏,疗效为先

本书所载病例均为刘老日常出诊所治病例。刘老出诊 50 余年来,一直保持记录病例的习惯,在这个过程中不断思考领悟组方遣药的奥妙,这些积累的病例见证了一位名老中医的成长。本书在选择病例种类时,尽量选取不同时间节点的病例,病例种类或相似或组方遣药变化明显,期望读者体会临床常见症状的治疗方法以及与病情变化相对应的药物加减变化,从而对年轻医师起到导向作用。更有一方只记载一两个病案,旨在让读者体会临证之复杂、思维之精妙。因临证忙碌,故只对患者所述主症作简要记录。在此书编写过程中,尽量保持刘老诊治病例的原状,愿读者各自感悟。

(二)加减金鉴,点睛之笔

本书"原方加减金鉴"部分,为点睛之笔。尽管刘老已八十有余,仍然坚持周一至周六全天出诊,并在忙碌之余召集弟子,亲自授课,逐字审阅书稿,呕心沥血,只求更好地将临床经验传授给读者。

（三）姊妹二书，尽显精华

刘老著作较多，其中《实用趣味方剂手册》彰显刘老在方剂学上的造诣；本书是刘老以方剂学为纲，对临证遣方用药及平素饮食宜忌的进一步阐述。此二书为刘老方剂学精华姊妹书。

（四）深悟此书，从术入道

刘老遍览中医古今医籍，造诣于方剂，精进于中药，精研现代科学对中药药理学及方剂学的认识，临证中将中医学与西医学结合，以中医为基，以西医为辅，无中西医偏见，体现了20世纪60年代成长起来的老中医之路，是"保护中创新，传承中发展"的完美诠释。

（五）传承中医，吾辈之责

朴实中展现人生。刘老出诊闲暇即临证教学，悉心培养下一代中医人，将自己的临床经验倾囊相授。人活着的意义是让别人更好地活着，诚如刘老与学生所讲"医乃仁术，好自为之"。刘老授学生以渔，更对学生术道均授，以解除更多病患疾苦，诠释着老中医对中医的传承。

中医传承之路中，老师不授为师之过，弟子不学乃子之惰，中医传承是所有中医人的责任。本着传承中医的初心，师徒共同编著此书，恰逢中医大展宏图之时，愿此书能添砖加瓦。

本书所载部分方剂为近代名方或刘老原创，文献较少，故文中记录为"略"。书内病例均真实可靠，言简意赅，具有一定的实用性和指导性。望读者见仁见智，但需辨病辨证，因人、因时、因地制宜，随证加减，期有益于临床。

《刘学文临证用方发微》编委会

2023年10月

目录

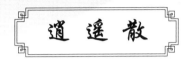

一、原方

逍遥散(《太平惠民和剂局方》):治血虚劳倦,五心烦热,肢体疼痛,头目昏重,心忪颊赤,口燥咽干,发热盗汗,减食嗜卧,及血热相搏,月水不调,脐腹胀痛,寒热如疟。又疗室女血弱阴虚,荣卫不和,痰嗽潮热,肌体羸瘦,渐成骨蒸。

甘草微炙赤,半两　当归去苗,剉[1],微炒　茯苓去皮,白者　芍药白　白术　柴胡去苗,各一两

上为粗末,每服二钱,水一大盏,烧生姜一块切破,薄荷少许,同煎至七分,去渣热服,不拘时候。

二、原方加减金鉴

(一) 月经过少或闭经或月经后期

主症:月经周期基本正常,经量明显减少,甚或点滴即净,或经期缩短不足两天,经量亦少;或月经周期延后 7 日以上,甚至 3~5 个月以上;或月经停止 6 个月,或按自身原有周期计算停止 3 个周期以上。辅助检查:子宫及双附件彩超示子宫内膜厚度小于 0.8cm。

主方:当归 15g,茯苓 15g,炒白芍 7g,炒白术 15g,柴胡 15g,炙甘草 15g,栀子 15g,牡丹皮 15g,熟地黄 15g,山茱萸 10g,山药 15g,巴戟天 15g,覆盆子 15g,女贞子 15g。

加减变化:

1. 月经后期或闭经者,若子宫及双附件彩超示子宫内膜厚度大于 0.8cm,

---

1 剉:在古汉语中,"剉"有刀斫、刀切之义,如《康熙字典》所载"剉……《玉篇》去芒角也。斫也。《六书故》斩截也。"依据当前第 7 版《现代汉语词典》,"剉"为"挫""锉"的异体字,但"挫""锉"均无刀斫、刀切之义。故遵从古汉语。下同。

加川芎 15g、桂枝 10g、川牛膝 10g；若子宫及双附件彩超示子宫内膜厚度大于 1.0cm，再加益母草 10g、莪术 7~10g。

2. 雌激素偏低者，加紫河车 6g（分 3 次随汤药冲服）。

3. 雌激素偏高者，加肉桂 7g、淫羊藿 15g、菟丝子 15g、川牛膝 10g。

4. 白带多，腰骶部疼痛者，加紫花地丁 15g、土茯苓 20g、补骨脂 10g、杜仲 15g。

5. 少腹冷痛者，加小茴香 15g、干姜 15g、郁金 10g、川楝子 5~7g。

6. 小腹胀痛者，加乌药 15g、郁金 15g、川楝子 5~7g。

（二）痛经

主症： 妇女正值经期或者行经前后，周期性小腹疼痛，或痛连腰骶，甚至剧痛晕厥。

主方： 当归 15g，茯苓 15g，炒白芍 7~10g，炒白术 15g，柴胡 15g，炙甘草 15g，栀子 15g，牡丹皮 15g，延胡索 15g，郁金 10g，肉桂 7g，川芎 15g。

加减变化：

1. 少腹冷痛者，加小茴香 15g、干姜 15g。

2. 痛剧者，加川楝子 5~7g。

3. 伴胀痛者，加乌药 15g。

4. 白带多，痛连腰骶者，加紫花地丁 15g、土茯苓 20g、补骨脂 10g、杜仲 15g。

5. 大便溏泄者，加山药 20g、苍术 10~15g。

6. 胃胀者，加广木香 7g（后下）、陈皮 15g、砂仁 15g（后下）。

（三）乳腺增生

主症： 单个或者双侧乳腺疼痛、结节或肿块。

主方： 当归 15g，茯苓 15g，炒白芍 7~10g，炒白术 15g，柴胡 15g，炙甘草 15g，栀子 15g，牡丹皮 15g，夏枯草 15g，连翘 15g，浙贝母 15g，枳实 15g，莪术 7g，郁金 10g。

加减变化：

1. 乳腺痛剧者，加川楝子 5~7g。

2. 胃部胀痛者，加广木香 7g（后下）、陈皮 15g、砂仁 15g（后下）。

3. 平素大便溏泄者，加山药 20g、苍术 10~15g，茯苓改为 20g，炒白术改为 20g。

（四）经行头痛

主症： 每值经期或者行经前后，出现以头痛为主的症状。

主方：当归 15g，茯苓 15g，炒白芍 7~10g，炒白术 15g，柴胡 15g，炙甘草 15g，栀子 15g，牡丹皮 15g，石菖蒲 7g，远志 15g，白芷 15g，羌活 15g，延胡索 15g。

加减变化：

1. 睡眠欠佳者，加炒酸枣仁 30g、首乌藤 20g。

2. 少腹疼痛者，加小茴香 15g、干姜 15g、延胡索 15g、郁金 10g、川楝子 5~7g、川芎 15g、肉桂 7g、乌药 15g。

3. 经行胃部胀者，加广木香 7g(后下)、陈皮 15g、砂仁 15g(后下)。

4. 经行胃部反酸者，加紫花地丁 15g、黄连 3~5g，严重者再加海螵蛸 10g。

(五) 围绝经期综合征

主症：指妇女绝经后出现性激素波动或减少所致的一系列以自主神经系统功能紊乱为主，伴有神经心理症状的一组症候群，常见烘热汗出、烦躁、睡眠不佳等症状。

主方：当归 15g，茯苓 15g，炒白芍 7~10g，炒白术 15g，柴胡 15g，炙甘草 15g，栀子 15g，牡丹皮 15g，鳖甲 20g(先煎)，知母 15g，生地黄 15g，银柴胡 15g，石菖蒲 7g，远志 15g，炒酸枣仁 30g，首乌藤 20g。

加减变化：

1. 明显汗出者，加煅牡蛎 25g(先煎)、麻黄根 15g、浮小麦 20g、炙黄芪 20g。

2. 头晕者，加钩藤 15g(后下)、菊花 10~15g、夏枯草 15g。

(六) 低热不退

主症：体温数周或数月维持在 37.3~38℃左右，且无外感症状者。

主方：当归 15g，茯苓 15g，炒白芍 7~10g，炒白术 15g，柴胡 15g，炙甘草 15g，栀子 15g，牡丹皮 15g，水牛角 10~15g(先煎)，生地黄 15g，知母 15g，生石膏 15g(先煎)，鳖甲 20g(先煎)，银柴胡 15g。

加减变化：

1. 睡眠欠佳者，加炒酸枣仁 30g、首乌藤 20g。

2. 胃胀不适者，加广木香 7g(后下)、陈皮 15g、砂仁 15g(后下)。

(七) 甲状腺结节或亚急性甲状腺炎

主症：甲状腺彩超示甲状腺结节，或伴有咳嗽气促、吞咽困难等症状。

主方：当归 15g，茯苓 15g，炒白芍 10g，炒白术 15g，柴胡 15g，炙甘草 15g，栀子 15g，牡丹皮 15g，枳实 15g，青皮 10g，夏枯草 10~15g，瓜蒌 10g，浙贝母 15g，玄参 10g，莪术 7g。

加减变化：

1. 伴有亚急性甲状腺炎者，加连翘 15g、金银花 15g、夏枯草 15g、紫花地丁 15g。

2. 亚急性甲状腺炎疼痛较重者,加延胡索 15g、郁金 10g、川楝子 5~7g。

3. 服药后,大便溏泄,炒白芍改为 7g,加山药 20g、苍术 15g。

（八）帕金森病

主症：以静止性震颤、动作迟缓及减少、肌强直、姿势平衡障碍等为主要特征。

主方：当归 15g,茯苓 15g,炒白芍 7~10g,炒白术 15g,柴胡 15g,炙甘草 15g,栀子 15g,牡丹皮 15g,钩藤 15g(后下),蜈蚣 2~3 条(去头足),全蝎 6g,石菖蒲 7g,远志 15g,葛根 15g,炙黄芪 20g。

加减变化：

1. 睡眠欠佳者,加炒酸枣仁 30g、首乌藤 20g。

2. 多汗者,加煅牡蛎 25g(先煎)、麻黄根 15g、浮小麦 20g。

（九）老年非低钙性抽搐或震颤

主症：四肢痉挛、肋部肌肉痉挛,或四肢、头部震颤。

主方：当归 15g,茯苓 15g,炒白芍 10g,炒白术 15g,柴胡 15g,炙甘草 15g,栀子 15g,牡丹皮 15g,全蝎 6g,蜈蚣 2~3 条(去头足),钩藤 15g(后下),葛根 15g,石菖蒲 7g,远志 15g。

加减变化：

1. 肌肉疼痛者,加延胡索 15g、炙黄芪 20g。

2. 双下肢凉者,加通草 7g、桂枝 15g、干姜 15g。

3. 伴大便干燥者,炒白芍改生白芍 20g,加枳壳 20g、肉苁蓉 15g。

注意：所有川楝子均为 5~7g,不宜长时间服用,肝功能异常者少用或禁用。

三、临床应用举例

（一）月经过少或闭经或月经后期

案 1：邓某,女,44 岁。初诊：2011 年 6 月 11 日。

症状：3 个月前因服用避孕药导致月经量少,阴道干涩,白带见乳状分泌物,腰骶痛,肢冷,眼干,口苦,纳寐及二便可。

处方：牡丹皮 15g,栀子 15g,炒白芍 7g,当归 15g,柴胡 15g,茯苓 15g,炒白术 15g,熟地黄 15g,山茱萸 15g,山药 15g,巴戟天 15g,菟丝子 15g,覆盆子 15g,女贞子 15g,淫羊藿 15g,川芎 15g,肉桂 7g,川牛膝 10g,炙甘草 15g。5 剂。

用法：每剂药物水煎至450ml，每次150ml，于早、晚饭后10分钟温服。

二诊：7月22日。此次月经量渐多，诸症好转。

处方：用6月11日方，5剂，用法同前。

案2：孙某，女，35岁。初诊：2012年9月27日。

症状：闭经1年，烘热汗出，烦躁易怒，睡眠欠佳，饮食二便可。辅助检查：子宫及双附件彩超示子宫内膜厚度0.6cm，双侧卵巢多囊性改变，子宫内低回声团，考虑子宫肌瘤样结节。

处方：牡丹皮15g，栀子15g，炒白芍7g，当归15g，柴胡15g，茯苓20g，炒白术15g，熟地黄15g，山茱萸10g，山药20g，巴戟天15g，菟丝子15g，覆盆子15g，女贞子15g，淫羊藿10g，川芎15g，肉桂7g，香附15g，炙甘草15g。5剂。

用法：每剂药物水煎至450ml，每次150ml，于早、晚饭后10分钟温服。

二诊：10月13日。诸症好转，月经仍未至。辅助检查：雌激素水平偏低。

处方：用9月27日方，去山茱萸、肉桂、淫羊藿，加川牛膝10g、桂枝10g、紫河车6g（分3次随汤药冲服），10剂，用法同前。

三诊：10月28日。诸症好转，月经来，色、质、量正常，未予用药。

案3：白某，女，38岁。初诊：2016年3月22日。

症状：月经量少，烦躁易怒，纳寐可，二便正常。

处方：当归15g，炒白芍7g，柴胡15g，茯苓20g，炒白术20g，栀子15g，牡丹皮15g，巴戟天15g，菟丝子15g，熟地黄15g，山药20g，桂枝10g，川芎15g，女贞子15g，覆盆子15g，紫河车6g（分3次随汤药冲服），炙甘草15g。5剂。

用法：每剂药物水煎至450ml，每次150ml，于早、晚饭后10分钟温服。

二诊：4月10日。月经来，量、色、质正常，无烦躁易怒。未予用药，嘱经前7天复诊用药。

案4：谢某，女，19岁。初诊：2017年4月2日。

症状：月经不规律2个月，小腹胀痛，心烦易怒，双眼胀，寐差，大便稀，饮食小便可。辅助检查：子宫及双附件彩超示子宫内膜厚度约1.5cm。

处方：当归15g，炒白芍7g，柴胡15g，茯苓20g，牡丹皮15g，栀子15g，炒白术15g，桂枝10g，菟丝子15g，桑寄生15g，熟地黄15g，山药15g，巴戟天15g，覆盆子15g，川牛膝10g，炙甘草15g，川芎15g，苍术10g。5剂。

用法：每剂药物水煎至450ml，每次150ml，于早、晚饭后10分钟温服。

二诊：4月30日。月经已至，无小腹胀痛，量、色、质正常。心烦易怒、双眼胀、寐差好转。

处方：用4月2日方，5剂，用法同前。

案5：徐某，女，33岁。初诊：2017年7月3日。

症状：月经不规律，量少，伴有乳房胀痛，纳寐可，二便正常。

处方：当归15g，炒白芍7g，柴胡15g，茯苓20g，牡丹皮15g，栀子15g，炒白术15g，熟地黄15g，山药15g，瓜蒌10g，夏枯草10g，连翘15g，川楝子7g，菟丝子15g，巴戟天15g，炙甘草15g，川芎15g，桂枝10g，延胡索15g。5剂。

用法：每剂药物水煎至450ml，每次150ml，于早、晚饭后10分钟温服。

二诊：7月28日。月经已至，量、色、质正常，无乳房胀痛。

处方：用7月3日方，5剂，用法同前。

案6：王某，女，42岁。初诊：2017年8月12日。

症状：末次月经7月12日，持续10~11天，此次月经未至，小腹痛，腰骶痛，纳寐可，二便正常。既往史：盆腔炎。

处方：当归15g，炒白芍7g，柴胡15g，茯苓20g，牡丹皮15g，栀子15g，炒白术15g，熟地黄15g，山药15g，延胡索15g，补骨脂10g，杜仲15g，巴戟天15g，菟丝子15g，桂枝10g，紫花地丁10g，土茯苓20g，炙甘草15g，乌药15g，干姜15g。5剂。

用法：每剂药物水煎至450ml，每次150ml，于早、晚饭后10分钟温服。

二诊：8月19日。月经未至，小腹痛、腰骶痛减轻。

处方：用8月12日方，加川牛膝10g，3剂，用法同前。

（二）痛经

案1：陈某，女，16岁。初诊：2008年2月21日。

症状：经前小腹冷痛，心烦易怒，纳寐可，二便正常。

处方：当归15g，炒白芍15g，柴胡15g，茯苓15g，炒白术15g，栀子15g，牡丹皮15g，延胡索15g，郁金15g，香附15g，川楝子7g，小茴香15g，干姜15g，肉桂7g，五灵脂10g（包煎），蒲黄10g（包煎），炙甘草15g。5剂。

用法：每剂药物水煎至450ml，每次150ml，于早、晚饭后10分钟温服。

二诊：4月26日。服药后经前小腹冷痛及心烦易怒改善，但月经量偏少。

处方：用2月21日方，加阿胶15g（烊化），5剂，用法同前。

案2：刑某，女，21岁。初诊：2010年5月15日。

症状：从11岁月经来潮即经前小腹冷痛，月经来时痛至不能上学，血色深、有血块，腰骶痛，小腹胀，手足冷，纳寐可，二便正常。

处方：当归15g，柴胡15g，炒白芍7g，茯苓20g，炒白术15g，栀子15g，牡丹皮15g，小茴香15g，干姜15g，延胡索15g，川芎15g，蒲黄10g（包煎），肉桂7g，吴茱萸5g，香附15g，郁金15g，炙甘草15g。5剂。

用法:每剂药物水煎至450ml,每次150ml,于早、晚饭后10分钟温服。

二诊:5月23日。服药后,月经未至,手足冷明显好转。

处方:用5月15日方,5剂,用法同前。

随访,此次服药后来月经,血色正常、血块减少,无腰骶痛及小腹胀。

案3:睢某,女,42岁。初诊:**2011年12月16日。**

症状:经前1周小腹冷痛,腰骶痛,腹泻,纳寐可,小便正常。辅助检查:子宫及双附件彩超示子宫肌瘤、子宫腺肌病。

处方:牡丹皮15g,栀子15g,炒白芍7g,当归15g,柴胡15g,茯苓20g,炒白术15g,小茴香15g,干姜15g,肉桂7g,五灵脂15g(包煎),川芎15g,蒲黄10g(包煎),延胡索15g,杜仲15g,补骨脂10g,吴茱萸5g,川楝子7g,炙甘草15g。5剂。

用法:每剂药物水煎至450ml,每次150ml,于早、晚饭后10分钟温服。

二诊:12月28日。服药后仍有腹痛,余症改善。

处方:用12月16日方,加郁金10g,5剂,用法同前。

三诊:2012年1月18日。服药后此次来月经,无小腹冷痛、腰骶痛及腹泻。

处方:用2011年12月16日方,去川楝子7g,5剂,用法同前。

案4:吴某,女,32岁。初诊:**2017年12月19日。**

症状:痛经,白带多,小腹凉,经期烦躁易怒,心慌气短,纳寐可,二便正常。

处方:牡丹皮15g,栀子15g,炒白术15g,当归15g,柴胡15g,炒白芍7g,茯苓20g,干姜15g,小茴香15g,炙甘草15g,延胡索15g,紫花地丁10g,土茯苓20g,川芎15g,蒲黄10g(包煎),肉桂7g,五灵脂10g(包煎)。5剂。

用法:每剂药物水煎至450ml,每次150ml,于早、晚饭后10分钟温服。

案5:刘某,女,29岁。初诊:**2017年5月2日。**

症状:月经期疼痛,小腹冷,末次月经4月26日,月经周期20~30天,月经期6~7天。查体:心率68次/min。

处方:牡丹皮15g,栀子15g,炒白术15g,当归15g,柴胡15g,炒白芍7g,茯苓20g,干姜15g,小茴香15g,炙甘草15g,延胡索15g,蒲黄10g(包煎),肉桂7g,五灵脂10g(包煎),川芎15g,郁金10g。5剂。

用法:每剂药物水煎至450ml,每次150ml,于早、晚饭后10分钟温服。

二诊:5月10日。无小腹冷痛。

处方:用5月2日方,5剂,用法同前。

随访,月经期、量、色、质正常,且无腹痛。

案 6：魏某，女，30 岁。初诊：2019 年 5 月 6 日。

症状：痛经，腰腹冷痛明显，经前烦躁，纳寐可，二便正常。

处方：熟地黄 15g、山茱萸 7g、山药 15g、茯苓 15g、牡丹皮、黑顺片 5g（先煎）、肉桂 7g、补骨脂 10g、杜仲 15g、小茴香 15g、干姜 15g、川芎 15g、柴胡 15g、栀子 15g、紫苏子 15g、当归 15g、炙甘草 15g、广木香 7g（后下）、陈皮 15g。5 剂。

用法：每剂药物水煎至 450ml，每次 150ml，于早、晚饭后 10 分钟温服。

二诊：5 月 16 日。此次经前烦躁改善，但仍腹痛。

处方：用 5 月 6 日方，去紫苏子、山茱萸、陈皮，加川楝子 5g、郁金 10g、炒白芍 10g，5 剂，用法同前。

三诊：6 月 20 日。此次经前腰腹冷痛明显改善，无烦躁。

处方：用 5 月 16 日方，5 剂，用法同前。

（三）乳腺增生

案 1：黄某，女，38 岁。初诊：2007 年 1 月 4 日。

症状：乳房胀痛，经前尤甚，寐差，饮食、二便可。

处方：当归 15g、炒白芍 7g、柴胡 15g、茯苓 15g、炒白术 15g、栀子 15g、牡丹皮 15g、夏枯草 15g、莪术 7g、青皮 15g、香附 15g、川楝子 7g、郁金 15g、延胡索 15g、浙贝母 10g、瓜蒌 15g、炙甘草 15g、炒酸枣仁 30g、首乌藤 20g。5 剂。

用法：每剂药物水煎至 450ml，每次 150ml，于早、晚饭后 10 分钟温服。

二诊：1 月 30 日。服药后睡眠改善，但仍有乳房痛。

处方：用 1 月 4 日方，去浙贝母、炒酸枣仁、首乌藤，加金银花 15g、蒲公英 10g、黄柏 7g、土茯苓 20g，5 剂，用法同前。

案 2：周某，女，23 岁。初诊：2007 年 6 月 5 日。

症状：右侧乳房胀痛，心烦易怒，伴痛经，白带多，腰痛，小腹冷，便溏，纳寐可，小便正常。辅助检查：乳腺彩超示乳腺增生。

处方：牡丹皮 15g、栀子 15g、炒白芍 7g、当归 15g、柴胡 15g、茯苓 20g、炒白术 15g、瓜蒌 10g、青皮 10g、莪术 7g、延胡索 15g、川楝子 7g、夏枯草 10g、香附 15g、山药 20g、苍术 15g、郁金 10g、炙甘草 15g。5 剂。

用法：每剂药物水煎至 450ml，每次 150ml，于早、晚饭后 10 分钟温服。

二诊：6 月 14 日。诸症好转，但小腹冷，白带多，大便可。

处方：用 6 月 5 日方，去牡丹皮、山药、瓜蒌，加小茴香 15g、干姜 15g、蒲公英 10g、紫花地丁 10g、黄柏 7g，5 剂，用法同前。

三诊：6 月 24 日。无乳房胀痛，心烦易怒，仍白带多，小腹冷。

处方:用 6 月 5 日方,去苍术、莪术,加小茴香 15g、干姜 15g、紫花地丁 10g、黄柏 7g,5 剂,用法同前。

案 3:赵某,女,49 岁。初诊:2011 年 12 月 9 日。

症状:乳房胀痛 5 年,烦躁易怒,纳寐可,二便正常。辅助检查:乳腺彩超示双乳腺增生,左侧乳腺结节 1.2cm×0.41cm×0.9cm。

处方:牡丹皮 15g,栀子 15g,炒白芍 7g,当归 15g,柴胡 15g,茯苓 20g,炒白术 15g,枳实 10g,瓜蒌 10g,青皮 10g,莪术 7g,延胡索 15g,川楝子 7g,夏枯草 10g,丹参 10g,山药 20g,鳖甲 20g(先煎),炙甘草 15g。5 剂。

用法:每剂药物水煎至 450ml,每次 150ml,于早、晚饭后 10 分钟温服。

二诊:12 月 16 日。乳房胀痛及烦躁易怒明显缓解。

处方:用 12 月 9 日方,5 剂,用法同前。

案 4:王某,女,49 岁。初诊:2012 年 5 月 22 日。

症状:乳房胀痛,心烦易怒,纳寐可,二便正常。辅助检查:乳腺彩超示双侧乳腺增生、左侧乳腺低回声结节。

处方:牡丹皮 15g,栀子 15g,炒白芍 7g,当归 15g,柴胡 15g,茯苓 20g,炒白术 15g,枳实 10g,瓜蒌 10g,青皮 10g,莪术 7g,延胡索 15g,川楝子 7g,夏枯草 10g,乌药 15g,山药 20g,苍术 15g,郁金 10g,炙甘草 15g。5 剂。

用法:每剂药物水煎至 450ml,每次 150ml,于早、晚饭后 10 分钟温服。

二诊:7 月 31 日。上次服药后乳房胀痛消失,烦躁减轻。近日生气后再次出现乳房胀痛。

处方:用 5 月 22 日方,6 剂,用法同前。

三诊:8 月 10 日。乳房胀痛不明显,烦躁减轻。

处方:用 5 月 22 日方,10 剂,用法同前。

案 5:周某,女,27 岁。初诊:2017 年 1 月 5 日。

症状:乳腺增生,月经量少,心烦易怒,纳寐可,二便正常。

处方:柴胡 15g,当归 15g,炒白芍 7g,茯苓 20g,炒白术 15g,牡丹皮 15g,熟地黄 15g,山药 20g,川芎 15g,延胡索 15g,郁金 10g,蒲黄 10g(包煎),五灵脂 10g(包煎),夏枯草 10g,补骨脂 10g,杜仲 15g,炙甘草 15g,益母草 20g,生牡蛎 25g(先煎)。5 剂。

用法:每剂药物水煎至 450ml,每次 150ml,于早、晚饭后 10 分钟温服。

案 6:张某,女,40 岁。初诊:2017 年 12 月 13 日。

症状:乳房胀痛明显,纳寐可,二便正常。辅助检查:乳腺彩超示双侧乳腺增生、结节。

处方:当归 15g,柴胡 15g,芍药 7g,茯苓 20g,炒白术 20g,牡丹皮 15g,栀子 15g,夏枯草 10g,连翘 15g,川楝子 7g,乌药 15g,瓜蒌 10g,莪术 7g,延胡索 15g,郁金 15g,青皮 15g,枳实 10g,炙甘草 15g。5 剂。

用法:每剂药物水煎至 450ml,每次 150ml,于早、晚饭后 10 分钟温服。

二诊:12 月 20 日。服药后乳房胀痛好转。

处方:用 12 月 13 日方,5 剂,用法同前。

(四)经行头痛

案 1:姚某,女,20 岁。初诊:2014 年 6 月 28 日。

症状:经前头痛,烦躁,平素疲乏,睡眠不佳,饮食、二便正常。

处方:牡丹皮 15g,栀子 15g,炒白芍 7g,柴胡 15g,白芷 15g,延胡索 15g,陈皮 15g,党参 20g,炒白术 15g,炙黄芪 20g,当归 15g,茯苓 15g,远志 15g,石菖蒲 7g,炒酸枣仁 15g,广木香 7g(后下),炙甘草 15g。5 剂。

用法:每剂药物水煎至 450ml,每次 150ml,于早、晚饭后 10 分钟温服。

案 2:关某,女,52 岁。初诊:2014 年 6 月 28 日。

症状:经前头痛,心烦易怒,烘热汗出,尿频尿急,纳寐可,大便正常。

处方:牡丹皮 15g,栀子 15g,炒白芍 7g,当归 15g,柴胡 15g,茯苓 15g,炒白术 15g,生地黄 15g,知母 15g,鳖甲 20g(先煎),银柴胡 15g,浮小麦 20g,车前子 15g(包煎),瞿麦 20g,桑螵蛸 10g,麻黄根 15g,藿香 15g(后下),炙甘草 15g,乌药 15g。5 剂。

用法:每剂药物水煎至 450ml,每次 150ml,于早、晚饭后 10 分钟温服。

案 3:朱某,女,38 岁。初诊:2017 年 6 月 8 日。

症状:经期头痛,头晕,无烦躁易怒,末次月经 5 月 25 日,周期 21~30 天,行经 5~7 天,纳寐可,大便偏稀,小便正常。

处方:当归 15g,炒白芍 7g,柴胡 15g,炒白术 15g,栀子 15g,牡丹皮 15g,川芎 15g,白芷 15g,羌活 15g,钩藤 15g(后下),天麻 10g,延胡索 15g,郁金 10g,炙甘草 15g,山药 15g。5 剂。

用法:每剂药物水煎至 450ml,每次 150ml,于早、晚饭后 10 分钟温服。

二诊:6 月 17 日。经前无头痛、头晕。

处方:用 6 月 8 日方,5 剂,用法同前。

案 4:孙某,女,52 岁。初诊:2017 年 10 月 31 日。

症状:经行头痛,月经量少,腰痛,周身痛,眼睑浮肿,胃胀纳差,睡眠及二便可。

处方:当归 15g,炒白芍 7g,柴胡 15g,炒白术 15g,栀子 15g,牡丹皮 15g,

熟地黄 15g,山药 15g,巴戟天 15g,菟丝子 15g,白芷 15g,广木香 7g(后下),陈皮 15g,砂仁 15g(后下),炙甘草 15g,干姜 15g。5 剂。

用法:每剂药物水煎至 450ml,每次 150ml,于早、晚饭后 10 分钟温服。

二诊:11 月 7 日。腰骶痛、周身痛、眼睑浮肿、胃胀纳差改善,现口苦。

处方:10 月 31 日方,加茵陈 10g,5 剂,用法同前。

案 5:蒲某,女,31 岁。初诊:**2018 年 4 月 5 日**。

症状:经前头痛,经期腹痛,心烦易怒,胃胀伴烧灼感,便时干时稀,纳差,寐可,小便正常。

处方:当归 10g,炒白芍 5g,柴胡 10g,茯苓 15g,炒白术 10g,栀子 10g,牡丹皮 10g,小茴香 10g,干姜 10g,川芎 10g,肉桂 5g,广木香 5g(后下),砂仁 10g(后下),紫花地丁 7g,黄连 3g,首乌藤 15g,乌药 10g,白芷 10g,炙甘草 10g。5 剂。

用法:每剂药物水煎至 450ml,每次 150ml,于早、晚饭后 10 分钟温服。

二诊:4 月 19 日。服药后头痛、腹痛明显减轻,无心烦易怒、胃胀及烧灼感,纳可。

处方:用 4 月 5 日方,10 剂,用法同前。

案 6:王某,女,49 岁。初诊:**2021 年 5 月 11 日**。

症状:经前头痛,心烦易怒,项强肩痛,胃胀,睡眠不佳,纳差,二便可。

处方:柴胡 15g,当归 15g,炒白芍 7g,炒白术 15g,茯苓 20g,牡丹皮 15g,栀子 15g,葛根 15g,羌活 15g,延胡索 15g,白芷 15g,石菖蒲 7g,远志 15g,炒酸枣仁 20g,首乌藤 20g,炙甘草 15g,广木香 15g(后下),陈皮 15g,砂仁 15g(后下)。5 剂。

用法:每剂药物水煎至 450ml,每次 150ml,于早、晚饭后 10 分钟温服。

二诊:5 月 18 日。头痛、心烦易怒、项强肩痛、胃胀、纳差、睡眠不佳均改善。

处方:用 5 月 11 日方,3 剂,用法同前。

(五)围绝经期综合征

案 1:尹某,女,52 岁。初诊:**2006 年 12 月 9 日**。

症状:头晕,烘热汗出,心烦欲哭,口苦眠差,已停经,大便溏、2~3 次 /d,饮食、小便可。

处方:当归 15g,炒白芍 7g,柴胡 15g,茯苓 20g,炒白术 15g,薄荷 15g,栀子 15g,牡丹皮 15g,青蒿 15g,鳖甲 20g(先煎),知母 15g,生地黄 15g,石菖蒲 7g,远志 15g,炒酸枣仁 30g,首乌藤 20g,钩藤 15g(后下),菊花 15g,山药 20g,

炙甘草 15g。5 剂。

用法:每剂药物水煎至 450ml,每次 150ml,于早、晚饭后 10 分钟温服。

二诊:12 月 23 日。服前方后,头迷、烘热汗出、口苦均已好转,但眠差。

处方:用 12 月 9 日方,去钩藤、菊花,5 剂,用法同前。

三诊:2007 年 1 月 4 日。服药后以上诸症好转,但仍心烦,易哭,汗出。

处方:用 2006 年 12 月 9 日方,加煅牡蛎 20g(先煎),5 剂,用法同前。

案 2:徐某,女,52 岁。初诊:2016 年 12 月 16 日。

症状:烘热汗出,头晕烦躁,耳鸣,寐差,饮食及二便可。

处方:当归 15g,炒白芍 7g,茯苓 20g,柴胡 15g,炒白术 15g,牡丹皮 15g,栀子 15g,炒酸枣仁 30g,首乌藤 20g,天麻 10g,钩藤 15g(后下),车前子 15g(包煎),通草 7g,磁石 25g(先煎),银柴胡 15g,炙甘草 15g。5 剂。

用法:每剂药物水煎至 450ml,每次 150ml,于早、晚饭后 10 分钟温服。

二诊:12 月 23 日。烘热汗出、头晕烦躁、耳鸣、寐差均改善,现腰骶部疼痛。

处方:用 12 月 16 日方,加延胡索 15g、补骨脂 10g、杜仲 15g,用法同前。

三诊:2017 年 1 月 20 日。以上诸症均好转,腰骶部疼痛改善。

处方:用 2016 年 12 月 23 日方,用法同前。

案 3:邱某,女,57 岁。初诊:2017 年 4 月 24 日。

症状:停经 1 年,烘热汗出,烦躁,头痛,寐差,饮食、二便可。

处方:当归 15g,柴胡 15g,芍药 7g,茯苓 20g,炒白术 20g,牡丹皮 15g,栀子 15g,炒酸枣仁 30g,首乌藤 20g,石菖蒲 7g,远志 15g,煅牡蛎 25g(先煎),麻黄根 15g,浮小麦 20g,生地黄 15g,知母 15g,鳖甲 20g(先煎),银柴胡 15g,白芷 15g,炙甘草 15g。5 剂。

用法:每剂药物水煎至 450ml,每次 150ml,于早、晚饭后 10 分钟温服。

二诊:5 月 5 日。诸症明显好转,因出差未继续用药,现症状稍有反复,但较前减轻。

处方:用 4 月 24 日方,10 剂,用法同前。

案 4:奚某,女,54 岁。初诊:2017 年 6 月 27 日。

症状:烘热汗出,胸闷气短,心烦易怒,善太息,凌晨 2—3 点醒,饮食、二便可。

处方:当归 15g,炒白芍 7g,柴胡 15g,茯苓 20g,炒白术 15g,栀子 15g,牡丹皮 15g,生地黄 15g,知母 15g,鳖甲 20g(先煎),银柴胡 15g,煅牡蛎 25g(先煎),麻黄根 15g,浮小麦 20g,炙黄芪 20g,炒酸枣仁 30g,首乌藤 20g,炙甘草

15g。5剂。

用法:每剂药物水煎至450ml,每次150ml,于早、晚饭后10分钟温服。

二诊:7月4日。烘热汗出,余症好转。

处方:用6月27日方,用法同前。

三诊:7月11日。烘热汗出、胸闷气短、心烦易怒、善太息等症状均改善,现颈背痛。

处方:用6月27日方,去炒酸枣仁,加延胡索15g、葛根15g,用法同前。

案5:原某,女,53岁。初诊:**2017年8月19日。**

症状:烘热汗出,头痛,头晕,胸闷,寐差,饮食、二便可。查体:血压130/85mmHg。辅助检查:心电图示T波低平。

处方:当归15g,炒白芍7g,柴胡15g,茯苓20g,炒白术15g,栀子15g,牡丹皮15g,煅牡蛎25g(先煎),麻黄根15g,浮小麦20g,炒酸枣仁30g,首乌藤20g,生地黄15g,知母15g,鳖甲20g(先煎),银柴胡15g,石菖蒲7g,远志15g,炙甘草15g。5剂。

用法:每剂药物水煎至450ml,每次150ml,于早、晚饭后10分钟温服。

案6:李某,女,49岁。初诊:**2017年10月21日。**

症状:烘热汗出,胸闷气短,咽部异物感,大便稀,纳寐可,小便正常。

处方:当归15g,炒白芍7g,柴胡15g,茯苓20g,炒白术15g,栀子15g,牡丹皮15g,知母15g,鳖甲20g(先煎),银柴胡15g,煅牡蛎25g(先煎),麻黄根15g,浮小麦20g,川芎15g,紫苏子15g,蝉蜕10g,瓜蒌10g,桔梗15g,山药20g,炙甘草15g。5剂。

用法:每剂药物水煎至450ml,每次150ml,于早、晚饭后10分钟温服。

二诊:10月31日。烘热汗出、胸闷气短、咽部异物感、大便稀等症状均改善。

处方:用10月21日方,10剂,用法同前。

(六) 低热不退

案1:张某,男,79岁。初诊:**2011年6月28日。**

症状:低热半年,手足心热,怕冷,纳寐可,大便正常。辅助检查:尿常规示潜血(++),红细胞5~8个/HP。

处方:当归15g,炒白芍7g,柴胡15g,茯苓15g,炒白术15g,栀子15g,牡丹皮15g,生地黄15g,知母15g,鳖甲20g(先煎),银柴胡15g,炙黄芪20g,煅牡蛎25g(先煎),麻黄根15g,浮小麦20g,炙甘草15g。5剂。

用法:每剂药物水煎至450ml,每次150ml,于早、晚饭后10分钟温服。

二诊：7月5日。以上症状好转，现怕风。

处方：用6月28日方，加防风15g，用法同前。

三诊：7月13日。诸症好转，仍有寐差。

处方：用6月28日方，加首乌藤20g，用法同前。

随访，此次服药后再无发热。

案2：赵某，女，76岁。初诊：2014年5月13日。

症状：低热，咳嗽无痰，纳寐可，二便正常。查体：心率102次/min。既往史：肺气肿。

处方：鳖甲20g(先煎)，银柴胡15g，蝉蜕10g，金银花15g，连翘15g，炙甘草15g，蜜百部15g，紫苏子15g，牡丹皮15g，栀子15g，当归15g，炒白芍7g，柴胡15g，茯苓20g，炒白术15g，生地黄15g，知母15g。5剂。

用法：每剂药物水煎至450ml，每次150ml，于早、晚饭后10分钟温服。

二诊：5月20日。诸症好转，大便溏，寐差。

处方：用5月13日方，加山药20g、远志15g，用法同前。

案3：李某，男，90岁。初诊：2015年5月26日。

症状：低热，胃胀，纳稍差，寐可，二便正常。

处方：柴胡15g，当归15g，赤芍10g，茯苓20g，牡丹皮15g，栀子15g，鱼腥草20g，连翘15g，生地黄15g，鳖甲20g(先煎)，知母15g，银柴胡15g，土茯苓15g，生石膏15g(先煎)，广木香7g(后下)，陈皮15g，砂仁15g(后下)，水牛角15g(先煎)，金银花15g，炙甘草15g。5剂。

用法：每剂药物水煎至450ml，每次150ml，于早、晚饭后10分钟温服。

二诊：6月2日。低热减轻。

处方：用5月26日方，生石膏改为25g，加青蒿10g，5剂，用法同前。

三诊：6月9日。诸症好转，乏力。

处方：用5月26日方，加炙黄芪20g，5剂，用法同前。

四诊：6月16日。诸症好转，乏力改善。

处方：用6月9日方，5剂，用法同前。

五诊：6月23日。低热减轻，寐差。

处方：用6月9日方，去连翘、生地黄、陈皮、土茯苓，加首乌藤20g，5剂，用法同前。

六诊：7月7日。诸症好转，仍寐差。

处方：用6月23日方，去金银花、广木香，加炒酸枣仁30g，5剂，用法同前。

七诊：7 月 24 日。仍有低热。

处方：用 7 月 7 日方，加羚羊角 5g(单包)，10 剂，用法同前。

八诊：8 月 28 日。诸症好转，大便干，寐差。

处方：用 5 月 26 日方，去连翘、土茯苓、金银花，加香附 15g、枳壳 10g、炒酸枣仁 30g、生大黄 10g(单包，后下)，3 剂，用法同前。

按：此病例低热约 1 年以上，临诊时记录较为简略。

案 4：张某，女，29 岁。初诊：**2018 年 4 月 9 日**。

症状：午后低热，乳房胀痛，纳寐可，二便正常。既往史：乳腺增生、子宫肌瘤。

处方：当归 15g，炒白芍 7g，柴胡 15g，茯苓 20g，炒白术 20g，栀子 15g，牡丹皮 15g，生地黄 15g，知母 15g，鳖甲 20g(先煎)，银柴胡 15g，延胡索 15g，夏枯草 10g，连翘 15g，瓜蒌 10g，乌药 15g，炙甘草 15g，川楝子 5g。5 剂。

用法：每剂药物水煎至 450ml，每次 150ml，于早、晚饭后 10 分钟温服。

案 5：孙某，女，59 岁。初诊：**2019 年 4 月 8 日**。

症状：低热 2 周余，寐差，饮食、二便可。

处方：水牛角 10g(先煎)，牡丹皮 15g，炒白芍 5g，柴胡 15g，当归 15g，茯苓 15g，炒白术 15g，栀子 15g，生地黄 15g，知母 15g，生石膏 15g(先煎)，鳖甲 20g(先煎)，银柴胡 15g，首乌藤 15g，炒酸枣仁 20g，藿香 15g(后下)，广木香 5g(后下)，砂仁 15g(后下)，炙甘草 15g，羌活 15g。5 剂。

用法：每剂药物水煎至 450ml，每次 150ml，于早、晚饭后 10 分钟温服。

二诊：4 月 15 日。低热、寐差改善，现有胁肋部疼痛。

处方：用 4 月 8 日方，去羌活，加延胡索 15g、川楝子 7g，7 剂，用法同前。

三诊：4 月 24 日。服药后低热明显改善，现乏力。

处方：用 4 月 8 日方，去生地黄、知母、羌活，加党参 15g、炙黄芪 20g，7 剂，用法同前。

案 6：杨某，男，89 岁。初诊：**2019 年 8 月 28 日**。

症状：低热，大便难，纳寐差，小便可。

处方：柴胡 15g，当归 15g，赤芍 10g，茯苓 20g，牡丹皮 15g，栀子 15g，鱼腥草 20g，生地黄 15g，鳖甲 20g(先煎)，知母 15g，银柴胡 15g，生石膏 15g(先煎)，陈皮 15g，砂仁 15g(后下)，水牛角 15g(先煎)，香附 15g，枳壳 20g，炒酸枣仁 30g，炙甘草 15g，生大黄 10g(单包，后下)。5 剂。

用法：每剂药物水煎至 450ml，每次 150ml，于早、晚饭后 10 分钟温服。

二诊：9 月 15 日。低热好转，现胃胀、纳差、尿道热痛。

处方:用 8 月 28 日方,去香附、枳壳、生大黄,加紫花地丁 10g、土茯苓 20g、广木香 7g(后下),5 剂,用法同前。

(七)甲状腺结节或亚急性甲状腺炎

案 1:邵某,女,42 岁。初诊:2017 年 7 月 2 日。

症状:甲状腺结节,颈部疼痛明显,大便溏,纳寐可,小便正常,月经常提前 1 周。

处方:柴胡 15g,当归 15g,炒白芍 7g,茯苓 20g,炒白术 20g,牡丹皮 15g,栀子 15g,莪术 7g,夏枯草 10g,连翘 15g,金银花 10g,紫花地丁 15g,鳖甲 20g(先煎),川楝子 7g,炙甘草 15g,山药 20g,党参 20g。5 剂。

用法:每剂药物水煎至 450ml,每次 150ml,于早、晚饭后 10 分钟温服。

二诊:7 月 17 日。颈部疼痛较前改善,现咳嗽,少痰。

处方:用 7 月 2 日方,加炙百部 15g、白前 15g、紫苏子 15g,用法同前。

案 2:康某,女,45 岁。初诊:2017 年 12 月 29 日。

症状:甲状腺结节,乳腺胀痛,纳寐可,二便正常。既往史:乳腺结节。

处方:炒白芍 7g,柴胡 15g,当归 15g,茯苓 15g,栀子 15g,牡丹皮 15g,乌药 15g,瓜蒌 15g,川芎 15g,莪术 7g,夏枯草 15g,枳实 15g,连翘 15g,延胡索 15g,青皮 15g,炙甘草 15g。5 剂。

用法:每剂药物水煎至 450ml,每次 150ml,于早、晚饭后 10 分钟温服。

案 3:李某,女,37 岁。初诊:2018 年 7 月 5 日。

症状:甲状腺结节,乏力,烦躁易怒,胃胀,纳寐差,二便正常。

处方:当归 15g,炒白芍 7g,柴胡 15g,茯苓 20g,栀子 15g,牡丹皮 15g,夏枯草 10g,连翘 15g,莪术 7g,炒酸枣仁 30g,首乌藤 20g,石菖蒲 7g,远志 15g,广木香 7g(后下),陈皮 15g,砂仁 15g(后下),党参 20g,炙黄芪 20g,炙甘草 15g。5 剂。

用法:每剂药物水煎至 450ml,每次 150ml,于早、晚饭后 10 分钟温服。

二诊:7 月 12 日。乏力、烦躁易怒、胃胀、纳寐差等症状好转。

处方:用 7 月 5 日方,14 剂,用法同前。

案 4:张某,女,23 岁。初诊:2018 年 7 月 14 日。

症状:甲状腺结节,甲状腺肿大,面部痤疮,月经前加重,纳寐可,大便溏,小便可。

处方:柴胡 15g,当归 15g,赤芍 10g,茯苓 20g,炒白术 15g,牡丹皮 15g,栀子 15g,夏枯草 15g,连翘 15g,枳实 15g,莪术 10g,清半夏 7g,广木香 7g(后下),砂仁 15g(后下),乌药 15g,苍术 10g,炙甘草 15g,鳖甲 20g(先煎)。5 剂。

用法：每剂药物水煎至 450ml，每次 150ml，于早、晚饭后 10 分钟温服。

二诊：8 月 20 日。甲状腺结节变小，面部痤疮改善。

处方：用 7 月 14 日方，5 剂，用法同前。

案 5：李某，男，55 岁。初诊：2018 年 8 月 16 日。

症状：颈前喉结两侧疼痛，伴咳嗽，口苦，纳寐可，二便正常。查体：心率 104 次 /min。辅助检查：C 反应蛋白高。既往史：慢性胆囊炎。西医诊断：亚急性甲状腺炎伴轻度甲状腺功能亢进。

处方：当归 10g，炒白芍 5g，柴胡 10g，茯苓 15g，炒白术 15g，栀子 10g，牡丹皮 10g，连翘 10g，金银花 10g，夏枯草 7g，枳实 10g，青皮 7g，瓜蒌 7g，川楝子 5g，蜜百部 10g，白前 10g，苦杏仁 10g，玄参 7g，炙甘草 10g，茵陈 10g。5 剂。

用法：一剂加开水至 450ml，混匀，每次 150ml，于早、晚饭后 10 分钟口服。（颗粒剂）

二诊：8 月 23 日。服药后诸症好转，仍有口苦。

处方：用 8 月 16 日方，去蜜百部、白前、玄参、炒白芍，加金钱草 10g，5 剂，用法同前。

三诊：8 月 30 日。咳嗽、口苦好转，现甲状腺仍疼痛。

处方：用 8 月 23 日方，去苦杏仁，加延胡索 10g，5 剂，用法同前。

四诊：9 月 6 日。咳嗽已愈，便稍稀，余症好转。

处方：用 8 月 30 日方，去川楝子，加山药 15g、苍术 10g、紫花地丁 10g，5 剂，用法同前。

案 6：徐某，女，43 岁。初诊：2021 年 7 月 6 日。

症状：甲状腺结节，伴颈部疼痛，腰骶痛，小腹胀，纳寐可，二便正常。既往史：乳腺结节。

处方：当归 15g，柴胡 15g，茯苓 15g，炒白术 15g，牡丹皮 15g，栀子 15g，连翘 15g，夏枯草 15g，川楝子 7g，莪术 15g，紫花地丁 10g，土茯苓 20g，补骨脂 10g，杜仲 15g，小茴香 15g，干姜 15g，炙甘草 15g，赤芍 10g，金银花 15g，广木香 7g（后下）。5 剂。

用法：每剂药物水煎至 450ml，每次 150ml，于早、晚饭后 10 分钟温服。

二诊：7 月 13 日。颈部疼痛、腰骶痛、小腹胀等症状较前改善。

处方：用 7 月 16 日方，川楝子改为 5g，5 剂，用法同前。

（八）帕金森病

案 1：于某，女，50 岁。初诊：2018 年 12 月 7 日。

症状：静止性震颤，动作迟缓，肌强直，姿势不稳，乏力，腰痛，偶有右腿麻木,胃胀,纳稍差,寐可,大便头干,小便正常。

处方: 熟地黄 10g,山药 10g,茯苓 10g,牡丹皮 10g,补骨脂 7g,杜仲 10g,当归 10g,炒白芍 10g,柴胡 10g,栀子 10g,钩藤 3g(后下),全蝎 3g,蜈蚣 3g,延胡索 10g,牛膝 10g,炙甘草 10g,槐花 10g,广木香 5g(后下),陈皮 10g,郁金 7g。3 剂。

用法: 每剂加开水至 450ml,混匀,每次 150ml,于早、晚饭后 10 分钟口服。(颗粒剂)

案 2:王某,女,71 岁。初诊:2020 年 6 月 16 日。

症状: 静止性震颤,项强,腰痛,寐差纳可,二便正常。

处方: 葛根 15g,柴胡 15g,当归 15g,茯苓 15g,香附 15g,炒白芍 20g,栀子 15g,牡丹皮 15g,川芎 15g,钩藤 15g(后下),全蝎 5g,蜈蚣 2 条(去头足),石菖蒲 7g,远志 15g,炙黄芪 20g,炙甘草 15g。3 剂。

用法: 每剂药物水煎至 450ml,每次 150ml,于早、晚饭后 10 分钟温服。

二诊: 6 月 23 日。静止性震颤、项强、腰痛、寐差改善。

处方: 用 6 月 16 日方,5 剂,用法同前。

三诊: 7 月 2 日。静止性震颤、项强、寐差改善,现伴有腰痛、手麻。

处方: 用 6 月 16 日方,加补骨脂 10g、杜仲 15g、天麻 10g,5 剂,用法同前。

四诊: 7 月 9 日。上述症状均改善。

处方: 用 7 月 2 日方,5 剂,用法同前。

五诊: 7 月 16 日。静止性震颤、项强改善,现水肿。

处方: 用 6 月 16 日方,加车前子 15g(包煎)、瞿麦 15g,5 剂,用法同前。

六诊: 7 月 23 日。静止性震颤、项强、水肿改善。

处方: 用 6 月 16 日方,5 剂,用法同前。

七诊: 7 月 30 日。诸症好转,巩固治疗。

处方: 用 6 月 16 日方,5 剂,用法同前。

八诊: 8 月 6 日。诸症好转,现多汗。

处方: 用 6 月 16 日方,加麻黄根 15g、浮小麦 20g,5 剂,用法同前。

九诊: 8 月 13 日。诸症好转,巩固疗效。

处方: 用 6 月 16 日方,5 剂,用法同前。

按: 本患者治疗过程中,病情时有变化,首方略有加减,患者疗效尚佳。

(九) 老年非低钙性抽搐

案 1:赵某,男,75 岁。初诊:2015 年 3 月 9 日。

症状: 周身肌肉时有痉挛,下肢沉重,寐差纳可,二便正常。

处方：柴胡 15g，当归 15g，炒白芍 7g，茯苓 20g，炒白术 15g，栀子 15g，牡丹皮 15g，炙黄芪 25g，全蝎 5g，蜈蚣 2 条(去头足)，首乌藤 20g，羌活 15g，葛根 15g，石菖蒲 7g，远志 15g，钩藤 15g(后下)，炙甘草 15g。5 剂。

用法：每剂药物水煎至 450ml，每次 150ml，于早、晚饭后 10 分钟温服。

二诊：3 月 16 日。肌肉痉挛较前改善，仍偶有痉挛发作，尿频，寐差。

处方：用 3 月 9 日方，全蝎改为 6g，蜈蚣改为 3 条(去头足)，加车前子 15g(包煎)、桑螵蛸 10g，5 剂，用法同前。

案 2：李某，女，88 岁。初诊：2019 年 5 月 30 日。

症状：肌肉痉挛，双下肢凉，咳嗽，寐差，纳可，二便正常。

处方：全蝎 6g，蜈蚣 2 条(去头足)，钩藤 15g(后下)，当归 15g，炒白芍 15g，柴胡 15g，茯苓 15g，炒白术 15g，牡丹皮 15g，栀子 15g，石菖蒲 7g，远志 15g，通草 7g，炙甘草 15g，蜜百部 15g，白前 15g，炙黄芪 20g，葛根 15g。5 剂。

用法：每剂药物水煎至 450ml，每次 150ml，于早、晚饭后 10 分钟温服。

二诊：6 月 5 日。痉挛缓解，咳嗽已治愈。

处方：用 5 月 30 日方，去蜜百部、白前，5 剂，用法同前。

案 3：侯某，女，82 岁。初诊：2019 年 6 月 14 日。

症状：双下肢、双肋下及胸部肌肉痉挛，胃胀纳差，寐可，大便干，小便正常。

处方：当归 15g，炒白芍 15g，柴胡 15g，茯苓 15g，炒白术 15g，栀子 15g，牡丹皮 15g，葛根 15g，全蝎 6g，蜈蚣 2 条(去头足)，钩藤 15g(后下)，炙黄芪 20g，陈皮 15g，砂仁 7g(后下)，川楝子 7g，延胡索 15g，炙甘草 15g，香附 15g。5 剂。

用法：每剂药物水煎至 450ml，每次 150ml，于早、晚饭后 10 分钟温服。

二诊：6 月 21 日。肌肉痉挛明显好转。

处方：用 6 月 14 日方，5 剂，用法同前。

案 4：岳某，男，81 岁。初诊：2020 年 12 月 10 日。

症状：右手肌肉痉挛、手抖 1 年，加重 1 个月，胃胀，纳稍欠佳，寐差，二便正常。

处方：当归 15g，炒白芍 7g，柴胡 15g，炒白术 15g，栀子 15g，牡丹皮 15g，石菖蒲 7g，远志 15g，葛根 15g，炙黄芪 20g，钩藤 15g(后下)，全蝎 6g，蜈蚣 3 条(去头足)，炙甘草 15g，广木香 7g(后下)，砂仁 15g(后下)。5 剂。

用法：每剂药物水煎至 450ml，每次 150ml，于早、晚饭后 10 分钟温服。

三诊：2021 年 8 月 16 日。右手肌肉痉挛改善，现手麻。

处方：用 2020 年 12 月 10 日方,加天麻 10g,5 剂,用法同前。

四诊：8 月 23 日。右手肌肉痉挛及手麻改善。

处方：用 8 月 16 日方,5 剂,用法同前。

(十) 震颤

案 1：万某,男,61 岁。初诊：2011 年 8 月 6 日。

症状：右上肢颤动,胸闷,项强,腰痛,腹股沟痛,尿频尿急,寐差,饮食及大便尚可。辅助检查：尿常规示白细胞 6~10 个 /HP。心电图示右房大。

处方：当归 15g,炒白芍 7g,柴胡 15g,茯苓 20g,炒白术 15g,栀子 15g,牡丹皮 15g,天麻 10g,钩藤 15g(后下),石菖蒲 7g,远志 15g,炒酸枣仁 15g,首乌藤 20g,合欢花 15g,郁金 15g,山药 20g,炙甘草 15g,补骨脂 10g,杜仲 15g。5 剂。

用法：每剂药物水煎至 450ml,每次 150ml,于早、晚饭后 10 分钟温服。

二诊：8 月 19 日。上述诸症均好转,但仍有腹股沟痛。

处方：用 8 月 6 日方,加川楝子 7g,5 剂,用法同前。

案 2：徐某,女,59 岁。初诊：2016 年 3 月 30 日。

症状：手颤动,舌颤动,流口水,紧张易惊,说话声小,寐差,饮食及二便可。苔薄白。查体：血压 115/90mmHg。

处方：当归 15g,炒白芍 7g,柴胡 15g,茯苓 20g,炒白术 15g,牡丹皮 15g,栀子 15g,党参 20g,炙黄芪 20g,远志 15g,炒酸枣仁 30g,广木香 7g(后下),龙眼肉 15g,钩藤 15g(后下),龙齿 20g(先煎),石菖蒲 7g,首乌藤 20g,郁金 10g,合欢花 15g,炙甘草 15g。5 剂。

用法：每剂药物水煎至 450ml,每次 150ml,于早、晚饭后 10 分钟温服。

案 3：吴某,女,75 岁。初诊：2016 年 4 月 2 日。

症状：神经性震颤,疲乏,寐差,饮食及二便可。

处方：当归 15g,炒白芍 7g,柴胡 15g,茯苓 20g,牡丹皮 15g,栀子 15g,炒白术 15g,石菖蒲 7g,远志 15g,钩藤 15g(后下),全蝎 6g,蜈蚣 2 条(去头足),首乌藤 20g,炙黄芪 20g,桑寄生 20g,炙甘草 15g。5 剂。

用法：每剂药物水煎至 450ml,每次 150ml,于早、晚饭后 10 分钟温服。

二诊：4 月 16 日。震颤及疲乏改善,现寐差。

处方：用 4 月 2 日方,加炒酸枣仁 30g,5 剂,用法同前。

三诊：5 月 14 日。震颤、疲乏、寐差好转。

处方：用 4 月 16 日方,5 剂,用法同前。

案 4：李某,男,30 岁。初诊：2018 年 5 月 8 日。

症状:癫痫小发作,发作时身体震颤,头痛,寐差,饮食及二便可。

处方:柴胡 15g,当归 15g,炒白芍 7g,茯苓 20g,炒白术 15g,牡丹皮 15g,栀子 15g,钩藤 15g(后下),全蝎 6g,蜈蚣 3 条(去头足),清半夏 7g,陈皮 15g,石菖蒲 7g,远志 15g,炒酸枣仁 30g,首乌藤 20g,白芷 15g,炙甘草 15g。3 剂。

用法:每剂药物水煎至 450ml,每次 150ml,于早、晚饭后 10 分钟温服。

二诊:5 月 19 日。头痛、寐差改善。

处方:用 5 月 8 日方,全蝎改用 5g,5 剂,用法同前。

案 5:王某,男,69 岁。初诊:2018 年 6 月 22 日。

症状:全身肌肉颤动,胃部不适,纳寐差,二便可。

处方:葛根 15g,柴胡 15g,炙黄芪 20g,当归 15g,茯苓 20g,炒白芍 7g,炒白术 20g,栀子 15g,牡丹皮 15g,川芎 15g,全蝎 5g,蜈蚣 2 条(去头足),广木香 7g(后下),陈皮 15g,砂仁 15g(后下),郁金 15g,石菖蒲 7g,远志 15g,炒酸枣仁 30g,首乌藤 20g,钩藤 15g(后下),炙甘草 15g。5 剂。

用法:每剂药物水煎至 450ml,每次 150ml,于早、晚饭后 10 分钟温服。

二诊:6 月 29 日。颤动、胃胀、纳寐好转。

处方:用 6 月 22 日方,去砂仁,3 剂,用法同前。

三诊:10 月 24 日。上述诸症好转。

处方:用 6 月 22 日方,5 剂,用法同前。

案 6:罗某,女,60 岁。初诊:2019 年 5 月 21 日。

症状:眼睑下肌肉震颤,心烦,便秘,寐差,饮食及小便可。

处方:柴胡 15g,当归 15g,炒白芍 15g,茯苓 15g,炒白术 15g,栀子 15g,牡丹皮 15g,香附 15g,槐花 10g,枳壳 20g,全蝎 5g,蜈蚣 3 条(去头足),钩藤 15g(后下),郁金 10g,石菖蒲 7g,远志 15g,炙甘草 15g。3 剂。

用法:每剂药物水煎至 450ml,每次 150ml,于早、晚饭后 10 分钟温服。

二诊:5 月 25 日。震颤、心烦较前好转,头晕,眼干,睡眠不佳。

处方:用 5 月 21 日方,去石菖蒲,加首乌藤 20g、菊花 10g,7 剂,用法同前。

四、方论选录

费伯雄:"逍遥散于调营扶土之中,用条达肝木、宣通胆气之法,最为解郁之善剂。五脏惟肝为最刚,而又于令为春,于行为木,具发生长养之机,一有拂郁,则其性怒张,不可复制,且火旺则克金,木旺则克土,波及他脏,理固宜然。此于调养中,寓疏通条达之法,使之得遂其性而诸病自安。加丹参、香附二味以调经更妙,盖妇人多郁故也。"(《医方论》)

汪淇:"此治肝脾血虚,木郁不达而发热者最当。引用门冬所以除五心之烦,引用薄荷清肌骨之热,一开表,一清里,具见不同,皆因病而药之也。"(《济阴纲目》)

赵羽皇:"五脏苦欲补泻,云肝苦急,急食甘以缓之,盖肝性急善怒,其气上行则顺,下行则郁,郁则火动而诸病生矣。故发于上则头眩耳鸣,而或为目赤;发于中则胸满胁痛,而或作吞酸;发于下则少腹疼疝,而或溲溺不利;发于外则寒热往来,似疟非疟。凡此诸证,何莫非肝郁之象乎?而肝木之所以郁,其说有二,一为土虚不能升木也,一为血少不能养肝也。盖肝为木气,全赖土以滋培,水以灌溉,若中土虚则木不升而郁,阴血少则肝不滋而枯。方用白术、茯苓者,助土德以升木也;当归、芍药者,益荣血以养肝也;薄荷解热,甘草和中;独柴胡一味,一以为厥阴之报使,一以升发诸阳。经云:木郁则达之。遂其曲直之性,故名曰逍遥。若内热、外热盛者,加丹皮解肌热,炒栀清内热,此加味逍遥散之义也。"(《删补名医方论》)

五、原方方歌与趣味记忆

【方歌】逍遥散用当归芍,柴苓术草加姜薄;
　　　　疏肝养血兼理脾,丹栀加入热能排。

【趣味记忆】小姚嘱咐魏生将薄荷当柴草烧。

【对照】　　逍遥术茯煨生姜薄荷当柴草芍。

六、原方证治方解

【证治分析】

肝郁血虚脾弱证

两胁作痛,头痛目眩——肝郁血虚,肝气不疏
　　　　口燥咽干——郁而化火,血虚失养
　　　　神疲食少——肝病乘脾,脾虚失运
　　　　往来寒热——肝病及胆,病属少阳
月经不调,乳房胀痛——肝郁血虚脾弱
　　　　脉弦而虚——肝郁血虚之体征

肝郁血虚　脾失健运

【方解】

疏肝解郁　健脾养血

君——柴胡——疏肝解郁,使肝气得以条达

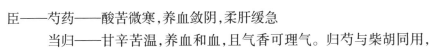

臣——芍药——酸苦微寒,养血敛阴,柔肝缓急

　　　当归——甘辛苦温,养血和血,且气香可理气。归芍与柴胡同用,
　　　　　　　补肝体而助肝用,使血和则肝和,血充则肝柔

佐——白术、茯苓、甘草——健脾益气,实土以抑木,且使营血生化有源

　　　薄荷——疏散郁遏之气,透达肝经郁热

　　　煨生姜——降逆和中,且能辛散达郁

使——柴胡——兼为肝经引经药

七、现代药理研究

1. 调节中枢神经作用　逍遥散通过调节 5- 羟色胺、突触相关蛋白的代谢发挥抗抑郁和抗焦虑作用;抗自由基氧化以防治老年性痴呆;还可镇痛、镇静、抗惊厥。

2. 保肝护肝作用　逍遥散能抑制肝细胞变性、坏死,改善炎细胞浸润,显著降低肝谷丙转氨酶值和谷草转氨酶值等生化指标,并在一定程度上防治肝纤维化。

3. 拟雌激素样作用　逍遥散可拮抗雌孕激素和子宫一氧化氮合酶。

4. 调节胃肠道作用　肠道正常状态下,逍遥散兴奋肠平滑肌;肠道麻痹状态下,逍遥散使其逆转,恢复小肠正常蠕动;肠道痉挛状态下,逍遥散缓解痉挛。

5. 保护应激损伤作用　逍遥散中的有效成分柴胡皂苷、白芍总苷等物质可增强细胞免疫和体液免疫功能,使机体有效应对应激损伤。

八、一般临床运用

1. 用方要点　本方为治疗肝郁血虚脾弱证之基础方,亦为妇科调经之常用方。临床以两胁作痛,神疲食少,月经不调,脉弦而虚为辨证要点。

2. 现代运用

(1)消化系统疾病:慢性肝炎、肝硬化、胆囊炎、胃溃疡、十二指肠溃疡、胃肠神经症、慢性胃炎。

(2)妇科疾病:乳腺小叶增生、围绝经期综合征、不孕、慢性附件炎、慢性盆腔炎、经前紧张症(痛经)、月经不调。

(3)神经精神系统疾病:精神分裂症、神经衰弱。

(4)眼科疾病:中心性视网膜炎、慢性虹膜睫状体炎。

(5)皮肤科疾病:黄褐斑、痤疮。

九、附方

丹栀逍遥散（《内科摘要》,原名**加味逍遥散**）:治肝脾血虚发热,或潮热、晡热,或自汗、盗汗,或头痛目涩,或怔忡不宁,或颊赤口干,或月经不调、肚腹作痛,或小腹重坠,水道涩痛,或肿痛出脓,内热作渴等症。

当归　芍药　茯苓　白术炒　柴胡各一钱　牡丹皮　栀子炒　甘草炙,各五分

上水煎服。

按:本方具有疏肝解郁,益气健脾,养血清热之功效。主治肝脾血虚发热,或潮热晡热,或自汗盗汗,或头痛目赤,或怔忡不宁,或颊赤口干,或月经不调,肚腹作痛,或小腹重坠,水道涩痛等症。

右归丸、五子衍宗丸

一、原方

(一) 右归丸

右归丸 (《景岳全书》)：治元阳不足，或先天禀衰，或劳伤过度，以致命门火衰，不能生土，而为脾胃虚寒，饮食少进，或呕恶膨胀，或翻胃噎膈，或怯寒畏冷，或脐腹多痛，或大便不实，泻痢频作，或小水自遗，虚淋寒疝，或寒侵溪谷而肢节痹痛，或寒在下焦而水邪浮肿。总之，真阳不足者，必神疲气怯，或心跳不宁，或四体不收；或眼见邪祟，或阳衰无子等证，俱速宜益火之原，以培右肾之元阳，而神气自强矣。此方主之。

大怀熟八两　山药炒，四两　山茱萸微炒，三两　枸杞微炒，四两　鹿角胶炒珠，四两　菟丝子制，四两　杜仲姜汤炒，四两　当归三两，便溏勿用　肉桂二两，渐可加至四两　制附子自二两渐可加至五六两

上，丸法如前，或丸如弹子大，每嚼服二三丸。以滚白汤送下，其效尤速。

按：用法内"丸法如前"，即前左归丸丸法；先将熟地蒸烂杵膏，加炼蜜丸。

(二) 五子衍宗丸

五子衍宗丸 (《摄生众妙方》，原方为《悬解录》守仙五子丸)

甘州枸杞子八两　菟丝子八两，酒蒸，捣饼　辽五味子二两，研碎　覆盆子四两，酒洗，去目　车前子二两，扬净

上各药俱择道地精新者，焙、晒干，共为细末，炼蜜丸梧桐子大。

每服空心九十丸，上床时五十丸，白沸汤或盐汤送下，冬月用温酒送下。(若惯遗泄者，去车前子，加莲子)

按：本方具有填精益髓、补肾固精之功效。主治肾虚精少，阳痿早泄，遗精，精冷，余沥不清，久不生育。(不孕、不育)

二、原方加减金鉴

(一) 阳痿

主症: 成年男子性交时,由于阴茎痿软不举,或坚而不久,无法进行正常性生活。

主方: 熟地黄 15g,山茱萸 10g,山药 20g,茯苓 20g,牡丹皮 15g,黑顺片 7g(先煎),肉桂 7g,菟丝子 15g,淫羊藿 15g,车前子 15g(包煎),人参 10g,阳起石 10g,韭菜子 10g,鹿角胶 15g(烊化)。

加减变化:

1. 早泄者,加沙苑子 15g、芡实 15g、煅龙骨 25g(先煎)、煅牡蛎 25g(先煎)。

2. 腰痛者,加补骨脂 10g、杜仲 15g。

3. 下肢酸软者,加怀牛膝 10g。

4. 尿等待、尿淋漓、尿不尽者,加乌药 15g、益智仁 15g、桑螵蛸 10g、瞿麦 20g。

5. 尿道痛者,加土茯苓 20g、紫花地丁 15g,严重者加黄柏 7g。

6. 老年前列腺肥大、小便不畅、尿等待、尿无力者,去黑顺片,加桂枝 10g、川芎 15g、瞿麦 15~20g。

7. 小腹冷痛者,加小茴香 15g、干姜 15g、郁金 10g。

(二) 不育、弱精子症

主症: 不育指正常育龄夫妇婚后有正常性生活,婚居 1 年以上,在排除女方不孕原因后,由于男方原因导致女方未能怀孕。弱精子症指精液参数中前向运动的精子(a 和 b 级)小于 50% 或 a 级运动的精子小于 25% 的病症,又称精子活力低下。

主方: 熟地黄 15g,山药 15g,山茱萸 10g,茯苓 15g,肉桂 7g,当归 15g,杜仲 15g,鹿角胶 15g(烊化),枸杞子 15g,车前子 15g(包煎),覆盆子 15g,五味子 10g,菟丝子 15g。

加减变化:

1. 早泄者,加沙苑子 15g、芡实 15g、煅龙骨 25g(先煎)、煅牡蛎 25g(先煎)。

2. 阳痿者,加阳起石 10g、韭菜子 10g、人参 10g(血压高者不宜用人参)、淫羊藿 15g。

3. 阴囊潮湿者,加麻黄根 15g、浮小麦 20g、煅牡蛎 25g(先煎),伴有瘙痒加白鲜皮 10g、土茯苓 20g。

4. 腰痛者,加补骨脂 10g。

三、临床应用举例

(一) 阳痿

案 1:武某,男,59 岁。初诊:2011 年 3 月 22 日。

症状:阳痿,尿等待,尿无力,腰膝酸软,周身乏力,小腹冷,大便溏,饮食可,脉沉细,尺脉尤甚。

处方:熟地黄 15g,山茱萸 15g,山药 20g,茯苓 20g,牡丹皮 15g,泽泻 10g,车前子 15g(包煎),桂枝 10g,补骨脂 10g,杜仲 15g,怀牛膝 15g,炙黄芪 20g,当归 15g,菟丝子 15g,人参 10g,炙甘草 15g。5 剂。

用法:每剂药物水煎至 450ml,每次 150ml,于早、晚饭后 10 分钟温服。

二诊:3 月 29 日。腰膝酸软、大便溏、怕冷均已改善,但仍见勃起困难。

处方:用 3 月 22 日方,去泽泻,加韭菜子 10g、阳起石 15g、淫羊藿 15g,5 剂,用法同前。

三诊:4 月 7 日。上述诸症均已好转。

处方:用 3 月 29 日方,5 剂,用法同前。

案 2:赵某,男,25 岁。初诊:2016 年 11 月 28 日。

症状:阳痿早泄,汗多,纳寐可,二便正常。

处方:熟地黄 15g,山茱萸 10g,山药 20g,茯苓 20g,牡丹皮 15g,泽泻 10g,黑顺片 7g(先煎),肉桂 7g,枸杞子 15g,人参 10g,韭菜子 10g,菟丝子 15g,淫羊藿 15g,车前子 15g(包煎),阳起石 10g,补骨脂 10g,炙甘草 15g,煅龙骨 25g(先煎),煅牡蛎 25g(先煎),芡实 15g,沙苑子 15g。5 剂。

用法:每剂药物水煎至 450ml,每次 150ml,于早、晚饭后 10 分钟温服。

二诊:12 月 5 日。阳痿早泄,汗多症状改善。

处方:用 11 月 28 日方,5 剂,用法同前。

三诊:12 月 16 日。症见好转,但晨勃不坚挺。

处方:用 11 月 28 日方,去牡丹皮、泽泻、煅龙骨、煅牡蛎、芡实,加鹿角胶 15g(烊化)、当归 15g,5 剂,用法同前。

案 3:丛某,男,27 岁。初诊:2017 年 1 月 20 日。

症状:阳痿早泄,尿频尿急,口干,睡眠不佳,纳可,大便正常。

处方:熟地黄 15g,山药 20g,山茱萸 10g,茯苓 20g,泽泻 10g,车前子 15g(包煎),桑螵蛸 10g,肉桂 7g,菟丝子 15g,巴戟天 15g,淫羊藿 15g,枸杞子 15g,

补骨脂 10g,韭菜子 10g,杜仲 15g,炒酸枣仁 30g,首乌藤 20g,炙甘草 15g,沙苑子 15g,煅龙骨 25g(先煎),煅牡蛎 25g(先煎)。5 剂。

用法:每剂药物水煎至 450ml,每次 150ml,于早、晚饭后 10 分钟温服。

二诊:1 月 30 日。阳痿早泄、尿频尿急、口干、睡眠不佳症状均改善,仍有口干。

处方:用 1 月 20 日方,去泽泻,加石斛 15g、天花粉 15g,5 剂,用法同前。

案 4:孙某,男,23 岁。初诊:2017 年 6 月 29 日。

症状:阳痿,尿等待,胃胀纳差,寐可,二便正常。

处方:生地黄 15g,山药 15g,山茱萸 10g,茯苓 15g,牡丹皮 15g,泽泻 10g,紫花地丁 15g,土茯苓 20g,淫羊藿 15g,菟丝子 15g,肉桂 7g,韭菜子 10g,人参 10g,阳起石 10g,补骨脂 10g,枸杞子 15g,广木香 7g(后下),砂仁 15g(后下),杜仲 15g,炙甘草 15g。5 剂。

用法:每剂药物水煎至 450ml,每次 150ml,于早、晚饭后 10 分钟温服。

二诊:7 月 5 日。阳痿、尿等待、胃胀、纳差均改善。辅助检查:彩超示左侧精索静脉曲张。

处方:用 6 月 29 日方,去阳起石,加乌药 15g、金樱子 10g,3 剂,用法同前。

三诊:7 月 23 日。症见好转,仍有尿等待。

处方:用 7 月 5 日方,去牡丹皮,加车前子 15g(包煎),5 剂,用法同前。

案 5:张某,男,43 岁。初诊:2018 年 11 月 17 日。

症状:阳痿早泄,腰膝酸软,纳寐可,二便正常。

处方:熟地黄 15g,山药 20g,牡丹皮 15g,山茱萸 10g,泽泻 10g,茯苓 20g,肉桂 7g,菟丝子 15g,淫羊藿 15g,韭菜子 10g,人参 10g,阳起石 20g,枸杞子 15g,车前子 15g(包煎),覆盆子 15g,补骨脂 10g,杜仲 15g,炙甘草 15g。5 剂。

用法:每剂药物水煎至 450ml,每次 150ml,于早、晚饭后 10 分钟温服。

二诊:2019 年 1 月 12 日。阳痿、腰膝酸软症见好转,仍有早泄。

处方:用 2018 年 11 月 17 日方,去牡丹皮,加煅龙骨 25g(先煎)、煅牡蛎 25g(先煎)、芡实 15g,5 剂,用法同前。

案 6:翟某,男,47 岁。初诊:2019 年 7 月 17 日。

症状:阳痿早泄,自汗盗汗,腰膝酸软,乏力,寐差,饮食可,大便溏,小便频、分叉。

处方:熟地黄 15g,山药 20g,牡丹皮 15g,山茱萸 10g,泽泻 10g,茯神 20g,桑螵蛸 10g,煅龙骨 25g(先煎),煅牡蛎 25g(先煎),石菖蒲 7g,远志 15g,当归

15g,沙苑子 15g,龟甲 20g(先煎),砂仁 15g(后下),淫羊藿 15g,补骨脂 10g,杜仲 15g,炙甘草 15g。5 剂。

用法:每剂药物水煎至 450ml,每次 150ml,于早、晚饭后 10 分钟温服。

二诊:7 月 24 日。早泄、汗出、腰膝酸软、乏力、寐差及尿频均改善,偶有阳痿。

处方:用 7 月 17 日方,去牡丹皮、泽泻、石菖蒲、远志、龟甲、砂仁,加枸杞子 15g、菟丝子 15g、韭菜子 10g、阳起石 15g、鹿角胶 15g(烊化)、首乌藤 20g、人参 10g,5 剂,用法同前。

三诊:8 月 11 日。上述症见好转,排尿仍有不适感。

处方:用 7 月 24 日方,去山茱萸,加土茯苓 20g、紫花地丁 10g,5 剂,用法同前。

(二) 不育、弱精子症

案 1:王某,男,31 岁。初诊:2011 年 6 月 16 日。

症状:婚后多年无避孕同居,妻子未能怀孕(排除女方不孕原因),下肢冷,寐差,纳可,小便可,大便溏泻多年。辅助检查:精子成活率 22%。

处方:熟地黄 15g,山茱萸 15g,山药 20g,肉桂 7g,黑顺片 7g(先煎),枸杞子 15g,鹿角胶 15g(烊化),菟丝子 15g,覆盆子 15g,车前子 15g(包煎),五味子 10g,茯苓 20g,当归 15g,淫羊藿 15g,广木香 7g(后下),干姜 15g,首乌藤 20g,党参 15g,炙甘草 15g。5 剂。

用法:每剂药物水煎至 450ml,每次 150ml,于早、晚饭后 10 分钟温服。

二诊:6 月 23 日。下肢冷、腹泻、寐差症状改善,但有腰痛。

处方:用 6 月 16 日方,加补骨脂 10g,5 剂,用法同前。

三诊:6 月 30 日。以上诸症好转。

处方:用 6 月 23 日方,7 剂,用法同前。

四诊:7 月 12 日。症状改善。

处方:用 6 月 23 日方,5 剂,用法同前,巩固疗效。

案 2:吴某,男,27 岁。初诊:2012 年 2 月 24 日。

症状:婚后多年无避孕同居,妻子未能怀孕(排除女方不孕原因),纳寐可,二便正常。辅助检查:精液常规示精子量少,精子活动率 24.632%,A+B 级别比例 8.823%。

处方:熟地黄 15g,山药 15g,山茱萸 10g,茯苓 15g,肉桂 7g,菟丝子 15g,当归 15g,杜仲 15g,补骨脂 10g,鹿角胶 15g(烊化),枸杞子 15g,车前子 15g(包煎),覆盆子 15g,延胡索 15g,五味子 15g,川芎 15g,淫羊藿 15g,香附 15g。

5 剂。

用法:每剂药物水煎至 450ml,每次 150ml,于早、晚饭后 10 分钟温服。

二诊:3 月 2 日。服药后无明显不适。

处方:用 2 月 24 日方,3 剂,用法同前。

三诊:3 月 21 日。服药后无明显不适。

处方:用 2 月 24 日方,5 剂,用法同前。

四诊:3 月 30 日。服药后无明显不适。

处方:用 2 月 24 日方,5 剂,用法同前。

五诊:4 月 6 日。服药后无明显不适。辅助检查:精子量少。继续用药。

处方:用 2 月 24 日方,去五味子、川芎,加桑寄生 15g、炙甘草 15g,5 剂,用法同前。

六诊:4 月 20 日。辅助检查:精液常规示精子活动率 44.8%,A+B 级别比例 75.56%。

处方:用 4 月 2 日方,5 剂,用法同前。

七诊:5 月 11 日。无明显不适,监测爱人排卵期,正常性生活。

处方:用 4 月 2 日方,10 剂,用法同前。

八诊:6 月 22 日。无明显不适,继续服药。

处方:用 4 月 2 日方,10 剂,用法同前。

九诊:7 月 13 日。自述妻子已怀孕。

此后随访,生一健康男孩。

案 3:鞠某,男,30 岁。初诊:**2012 年 5 月 10 日。**

症状:8 年无避孕同居,妻子未能怀孕(排除女方不孕原因),伴腰膝酸软,乏力,纳寐可,二便正常。辅助检查:精液常规示精子量少。

处方:熟地黄 15g,肉桂 7g,山药 15g,山茱萸 10g,菟丝子 15g,当归 15g,杜仲 15g,鹿角胶 15g(烊化),枸杞子 15g,车前子 15g(包煎),覆盆子 15g,牡丹皮 15g,补骨脂 10g,桑寄生 15g。5 剂。

用法:每剂药物水煎至 450ml,每次 150ml,于早、晚饭后 10 分钟温服。

二诊:2012 年 5 月 19 日。服药后,偶有腰膝酸软,乏力,胃胀。

处方:用 5 月 10 日方,加陈皮 15g、广木香 7g(后下)、砂仁 15g(后下),5 剂,用法同前。

三诊:2012 年 5 月 26 日。腰膝酸软、乏力、胃胀改善。

处方:用 5 月 19 日方,5 剂,用法同前。

四诊:2012 年 6 月 5 日。诸症好转,继续用药。

处方:用5月19日方,5剂,用法同前。

五诊:2012年6月16日。无明显不适,监测爱人排卵期,正常性生活。

处方:用5月19日方,5剂,用法同前。

六诊:2012年8月14日。诸症好转。辅助检查:精液常规示精子量已正常。

处方:用5月19日方,5剂,用法同前,巩固疗效。

后随访,其妻子已怀孕。

案4:史某,男,35岁。初诊:**2016年1月12日**。

症状:婚后多年无避孕同居,妻子未能怀孕(排除女方不孕原因),阳痿,胃胀,咳嗽,纳寐可,二便正常。辅助检查:精子活力低,畸形。

处方:熟地黄15g,山药20g,山茱萸10g,茯苓20g,牡丹皮15g,杜仲15g,补骨脂10g,菟丝子15g,车前子15g(包煎),覆盆子15g,枸杞子15g,鹿角胶15g(烊化),人参10g,韭菜子10g,广木香7g(后下),陈皮15g,砂仁15g(后下),炙甘草15g,巴戟天15g,鱼腥草20g。5剂。

用法:每剂药物水煎至450ml,每次150ml,于早、晚饭后10分钟温服。

二诊:1月19日。阳痿、胃胀、咳嗽改善。

处方:用1月12日方,5剂,用法同前。

三诊:1月26日。诸症好转,现便溏。

处方:用1月12日方,去陈皮、巴戟天、鱼腥草,加炒白术20g,5剂,用法同前。

四诊:2月2日。上述症状好转,现腰部怕冷。

处方:用1月26日方,加肉桂7g,5剂,用法同前。

五诊:3月2日。诸症好转,现早泄。

处方:用2月2日方,加沙苑子15g,5剂,用法同前。

六诊:4月6日。诸症好转,仍腰部怕冷。

处方:用3月2日方,加黑顺片7g(先煎),5剂,用法同前。

七诊:4月13日。诸症好转,继续服药。

处方:用4月6日方,5剂,用法同前。

八诊:4月20日。诸症好转,继续服药。

处方:用4月6日方,5剂,用法同前。

九诊:4月27日。诸症好转,仍腰部怕冷,喉中有痰鸣音。

处方:用4月6日方,加淫羊藿15g、紫苏子15g,6剂,用法同前。

案5:姜某,男,33岁。初诊:**2017年3月30日**。

症状：婚后多年无避孕同居，妻子未能怀孕(排除女方不孕原因)，阴囊潮湿，腰膝酸软乏力，多汗，时有口渴，纳寐可，二便正常。辅助检查：精子浓度偏低(39.3%)。

处方：熟地黄15g，山药20g，山茱萸10g，牡丹皮15g，茯苓20g，枸杞子15g，菟丝子15g，覆盆子15g，淫羊藿15g，补骨脂10g，车前子15g(包煎)，肉桂7g，鹿角胶15g(烊化)，当归15g，煅龙骨25g(先煎)，煅牡蛎25g(先煎)，炙甘草15g。5剂。

用法：每剂药物水煎至450ml，每次150ml，于早、晚饭后10分钟温服。

二诊：7月2日。阴囊潮湿、腰膝酸软乏力、多汗、时有口渴等症状改善，现便溏。

处方：用3月30日方，加炒白术20g，5剂，用法同前。

案6：王某，男，44岁。初诊：2019年5月20日。

症状：婚后多年无避孕同居，妻子未能怀孕(排除女方不孕原因)，腰酸乏力，纳寐可，二便正常。查体：血压150/100mmHg。辅助检查：空腹血糖8.5mmol/L，精子活动率(a+b+c)34%↓(≥40%)，存活率51%↓，c≥58%。

处方：熟地黄15g，山药20g，山茱萸20g，茯苓20g，牡丹皮15g，泽泻10g，肉桂7g，韭菜子10g，淫羊藿15g，补骨脂10g，杜仲15g，车前子15g(包煎)，菟丝子15g，枸杞子15g，当归15g，鹿角胶15g(烊化)，炙甘草15g。5剂。

用法：每剂药物水煎至450ml，每次150ml，于早、晚饭后10分钟温服。

二诊：5月29日。腰酸乏力改善。

处方：用5月20日方，5剂，用法同前。

三诊：6月10日。诸症好转，继续服药。

处方：用5月20日方，5剂，用法同前。

四、方论选录

(一) 右归丸

徐镛："方中惟肉桂、附子、熟地、山药、山茱与肾气丸同，而亦减去丹皮之辛，泽泻、茯苓之淡渗。枸杞、菟丝、鹿胶三味，与左归丸同；去龟胶、牛膝之阴柔，加杜仲、当归温润之品，补右肾之元阳，即以培脾胃之生气也。"(《医学举要》)

徐大椿："肾脏阳衰，火反发越于上，遂成上热下寒之证，故宜引火归原法。熟地补肾脏，萸肉涩精气，山药补脾，当归养血，杜仲强腰膝，菟丝补肾脏，鹿角胶温补精血以壮阳，枸杞子甘滋精髓以填肾也。附子、肉桂补火回阳，专以引

火归原,而虚阳无不敛藏于肾命,安有阳衰火发之患哉？此补肾回阳之剂,为阳虚火发之专方。"(《杂病证治》)

(二) 五子衍宗丸

"衍"为广布常流之意。本方五药皆用"种子",取"以子补子"之义,有添精补肾,助繁衍宗嗣的作用,故称"五子衍宗丸"。

五、原方方歌与趣味记忆

(一) 右归丸

【方歌】右归丸中地附桂,山药茱萸菟丝归;
　　　　杜仲鹿胶枸杞子,益火之源此方魁。

【趣味记忆】狗兔鹿归富山中,要熟鱼肉吃。

【对照】　　枸菟鹿归附—中,药熟萸肉—。

(二) 五子衍宗丸

【方歌】五子衍宗有枸杞,覆盆菟丝车五味;
　　　　诸痿皆因元阳弱,力补命火起痿废。

【趣味记忆】富婆车前喂狗兔。

【对照】　　覆—车前味枸菟。

注:【对照】中的"—"对应【趣味记忆】的字,只为语句通顺,如右归丸中的"—"对应的"山",五子衍宗丸中的"—"对应的"婆",均无实际含义,下述同理。

六、原方证治方解

(一) 右归丸

【证治分析】

肾阳不足　命门火衰证

　腰膝软弱,气衰神疲,畏寒肢冷——肾阳不足,命门火衰,不能温煦
　　　　或饮食减少,大便不实——火不生土,影响脾胃运化与受纳
　阳痿遗精,阳衰无子或小便自遗——阳虚火衰,封藏失职,精关不固
　　　　舌淡苔白,脉沉迟——阳虚火衰之体征

肾阳不足　命门火衰

【方解】

温补肾阳　填精益髓

　君——附子、肉桂、鹿角胶——补肾中之阳,温里祛寒

臣——熟地、山茱萸、枸杞、山药——滋阴益肾,养肝补脾,填精补髓

佐——菟丝子、杜仲——补肝肾,强腰膝

　　当归——养血和血,与补肾药伍用,补养精血

(二) 五子衍宗丸

【证治分析】

阳痿

　　　　　　阳事不举——命门火衰,鼓动无力

　　　　　　遗精滑泄——命门火衰,精关不固

　　　　　　　　不育——精冷不育

头晕目眩,腰膝酸软——下元虚衰,温养失职

　　　　　精神萎靡——命门火虚衰,元神失养

　舌淡苔白,脉沉细——命门火衰之象

命门火衰,鼓动无力

【方解】

补肾壮阳

君——覆盆子——补肾固精

　　　菟丝子——补阳益精

臣——枸杞子、车前子——补益肝肾

　　　五味子——补肾涩精

七、现代药理研究

(一) 右归丸

1. 调节下丘脑 - 垂体 - 靶腺轴作用　右归丸可调节促甲状腺激素、三碘甲腺原氨酸、四碘甲腺原氨酸等的分泌;促进性激素如睾酮、雌二醇等的分泌,并能促进睾丸形态学发育或促进排卵;促进促肾上腺皮质激素释放激素、促肾上腺皮质激素和皮质醇等的分泌。

2. 调节免疫作用　右归丸通过上调或下调各淋巴细胞亚群相关因子的表达防治各种自身免疫性疾病。

3. 延缓衰老作用　右归丸可调节中枢神经系统,促进神经修复及延缓机体衰老。

4. 改善骨代谢作用　右归丸可促进成骨细胞增殖及骨骼肌对葡萄糖的转运。

5. 保护肾脏作用　右归丸可抗氧化,抗炎,改善尿素氮水平和降低尿肌

酐水平。

6. 保护肝脏作用 右归丸可调节脂代谢,控制肝纤维化。

(二) 五子衍宗丸

1. 调控下丘脑 - 垂体 - 性腺轴作用 五子衍宗丸可调节促性腺激素释放激素、卵泡刺激素、黄体生成素、睾酮等的分泌,促进排卵及改善精子质量、提高存活率。

2. 抗氧化应激作用 五子衍宗丸中的槲皮素、豆甾醇和山奈酚等物质具有强大的抗氧化和抗炎等作用。

3. 抗凋亡作用 五子衍宗丸可恢复睾丸组织形态,抑制生精细胞凋亡,改善生精功能。

4. 调节免疫作用 五子衍宗丸可降低炎症因子水平,抑制相关蛋白表达,增强机体免疫力。

5. 抗衰老作用 五子衍宗丸通过调节免疫和参与抗氧化应激发挥抗衰老作用。

八、一般临床运用

(一) 右归丸

1. 用方要点 本方为治疗命门火衰证之常用方。临床应用以腰痛脚软、小便不利或反多、舌淡、脉虚弱而尺部沉细为辨证要点。

2. 现代运用

(1)男科疾病:不育、弱精子症、性功能减退。

(2)骨科疾病:老年性骨质疏松症、坐骨神经痛。

(3)泌尿系统疾病:肾病综合征。

(4)呼吸系统疾病:支气管哮喘。

(5)血液系统疾病:贫血、白细胞减少症。

(二) 五子衍宗丸

1. 用方要点 本方具有填精补髓、疏利肾气、涩精止遗的功效,主治肾精亏损所致的不育、遗精、腰膝酸软、须发早白。

2. 现代运用

(1)男科疾病:不育、弱精子症、性功能障碍。

(2)骨科疾病:老年性骨质疏松症、坐骨神经痛。

(3)泌尿系统疾病:遗尿、尿频、尿失禁、肾病综合征。

九、附方

右归丸附方

右归饮（《景岳全书》）：此益火之剂也。凡命门之阳衰阴胜者，宜此方加减主之。此方与大补元煎出入互用。如治阴盛格阳，真寒假热等证，宜加泽泻二钱，煎成用凉水浸冷服之尤妙。

熟地二三钱或加至一二两　山药炒，二钱　山茱萸一钱　枸杞二钱　甘草炙，一二钱　杜仲姜制，二钱　肉桂一二钱　制附子一二三钱

水二盅，煎七分，食远温服。如气虚血脱，或厥或昏、或汗或运、或虚狂、或短气者，必大加人参、白术，随宜用之；如火衰不能生土，为呕哕吞酸者，加炮干姜二三钱；如阳衰中寒，泄泻腹痛，加人参、肉豆蔻，随宜用之；如小腹多痛者，加吴茱萸五七分；如淋带不止，加破故纸一钱；如血少血滞，腰膝软痛者，加当归二三钱。

泰山磐石散

一、原方

泰山磐石散(《景岳全书》):治妇人血气两虚,或肥而不实,或瘦而血热,或脾肝素虚,倦怠少食,屡有堕胎之患。此方平和,兼养脾胃气血。觉有热者,倍黄芩,少用砂仁。觉胃弱者,多用砂仁,少加黄芩。更宜戒欲事、恼怒,远酒、醋、辛热之物,可永保无堕。

人参 黄芪 当归 川续断 黄芩各一钱 川芎 白芍药 熟地各八分 白术二钱 炙甘草 砂仁各五分 糯米一撮

水一盅半,煎七分,食远服。但觉有孕,三五日常用一服,四月之后方无虑也。

按:本方具有补气健脾,养血安胎功效。主治妇女妊娠,胎动不安,面色淡白,倦怠无力,不思饮食,舌淡,脉浮滑无力。

二、原方加减金鉴

滑胎

主症:自然流产连续 3 次以上,每次流产往往发生在同一妊娠月份。

主方:党参 20g,炙黄芪 15g,当归 15g,续断 15g,黄芩 10g,川芎 15g,炒白芍 10g,熟地黄 15g,炒白术 25g,炙甘草 15g,砂仁 15g(后下)。

加减变化:

1. 雌激素少者,加紫河车 6g(分 3 次冲服)、林蛙油 1~2 个(煮服)。

2. 盆腔炎者,加土茯苓 20g、紫花地丁 15g。

3. 腰痛者,加补骨脂 10g、杜仲 15g。

4. 小腹冷痛者,加小茴香 15g、干姜 15g。

5. 孕期见血者,加仙鹤草 20g、阿胶 15g(烊化)、棕榈炭 15g、血余炭 15g、侧柏炭 15g、藕节炭 20g、艾叶炭 10g。

三、临床应用举例

滑胎

刘某,女,37 岁。初诊:2009 年 12 月 1 日。

症状:曾怀孕 3 次,皆因胎停,或孕酮低,或孕期见血,而未能正常妊娠,且皆住院治疗无效,应用黄体酮无效,第 4 次怀孕前,服用适量胎盘粉、林蛙油。此次怀孕为保胎前来就诊。

处方:人参 10g,炒白术 15g,炙甘草 15g,熟地黄 15g,当归 15g,川芎 15g,炙黄芪 20g,砂仁 10g(后下),艾叶炭 15g,阿胶 10g(烊化),杜仲 15g。5 剂。

用法:每剂药物水煎至 450ml,每次 150ml,于早、晚饭后 10 分钟温服。

二诊:12 月 11 日。胎心正常。

处方:用 12 月 1 日方,5 剂,用法同前。

三诊:12 月 18 日。胎心正常。

处方:用 12 月 1 日方,5 剂,用法同前。

四诊:12 月 26 日。胎心正常。

处方:用 12 月 1 日方,5 剂,用法同前。

随访,足月后产 1 子,母子均身体健康。

四、方论选录

徐东皋:"妇人凡怀胎二三个月,惯要堕落,名曰小产。此由体弱气血两虚,脏腑火多,血分受热,以致然也。医家又谓安胎多用艾、附、砂仁热补,尤增祸患而速其堕矣。殊不知血气清和,无火煎烁,则胎自安而固。气虚则提不住,血热则溢妄行,欲其不堕,得乎?香附虽云快气开郁,多用则损正气;砂仁快脾气,多用亦耗真气,况香燥之性,气血两伤,求以安胎,适又损胎而反堕也。今惟泰山磐石散、千金保孕丸二方,能夺化工之妙,百发百效,万无一失,甫故表而出之,以为好生君子共知也。"(《景岳全书》)

五、原方方歌与趣味记忆

【方歌】泰山磐石八珍全,去苓加芪断联;

再益砂仁及糯米,妇人胎动可安全。

【趣味记忆】泰山磐石十不全,梅岭沙皇续胎安。

【对照】 泰山磐石十不全,没苓砂黄续胎安。

注:"十不全"指十全大补汤去茯苓、肉桂。

六、原方证治方解

【证治分析】

堕胎滑胎

胎动不安,屡有堕胎宿疾——气血虚弱,胎元失养,胞宫不固

面色淡白,倦怠乏力,不思饮食——气血亏虚,肌体失养,脾失健运

舌淡苔白,脉滑无力——气血亏虚而又有胎之象

气血虚弱　胎元失养

【方解】

益气健脾　养血安胎

君——人参、白术、黄芪、炙甘草——益气健脾以固胎元

臣——当归、熟地、川芎、白芍——养血和血以养胎元

佐——续断——与熟地合用,补益肝肾而保胎元

　　　黄芩——与白术配合,健脾清热,为安胎要药

　　　砂仁——理气醒脾,既可防益气养血之品滋腻碍胃,又有安胎之效

　　　糯米——补脾养胃

七、现代药理研究

对妊娠的作用　泰山磐石散可有效提升复发性流产患者妊娠早期血清中人绒毛膜促性腺激素及孕酮含量,有助于改善复发性流产患者的各项临床指标,提高妊娠分娩率。

八、一般临床运用

1. **用方要点**　本方具有补虚安胎的功效,临床常以体倦乏力、腰酸腹坠、胎动不安、脉滑而无力为辨证要点。

2. **现代运用**　妇科疾病:妊娠恶阻、先兆流产、习惯性流产、经闭、多囊卵巢综合征。

九、附方

保产无忧散(《傅青主女科》)

当归钱半,酒洗　川芎钱半　炒黑芥穗八分　艾叶七分,炒　面炒枳壳六分炙黄芪八分　菟丝子钱四分,酒炒　羌活五分　厚朴七分,姜炒　川贝母一钱,去心白芍钱二分,酒炒　甘草五分　姜三片

温服。上方保胎,每月三五服;临产热服,催生如神。

按:本方具有益气养血,理气安胎,顺产之功效。主治妊娠胎动,腰痛腹痛,势欲小产,或临产时交骨不开,横生逆下,或子死腹中。

济川煎、增液汤

一、原方

(一) 济川煎

《景岳全书》卷三十四《秘结》：便闭有不得不通者，凡伤寒杂证等病，但属阳明实热可攻之类，皆宜以热结治法，通而去之。若察其元气已虚，既不可泻，而下焦胀闭又通不宜缓者，但用**济川煎**主之，则无有不达。

济川煎(《景岳全书》卷五十一《新方八阵·补阵》)：凡病涉虚损，而大便闭结不通，则硝、黄攻击等剂必不可用；若势有不得不通者，宜此主之。此用通于补之剂也。最妙！最妙！

当归三五钱　牛膝二钱　肉苁蓉酒洗，去咸，二三钱　泽泻一钱半　升麻五七分或一钱　枳壳一钱，虚甚者不必用

水一盅半，煎七八分，食前服。如气虚者，但加人参无碍；如有火，加黄芩；如肾虚，加熟地。

(二) 增液汤

增液汤(《温病条辨》)：阳明温病，无上焦证，数日不大便，当下之。若其人阴素虚，不可行承气者，增液汤主之。

增液汤方(咸寒苦甘法)

元参一两　麦冬连心，八钱　细生地八钱

水八杯，煮取三杯，口干则与饮，令尽，不便，再作服。

二、原方加减金鉴

便秘

主症：排便周期延长，或周期不长，但粪质干结，排出艰难，或粪质不硬，虽频有便意，但排便不畅者。

主方：当归 15g，生白芍 20g，枳壳 20g，肉苁蓉 15g，决明子 15g，火麻仁

15g,黑芝麻 20g,郁李仁 15g,桃仁 15g,怀牛膝 15g,杏仁 15g。

加减变化:

1. 便头干者,加槐花 10g。

2. 胃胀不适者,加香附 15g、陈皮 15g、砂仁 15g(后下)。

3. 大便干燥严重者,加瓜蒌 10g、生大黄 7g(若用上方 2 天仍不大便者,大黄单包,煎开 5~10 分钟后再下)。

4. 阴虚便秘者,加玄参 20g、生地黄 20g、麦冬 20g。

三、临床应用举例

便秘

案 1:段某,女,31 岁。初诊:2009 年 5 月 23 日。

症状: 便秘,大便呈球状,余无明显不适感,纳寐可,小便正常。

处方: 当归 15g,炒白芍 15g,枳壳 25g,玄参 20g,生地黄 20g,麦冬 20g,火麻仁 15g,桃仁 15g,肉苁蓉 15g,黑芝麻 20g,槐花 15g,制何首乌 15g(先煎),炙甘草 15g,香附 15g,川楝子 7g,决明子 15g。5 剂。

用法: 每剂药物水煎至 450ml,每次 150ml,于早、晚饭后 10 分钟温服。

二诊: 5 月 30 日。大便明显好转,仅便头稍干。

处方: 用 5 月 23 方,去川楝子,4 剂,用法同前。

随诊痊愈。

案 2:沈某,女,52 岁。初诊:2015 年 5 月 20 日。

症状: 近 5 年来大便呈球形、4~5 日 1 次,近半年口苦,牙周疼痛,纳寐可,小便正常。查体:血压 100/60mmHg。

处方: 生地黄 15g,麦冬 15g,玄参 15g,当归 15g,白芍 20g,火麻仁 15g,枳壳 25g,川芎 15g,香附 15g,槐花 10g,檀香 5g(后下),瓜蒌 15g,乌药 15g,肉苁蓉 15g,生大黄 7g(单包,后下),炙甘草 15g。5 剂。

用法: 每剂药物水煎至 450ml,每次 150ml,于早、晚饭后 10 分钟温服。

二诊: 5 月 27 日。症见好转,仍有口苦,便干。

处方: 用 5 月 20 日方,去生大黄,加怀牛膝 15g、茵陈 10g、杏仁 15g,5 剂,用法同前。

三诊: 6 月 3 日。症见好转,无口苦,大便略干。

处方: 用 5 月 27 日方,麦冬改为 20g,5 剂,用法同前。

四诊: 6 月 10 日。大便正常,无口苦。

处方: 用 6 月 3 日方,5 剂,用法同前。

案 3：景某，女，56 岁。初诊：2016 年 7 月 20 日。

症状：大便呈球形，身热，耳鸣，纳寐可，小便正常。

处方：麦冬 20g，玄参 20g，生地黄 20g，火麻仁 15g，桃仁 15g，炒白芍 15g，枳壳 20g，香附 15g，当归 15g，肉苁蓉 15g，牛膝 15g，杏仁 15g，柴胡 15g，银柴胡 15g，车前子 15g（包煎），通草 7g，磁石 20g，厚朴 15g，决明子 15g，槐花 10g，炙甘草 15g。3 剂。

用法：每剂药物水煎至 450ml，每次 150ml，于早、晚饭后 10 分钟温服。

案 4：孙某，女，30 岁。初诊：2016 年 8 月 5 日。

症状：大便干、2~3 天一行，大便头干，胃胀纳差，寐可，小便正常。

处方：当归 15g，炒白芍 15g，肉苁蓉 15g，玄参 15g，麦冬 15g，火麻仁 15g，香附 15g，陈皮 15g，砂仁 15g（后下），檀香 5g（后下），瓜蒌 15g，槐花 10g，生地黄 15g，炙甘草 15g。3 剂。

用法：每剂药物水煎至 450ml，每次 150ml，于早、晚饭后 10 分钟温服。

案 5：王某，男，85 岁。初诊：2017 年 8 月 4 日。

症状：2 周前腹泻，近 1 周未大便，排气多，胃胀，纳差，寐可，小便正常。

处方：肉苁蓉 15g，山药 20g，玄参 10g，生地黄 15g，麦冬 15g，当归 15g，牛膝 15g，枳壳 15g，广木香 15g（后下），陈皮 15g，砂仁 15g（后下），檀香 5g（后下），藿香 15g（后下），槐花 10g，炙甘草 15g。3 剂。

用法：每剂药物水煎至 450ml，每次 150ml，于早、晚饭后 10 分钟温服。

二诊：8 月 7 日。胃胀、纳差改善，大便仍干。

处方：用 8 月 4 日方，加香附 15g、决明子 10g、瓜蒌 15g、生大黄 10g（单包，后下），3 剂，用法同前。

三诊：8 月 11 日。大便正常，无胃胀。

处方：用 8 月 7 日方，去生大黄，5 剂，用法同前。

案 6：洪某，女，56 岁。初诊：2017 年 10 月 20 日。

症状：便秘多年，心慌头迷，耳鸣，眼胀，眼疲劳感，外阴瘙痒，寐差，纳可，小便正常。查体：血压 130/100mmHg。辅助检查：心电图示窦性心律，Ⅲ、aVF 导联 T 波低平。

处方：当归 15g，牛膝 10g，肉苁蓉 15g，乌药 15g，枳壳 15g，炒白芍 10g，生地黄 15g，炒酸枣仁 30g，首乌藤 20g，苦参 7g，白鲜皮 10g，玄参 15g，麦冬 15g，炙甘草 15g，茯苓 15g，香附 15g。5 剂。

用法：每剂药物水煎至 450ml，每次 150ml，于早、晚饭后 10 分钟温服。

四、方论选录

(一)济川煎

何秀山:"夫济川煎,注重肝肾,以肾主二便,故君以苁蓉、牛膝,滋肾阴以通便也。肝主疏泄,故臣以当归、枳壳,一则辛润肝阴,一则苦泄肝气。妙在升麻升清气以输脾,泽泻降浊气以输膀胱,佐蓉、膝以成润利之功。"(《重订通俗伤寒论》)

王泰林:"济川煎、玉女煎二方,一寓通于补,一寓补于清,皆景岳超出之方也。通灵活变,足可为法。"(《王旭高医书六种·医方证治汇编歌诀》)

(二)增液汤

吴瑭:"本论于阳明下证,峙立三法:热结液干之大实证,则用大承气;偏于热结而液不干者,旁流是也,则用调胃承气;偏于液干多而热结少者,则用增液,所以迥护其虚,务存津液之心法也。"(《温病条辨》)

张秉成:"夫大便闭结一证,有虚有实。其实者,或热积于中,或寒结于内,而寒下、温下之法,固当详察。至其虚者,或因气馁,或因津枯。气馁者宜用辛温补运,以助其传送。其津枯者,非甘寒养阴、增水行舟之法,何以使肠中坚结之浊顺流而下?此方妙在寓泻于补,以补药之体,作泻药之用,既可攻实,又可防虚。元参味苦咸微寒,壮水制火通二便,启肾水上潮于天,其能治液涸,固不待言。《本经》称其主治腹中寒热积聚,又能解热结可知。麦冬、生地补肺阴,壮肾水,使金水相生,津自充而肠自润,热邪自解,闭结自通矣。"(《成方便读》)

五、原方方歌与趣味记忆

(一)济川煎

【方歌】济川归膝肉苁蓉,泽泻升麻枳壳从;
　　　　肾虚津亏肠中燥,寓通于补法堪宗。

【趣味记忆】止泻当用生牛肉。

【对照】　　枳泻当一升牛肉。

(二)增液汤

【方歌】增液玄参与地冬,热病津枯便不通;
　　　　补药之体作泻剂,但非重用不为功。

【趣味记忆】玄生卖地。

【对照】　　玄参麦地。

六、原方证治方解

(一) 济川煎

【证治分析】

肾阳虚弱　肾精不足证

大便秘结,小便清长——肾虚精亏,开合失司,肠失濡润

　　　　腰膝酸软——肾虚失养,骨髓不充

　　　　头目眩晕——肾虚脑髓空虚

　　舌淡苔白,脉沉迟——肾虚之征

肾虚津亏　肠失濡润

【方解】

温肾益精　润肠通便

君——肉苁蓉——温肾益精,暖腰润肠

臣——当归——养血润肠

　　　牛膝——补肾壮腰,善于下行

佐使——枳壳——宽肠下气而助通便

　　　　升麻——轻宣升阳,使轻阳升而浊阴自降

　　　　泽泻——甘淡泄浊,入肾补虚,配合枳壳使浊阴降,则大便得通

(二) 增液汤

【证治分析】

阳明温病　津亏肠燥便秘证

　　　　　　大便秘结,口渴——温病伤津液枯,肠燥传导失司

舌干红,脉细数或沉而无力——阴伤之征

阳明温病　津亏肠燥

【方解】

增液润燥

君——玄参——苦咸寒,养阴生津,启肾水以滋肠润燥

臣——麦冬——甘寒,增液润燥

佐——生地——甘寒,养阴润燥

七、现代药理研究

(一) 济川煎

调节胃肠道作用　济川煎可抑制肠道水分的吸收,促进胃肠蠕动,有助于

肠道内容物通过,缩短排便时间;还能改善肠道炎症,维持肠道内稳态。

(二)增液汤

1. 促进排便作用 增液汤可缓解由体内缺水引起的排便困难,促进排便,增加排便量。

2. 免疫作用 增液汤可解热、抗炎、增强免疫力。

八、一般临床运用

(一)济川煎

1. 用方要点 主治肾阳虚之便秘证。临床以大便秘结伴小便清长、腰膝酸软等症状为辨证要点。

2. 现代运用 消化系统疾病:习惯性便秘、老年性便秘及妇人产后大便秘结。

(二)增液汤

1. 用方要点 主治津液不足所致大便秘结,也可用于其他热伤阴津之证。临证以便秘、口渴、舌干红、脉细稍数或沉而无力为辨证要点。

2. 现代运用

(1)消化系统疾病:习惯性便秘、老年性便秘、肛裂、高脂血症、萎缩性胃炎。

(2)五官科疾病:慢性牙周炎、口腔溃疡、慢性咽喉炎、唇炎、鼻炎。

(3)皮肤科疾病:皮肤干燥综合征。

(4)内分泌系统疾病:糖尿病。

(5)传染性疾病:流行性出血热、流行性乙型脑炎、小儿病毒性感冒。

九、附方

(一)济川煎附方

半硫丸(《太平惠民和剂局方》)

半硫丸 半夏汤浸七次,焙干,为细末 硫黄明净好者,研令极细,用柳木槌子杀过

上两味等分,以生姜自然汁同熬,入干蒸饼末搅和匀,入臼内杵数百下,丸如梧桐子大。每服空心,温酒或生姜汤下十五丸至二十丸,妇人醋汤下。

按:本方具有温肾祛寒,通阳泄浊之功效。主治老年虚冷便秘,或阳虚寒湿久泻,小便清长,面色青白,手足不温,腹中冷痛,或腰脊冷重,舌淡苔白,脉沉迟。

(二) 增液汤附方

益胃汤(《温病条辨》): 阳明温病,下后汁出,当复其阴,益胃汤主之。

益胃汤方(甘凉法)

沙参二钱　麦冬五钱　冰糖一钱　细生地五钱　玉竹炒香,一钱五分

水五杯,煮取二杯,分二次服,渣再煮一杯服。

按: 本方具有益胃生津之功效。主治阳明温病,下后汗出,胃阴受损,身无热,口干咽燥,舌干苔少,脉不数等症。现代常用本方加味治疗多种慢性或消耗性疾病,属于脾胃阴虚者。

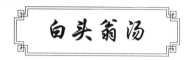

一、原方

热利,下重者,**白头翁汤**主之。(《伤寒论》)

下利,欲饮水者,以有热故也,**白头翁汤**主之。(《伤寒论》)

白头翁汤方:

白头翁二两　黄柏三两　黄连三两　秦皮三两

上四味,以水七升,煮取二升,去滓,温服一升。不愈,更服一升。

二、原方加减金鉴

非特异性溃疡性结肠炎

主症:腹泻反复发作,伴腹痛、黏液脓血便。

主方:白头翁 15g,黄柏 7g,黄连 7g,秦皮 10g,地榆炭 15g,槐花 10g,侧柏炭 15g,炒白术 20g,苍术 15g,薏苡仁 20g,山药 20g。

加减变化:

1. 便前腹痛者,加防风 15g。

2. 胃胀者,加陈皮 15g、砂仁 15g(后下)、广木香 7g(后下)。

三、临床应用举例

非特异性溃疡性结肠炎

孙某,男,80 岁。初诊:2018 年 9 月 16 日。

症状:大便溏,伴有脓血,腹痛,一日 4~5 次,纳寐不佳,小便可。

处方:白头翁 10g,黄连 5g,黄柏 7g,秦皮 10g,党参 20g,茯苓 20g,地榆炭 15g,白扁豆 15g,陈皮 15g,砂仁 15g(后下)、广木香 7g(后下),炒白术 20g,炒薏苡仁 20g,山药 20g,莲子 10g,防风 15g,炙甘草 15g。5 剂。

用法:每剂药物水煎至 450ml,每次 150ml,于早、晚饭后 10 分钟温服。

二诊：9 月 23 日。诸症好转,仍有少量脓血。

处方：用 9 月 16 日方,加槐花 10g、白花蛇舌草 20g,10 剂,用法同前。

三诊：10 月 9 日。上述症状改善。

处方：用 9 月 16 日方,3 剂,用法同前。

四诊：10 月 14 日。大便正常,无腹痛及便血。

处方：用 9 月 16 日方,5 剂,用法同前。

四、方论选录

许宏:"大利后,津液少,热气不散,则广肠燥涩而下重也。下重者,欲下不出之意。今此厥阴条中所载热利下重,渴而欲饮水者,乃阴虚生热之盛也。亦必用苦寒之剂治之方已,非可作阴虚而用温剂也。故用白头翁为君,黄连为臣,黄柏为佐,秦皮为使。以此四味寒苦之剂而治下利之证者,知其热盛于内,苦以泄之也。"(《金镜内台方议》)

汪昂:"此足阳明、少阴、厥阴药也。白头翁苦寒,能入阳明血分,而凉血止澼;秦皮苦寒性涩,能凉肝益肾而固下焦(渍水色青,故能入肝除热);黄连凉心清肝,黄柏泻火补水,并能燥湿止利而厚肠,取其寒能胜热,苦能坚肾,涩能断下也(成无己曰:肾欲坚,急食苦以坚之;利则下焦虚,故以纯苦之剂坚之。徐忠可曰:此主热利下重,乃热伤气,气下陷而重也,陷下则伤阴,阴伤则血热,虽后重而不用调气之药,病不在气耳。周扬俊曰:邪传厥阴少阳其表也,脏腑相连,于法禁下,故但谋去其热,热除而利自止矣)。"(《医方集解》)

方有执:"白头翁逐血以疗癖,秦皮洗肝而散热,黄连调胃而厚肠,黄柏者除热而止泄也。"(《伤寒论条辨》)

五、原方方歌与趣味记忆

【方歌】白头翁汤治热痢,黄连黄柏与秦皮;

味苦性寒能凉血,解毒坚阴功效齐。

【趣味记忆】秦莲喊拜拜。

【对照】　　秦连一白柏。

六、原方证治方解

【证治分析】

热毒痢疾或血痢

下痢脓血,赤多白少——热毒深陷血分,血为热邪所蒸腐

里急后重——热毒壅滞,气滞不通

肛门灼热——热毒下迫直肠

口渴——热盛伤津

舌红苔黄,脉弦数——热毒深陷血分之体征

热毒壅结大肠 深陷血分

【方解】

清热解毒 凉血止痢

君——白头翁——苦寒入血分,清热解毒,凉血止痢

臣——黄连——苦寒清热解毒,燥湿厚肠

黄柏——泻下焦湿热

两药共助君药清热解毒,尤能燥湿止痢。

佐——秦皮——苦寒性涩,主热痢下重

七、现代药理研究

1. 抗炎作用 白头翁汤可抑制中性粒细胞的活性及炎症因子的表达。

2. 抗菌作用 白头翁汤对大肠杆菌、伤寒杆菌、痢疾杆菌、白念珠菌、金黄色葡萄球菌、肺炎球菌、链球菌等有一定的抑制作用。

3. 调节免疫作用 白头翁汤在抗炎的同时能调节免疫功能,尤其对于溃疡性结肠炎患者,可抑制其炎症细胞浸润,促进结肠黏膜损伤修复。

4. 抗癌作用 白头翁汤可调节癌细胞的细胞周期,诱导癌细胞发生凋亡。

八、一般临床运用

1. 用方要点 本方可清热解毒,凉血止痢,为治疗湿热痢疾的常用方。临床应用以痢下赤白、腹痛里急,舌苔黄腻为辨证要点。

2. 现代运用

(1)消化系统疾病:非特异性溃疡性结肠炎、阿米巴痢疾、细菌性痢疾、肠炎、肝脓肿。

(2)呼吸系统疾病:大叶性肺炎、支气管肺炎。

(3)泌尿系统疾病:泌尿系感染。

(4)眼科疾病:急性结膜炎、病毒性角膜炎。

九、附方

白头翁加甘草阿胶汤(《金匮要略》):产后下利虚极,白头翁加甘草阿胶

汤主之。

白头翁二两　黄连　柏皮　秦皮各三两　甘草二两　阿胶二两

上六味,以水七升,煮取二升半,内胶令消尽,分温三服。

按:产后气血两虚,又患热痢伤阴,发热腹痛,便脓血痢疾,里急后重,故用白头翁汤,取其寒以胜热,苦以燥湿,以除湿热,加阿胶以滋阴养血,加甘草以缓中。凡产后热痢下重外,阴虚血弱而病热痢下重者,均可使用。

本方具有清热燥湿,滋阴养血之功效。主治产后阴虚血弱,热痢下重者。

柴胡疏肝散、四逆散

一、原方

(一) 柴胡疏肝散

柴胡疏肝散(《景岳全书》): 治胁肋疼痛,寒热往来。

陈皮醋炒　柴胡各二钱　川芎　枳壳麸炒　芍药各一钱半　甘草炙,五分 香附一钱半

水一盅半,煎八分,食前服。

按: 本方具有调气疏肝的功效。主治肝气郁结,胁肋疼痛,往来寒热,以及痛经等。

(二) 四逆散

少阴病,四逆,其人或咳,或悸,或小便不利,或腹中痛,或泄利下重者,四逆散主之。(《伤寒论》)

甘草炙　枳实破,水渍,炙干　柴胡　芍药

上四味,各十分,捣筛,白饮和服方寸匕,日三服。咳者,加五味子、干姜各五分,并主下利;悸者,加桂枝五分;小便不利者,加茯苓五分;腹中痛者,加附子一枚,炮令坼;泄利下重者,先以水五升,煮薤白三升,煮取三升,去滓,以散三方寸匕内汤中,煮取一升半,分温再服。

二、原方加减金鉴

(一) 胃痛或胃痞

主症: 胃脘胀闷,脘痛连胁,嗳气频繁,泛酸嘈杂,或伴有烦躁易怒,善太息,口苦口干,每因情志因素而痛作。

主方: 柴胡 15g,炒白芍 7g,乌药 15g,川芎 15g,广木香 7g(后下),陈皮 15g,砂仁 15g(后下),檀香 5g(后下),香附 15g,延胡索 15g,郁金 10g,川楝子 7g,丹参 15g,炙甘草 15g,茯苓 15g,炒白术 15g。

加减变化：

1. 烧心者,加黄连 5g、紫花地丁 10g。

2. 吞酸者,加海螵蛸 10g(炒黄,研末冲服)。

3. 腹泻者,加山药 20g、苍术 10g。

4. 有肝病者,去川楝子。

5. 腹部怕冷者,加干姜 15g、草豆蔻 10g,伴腹泻者加肉豆蔻 7g。

6. 便秘者,加生白芍 20g、枳壳 20g,伴胸闷口渴者加瓜蒌 20g。

7. 胃寒呃逆不止者,去郁金,加丁香 7g、柿蒂 15g。

8. 便前腹痛者,加防风 15g。

按:刘老师在胃病治疗上特别强调饮食忌口,服药期间常见饮食禁忌如下:

1. 胃胀忌食淀粉类(如豆包、土豆、地瓜、苞米等)、豆制品类(如豆浆、豆腐等)、蔬菜类(如辣椒、韭菜、酸菜等)、寒凉食物(如凉菜、水果等)、浓茶等。

2. 烧心忌食甜点类(大枣、饼干、面包、蛋糕等)、特别甜的水果(葡萄、西瓜等)、辣椒等。

3. 便多忌食菠菜、韭菜、海带、辣椒等。

(二) 便秘

主症:大便秘结,欲便不得,或便后不爽,嗳气频作,胸胁痞满,甚则腹中胀痛。

主方:柴胡 15g,乌药 15g,陈皮 15g,广木香 7g(后下),川芎 15g,砂仁 15g(后下),檀香 5g(后下),延胡索 15g,郁金 10g,炙甘草 15g,槐花 10g,生白芍 10g,瓜蒌 10g,白术 15g。

加减变化：

1. 大便不爽、腹胀者,改生白芍 20g,加枳壳 20g、防风 15g。服药效果不显者,木香变香附 15g,酌加当归 15g、肉苁蓉 15g、怀牛膝 15g、决明子 15g、玄参 15g。

2. 大便秘结严重者,加生大黄(单包)另煎煮 8 分钟,与汤药兑服以加强疗效。

3. 口渴者,加天花粉 15g、石斛 15g。

4. 胸胁苦满、胃胀者,加川楝子 7g、佛手 15g。

5. 老年便秘、血虚津少者,加火麻仁 15g、郁李仁 15g、黑芝麻 10g、肉苁蓉 15g。

(三) 胁痛

主症:胁痛以胀痛为主,每因情志变化而增减,胸闷腹胀,嗳气频作,纳少口苦。

主方: 柴胡 15g,乌药 15g,广木香(后下),陈皮 15g,川芎 15g,砂仁 15g (后下),檀香 5g(后下),延胡索 15g,郁金 10g,茯苓 20g,炒白术 20g,茵陈 10g, 栀子 15g,炙甘草 15g,川楝子 7g,炒白芍 7g。

加减变化:

1. 口苦、右胁痛、胆囊点压痛者,加金钱草 15g、生鸡内金 15g。

2. 大便干、右胁痛甚者,加金银花 10g、连翘 15g、枳壳 20g、生大黄 10g (另包,兑服),炒白芍改为生白芍 15g。

3. 大便头干者,加槐花 10g。

4. 小便黄、出现黄疸者,加通草 7g、竹叶 15g、生地黄 15g、鱼腥草 20g。

三、临床应用举例

(一) 胃痛或胃痞

案 1:高某,男,49 岁。初诊:**2009 年 6 月 30 日。**

症状:胃胀痛 10 年,矢气少,大便日 1 次、但不爽,偶胸闷,纳差,睡眠、小便可。

处方:柴胡 15g,炒白芍 7g,乌药 15g,川芎 15g,广木香 7g(后下),陈皮 15g,砂仁 15g(后下),檀香 5g(后下),香附 15g,延胡索 15g,郁金 15g,茯苓 20g,炒白术 15g,山药 15g,炙甘草 15g,瓜蒌 15g。5 剂。

用法:每剂药物水煎至 450ml,每次 150ml,于早、晚饭后 10 分钟温服。

二诊:7 月 7 日。胃胀减轻,无胸闷。

处方:用 6 月 30 日方,去瓜蒌,5 剂,用法同前。

三诊:7 月 14 日。胃稍胀,感觉胃凉。

处方:用 6 月 30 日方,去瓜蒌,加干姜 15g,5 剂,用法同前。

四诊:8 月 6 日。症状好转。

处方:用 7 月 14 日方,5 剂,用法同前。

案 2:吴某,女,35 岁。初诊:**2010 年 7 月 10 日。**

症状:胃胀,大便头干、3~4 日一行,便后带鲜血,纳差,睡眠、小便可。

处方:柴胡 15g,炒白芍 7g,枳壳 20g,广木香 7g(后下),川芎 15g,陈皮 15g,砂仁 15g(后下),檀香 5g(后下),香附 15g,川楝子 7g,当归 15g,肉苁蓉 15g,怀牛膝 15g,槐花 10g,决明子 15g,玄参 15g,炙甘草 15g。5 剂。

用法:每剂药物水煎至 450ml,每次 150ml,于早、晚饭后 10 分钟温服。

二诊:7 月 17 日。大便 1~2 天一行,头已不干,便后无鲜血,胃胀消失,纳可。

处方：用 7 月 10 日方,去川楝子,5 剂,用法同前。

案 3：朱某,女,59 岁。初诊：2010 年 7 月 12 日。

症状：脘腹胀满,怕冷,烧心,嗳气频作,纳差,右侧胸痛,咳嗽,便溏,睡眠、小便可。辅助检查：胃镜示慢性重度胃窦炎。

处方：柴胡 15g,乌药 15g,陈皮 15g,广木香 7g(后下),川芎 15g,砂仁 15g(后下),檀香 5g(后下),延胡索 15g,茯苓 20g,炒白术 15g,山药 20g,黄连 5g,干姜 15g,炙甘草 15g。5 剂。

用法：每剂药物水煎至 450ml,每次 150ml,于早、晚饭后 10 分钟温服。

二诊：7 月 19 日。腹胀、烧心、便溏诸症均已见好转,但嗳气仍频,伴咳嗽有痰。

处方：用 7 月 12 日方,加蜜百部 15g、白前 15g、紫苏子 15g,5 剂,用法同前。

三诊：7 月 26 日。症状较前缓解。

处方：用 7 月 19 日方,5 剂,用法同前。

四诊：8 月 2 日。腹胀、烧心、咳嗽、便溏、纳差均痊愈,但仍嗳气频作。

处方：旋覆花 10g(包煎),代赭石 25g(包煎),人参 10g,姜半夏 7g,干姜 15g,肉豆蔻 15g,吴茱萸 5g,广木香 7g(后下),檀香 5g(后下),陈皮 15g,砂仁 15g(后下),川芎 15g,川楝子 7g,炙甘草 15g,3 剂,用法同前。

五诊：8 月 6 日。嗳气减轻,频次减少。

处方：用 8 月 2 日方,5 剂,用法同前。

六诊：8 月 16 日。仍有嗳气,时而有呃逆,便可。

处方：用 8 月 2 日方,加丁香 7g、柿蒂 15g,10 剂,用法同前。

七诊：8 月 30 日。病症痊愈。

处方：用 8 月 16 日方,3 剂,巩固疗效,用法同前。

案 4：肖某,男,72 岁。初诊：2011 年 4 月 18 日。

症状：胃胀痛,无烧心,纳差寐可,大便干,小便正常。

处方：柴胡 15g,炒白芍 7g,乌药 15g,川芎 15g,广木香 7g(后下),陈皮 15g,砂仁 15g(后下),檀香 5g(后下),延胡索 15g,郁金 15g,川楝子 7g,茯苓 20g,炒白术 15g,山药 20g,炙甘草 15g。3 剂。

用法：每剂药物水煎至 450ml,每次 150ml,于早、晚饭后 10 分钟温服。

二诊：4 月 22 日。服药后胃胀、胃痛、纳差均有好转,但大便干。

处方：用 4 月 18 日方,山药改为 15g,炒白芍改为生白芍 15g,3 剂,用法同前。

三诊: 4 月 27 日。大便可。

处方: 用 4 月 22 日方,3 剂,巩固疗效,用法同前。

案 5: 徐某,男,46 岁。初诊:2012 年 3 月 6 日。

症状: 胃胀痛,偶烧心,吐酸,大便 3 日一行,大便头干,纳差寐可,小便正常。

处方: 柴胡 15g,乌药 15g,炒白芍 7g,陈皮 15g,广木香 7g(后下),川芎 15g,砂仁 15g(后下),檀香 5g(后下),延胡索 15g,郁金 10g,黄连 5g,茯苓 20g,炒白术 15g,槐花 10g,炙甘草 15g。3 剂。

用法: 每剂药物水煎至 450ml,每次 150ml,于早、晚饭后 10 分钟温服。

二诊: 3 月 10 日。以上诸症均明显好转,但后背痛,腰痛。

处方: 用 3 月 6 日方,加桑寄生 15g、葛根 15g,5 剂,用法同前。

三诊: 4 月 5 日。偶感胃胀痛,反酸好转,腰已不痛,大便正常。

处方: 用 3 月 10 日方,去槐花、桑寄生,黄连改为 3g,5 剂,用法同前。

四诊: 4 月 14 日。仍偶感胃胀痛、烧心,大便头干,颈强。

处方: 用 3 月 6 日方,加葛根 15g,5 剂,用法同前。

五诊: 4 月 28 日。大便略溏,余症好转。

处方: 用 4 月 14 日方,去黄连,加山药 20g,5 剂,用法同前。

此后随访,胃病未再发作。

案 6: 朱某,女,50 岁。初诊:2013 年 5 月 14 日。

症状: 胃胀痛,反酸烧心,后背痛,大便不成形,纳差寐可,小便正常。

处方: 柴胡 15g,乌药 15g,陈皮 15g,广木香 7g(后下),川芎 15g,砂仁 15g(后下),檀香 5g(后下),延胡索 15g,郁金 10g,黄连 5g,海螵蛸 10g,葛根 15g,茯苓 20g,炒白术 15g,山药 20g,苍术 10g,炙甘草 15g。3 剂。

用法: 每剂药物水煎至 450ml,每次 150ml,于早、晚饭后 10 分钟温服。

二诊: 5 月 18 日。胃胀、烧心、反酸均见好转,现胃痛,打嗝,便前腹痛。

处方: 用 5 月 14 日方,加川楝子 7g、柿蒂 10g、防风 15g,3 剂,用法同前。

三诊: 5 月 23 日。诸症均已明显好转,近日寐差、梦多。

处方: 用 5 月 18 日方,加炒酸枣仁 20g、首乌藤 20g,5 剂,用法同前。

四诊: 6 月 4 日。偶有胃部不适,反酸。

处方: 用 5 月 23 日方,去川楝子,改海螵蛸为 15g,5 剂,用法同前。

五诊: 6 月 15 日。仍有反酸,余症明显好转。

处方: 用 6 月 4 日方,加紫花地丁 10g,另外海螵蛸改为 6g(打粉,日 3 次冲服),5剂,用法同前。

(二) 便秘

案1:邹某,女,73岁。初诊:2010年6月8日。

症状:大便秘结,欲便不得,伴胃胀反酸,纳差寐可,小便正常。

处方:柴胡15g,乌药15g,陈皮15g,广木香7g(后下),川芎15g,砂仁15g(后下),檀香5g(后下),延胡索15g,郁金10g,黄连5g,炙甘草15g,槐花10g,生白芍10g,枳壳20g,瓜蒌10g,桔梗15g。3剂。

用法:每剂药物水煎至450ml,每次150ml,于早、晚饭后10分钟温服。

二诊:6月12日。便秘略好转,近日感觉胸胁苦满。

处方:用6月8日方,加川楝子7g,3剂,用法同前。

三诊:6月16日。胸胁苦满减轻,仍便干秘结,夜间梦多,睡眠不实。

处方:用6月12日方,去黄连,改生白芍为20g、川楝子为5g、瓜蒌为15g,加首乌藤20g、生大黄7g(单包,另煎后,与汤药兑服),5剂,用法同前。

四诊:6月23日。便秘明显缓解,伴前额头痛。

处方:用6月16日方,去大黄,加白芷15g,5剂,用法同前。

案2:赵某,女,35岁。初诊:2012年1月17日。

症状:大便秘结,胸胁胀满,甚则腹胀,纳食减少,睡眠及小便可。

处方:柴胡15g,乌药15g,陈皮15g,广木香7g(后下),川芎15g,砂仁15g(后下),檀香5g(后下),延胡索15g,郁金10g,炙甘草15g,槐花10g,生白芍10g,瓜蒌10g,桔梗15g,白术15g,川楝子7g。3剂。

用法:每剂药物水煎至450ml,每次150ml,于早、晚饭后10分钟温服。

二诊:1月21日。便秘明显好转,食欲可,仍觉腹胀。

处方:用1月17日方,去白术,加枳壳20g,5剂,用法同前。

案3:姚某,女,33岁。初诊:2012年10月9日。

症状:大便秘结,2天或3天一行,便前腹痛,伴胸满腹胀,纳差,睡眠及小便正常。

处方:柴胡15g,乌药15g,陈皮15g,川芎15g,延胡索15g,郁金10g,香附15g,炙甘草15g,槐花10g,生白芍20g,瓜蒌15g,防风15g,生地黄20g,玄参20g,麦冬20g,枳壳20g,当归15g,怀牛膝15g,肉苁蓉15g,砂仁15g(后下)。5剂。

用法:每剂药物水煎至450ml,每次150ml,于早、晚饭后10分钟口服。

二诊:10月16日。服药后便秘好转,大便每日1次。

处方:用10月9日方,3剂,用法同前。嘱便秘缓解后可以停药观察。

案 4：张某,女,75 岁。初诊：**2014 年 3 月 18 日。**

症状：大便秘结,3 日一行,时有胃痛反酸,口中异味,纳差,睡眠及小便正常。

处方：柴胡 15g,乌药 15g,陈皮 15g,广木香 7g(后下),川芎 15g,砂仁 15g(后下),檀香 5g(后下),延胡索 15g,郁金 10g,黄连 3g,川楝子 7g,炙甘草 15g,槐花 10g,生白芍 10g,枳壳 20g,瓜蒌 15g,紫花地丁 15g,藿香 15g(后下),当归 15g。3 剂。

用法：每剂药物水煎至 450ml,每次 150ml,于早、晚饭后 10 分钟温服。

二诊：3 月 22 日。便秘稍有缓解,但口渴明显。

处方：用 3 月 18 日方,加石斛 15g,天花粉 15g,3 剂,用法同前。

三诊：3 月 26 日。便秘好转,每日一便,已无胃痛反酸,但近日咳嗽。

处方：用 3 月 22 日方,去川楝子、紫花地丁、黄连,加蜜百部 15g、白前 15g,5 剂,用法同前。

案 5：王某,男,88 岁。初诊：**2015 年 3 月 3 日。**

症状：大便秘结,欲便不得,3~4 日未曾排便,伴纳差腹胀,睡眠及小便正常。

处方：柴胡 15g,乌药 15g,川芎 15g,炙甘草 15g,檀香 5g(后下),决明子 20g,火麻仁 15g,郁李仁 15g,黑芝麻 10g,肉苁蓉 15g,当归 15g,生地黄 20g,玄参 20g,麦冬 20g,香附 15g,怀牛膝 15g,槐花 10g,生白芍 10g,枳壳 20g。3 剂。

用法：每剂药物水煎至 450ml,每次 150ml,于早、晚饭后 10 分钟温服。

二诊：3 月 7 日。大便稍有好转,服药后已有一便,口干口渴。

处方：用 3 月 3 日方,加瓜蒌 15g,5 剂,用法同前。

三诊：3 月 14 日。便秘症状反复,现排便困难,腹胀明显。

处方：用 3 月 7 日方,瓜蒌改为 20g,枳壳改为 25g,加生大黄 5g(另包,自行煎煮 8 分钟后,与汤药兑服),5 剂,用法同前。

案 6：荀某,女,59 岁。初诊：**2017 年 12 月 12 日。**

症状：大便秘结,嗳腐吞酸,胸胁满痛,睡眠及小便正常。

处方：柴胡 15g,乌药 15g,陈皮 15g,香附 15g,川芎 15g,砂仁 15g(后下),檀香 5g(后下),延胡索 15g,郁金 10g,紫花地丁 15g,栀子 15g,黄连 3g,炙甘草 15g,槐花 10g,生白芍 10g,川楝子 7g,广木香 7g(后下)。3 剂。

用法：每剂药物水煎至 450ml,每次 150ml,于早、晚饭后 10 分钟温服。

二诊：12 月 16 日。大便一日一行,已无胸胁苦满,但胃中嘈杂,胃胀。

处方：用 12 月 12 日方,川楝子改为 5g,加佛手 15g,5 剂,用法同前。

三诊：12 月 23 日。诸症改善,用 12 月 16 日方,去槐花,5 剂,用法同前。

（三）胁痛

案 1：金某,女,38 岁。初诊：2012 年 10 月 16 日。

症状：胸胁胀痛,每因情志不畅而加重,口干口苦,嗳气频作,纳差寐可,二便正常。既往史:慢性胆囊炎。

处方：柴胡 15g,乌药 15g,广木香 7g(后下),陈皮 15g,川芎 15g,砂仁 15g(后下),檀香 5g(后下),延胡索 15g,郁金 10g,茯苓 20g,白术 20g,山药 20g,茵陈 10g,金钱草 15g,紫花地丁 15g,栀子 15g,炙甘草 15g,川楝子 7g。3 剂。

用法：每剂药物水煎至 450ml,每次 150ml,于早、晚饭后 10 分钟温服。

二诊：10 月 20 日。胸胁胀痛、口苦等症状缓解,大便无异常。

处方：用 10 月 16 日方,5 剂,用法同前。

案 2：杨某,女,74 岁。初诊：2013 年 4 月 16 日。

症状：右胁胀痛,口苦,尿黄,胃胀反酸,厌油腻食物,寐可,大便可。辅助检查:肝、胆、胰、脾彩超示胆囊壁增厚,肝内胆管结石。

处方：柴胡 15g,乌药 15g,广木香 7g(后下),陈皮 15g,砂仁 15g(后下),延胡索 15g,郁金 10g,茯苓 20g,炒白术 20g,黄连 5g,茵陈 10g,金钱草 15g,紫花地丁 15g,连翘 15g,鱼腥草 15g,生地黄 15g,通草 7g,竹叶 10g,炙甘草 15g,川楝子 7g。5 剂。

用法：每剂药物水煎至 450ml,每次 150ml,于早、晚饭后 10 分钟温服。

二诊：4 月 23 日。胁痛、口苦、胃胀、反酸症状改善。

处方：用 4 月 16 日方,5 剂,用法同前,巩固治疗。

案 3：魏某,女,37 岁。初诊：2015 年 1 月 7 日。

症状：胸胁胀满、疼痛,右侧较重,口苦,厌油腻,伴咳嗽,纳差寐可,二便正常。既往史:胆囊泥沙样结石、慢性胆囊炎。

处方：柴胡 15g,炒白芍 7g,川芎 15g,金钱草 15g,广木香 7g(后下),山药 20g,陈皮 15g,砂仁 15g(后下),延胡索 15g,郁金 10g,茯苓 20g,炒白术 20g,茵陈 10g,炙甘草 15g,蜜百部 15g,白前 15g,紫苏子 15g,蝉蜕 10g,川楝子 7g。3 剂。

用法：每剂药物水煎至 450ml,每次 150ml,于早、晚饭后 10 分钟温服。

二诊：1 月 10 日。右侧胸胁胀痛好转,咳嗽减轻,仍觉口苦。

处方：用 1 月 7 日方,川楝子改为 5g,5 剂,用法同前。

三诊：1 月 17 日。胸胁胀满疼痛明显好转,无咳嗽。

处方:用1月10日方,去蜜百部、白前、紫苏子、蝉蜕,5剂,用法同前。

案4:申某,女,57岁。初诊:2015年9月8日。

症状:胸胁胀满,口臭口苦,时有烧心,嗳腐吞酸,纳差寐可,二便正常。既往史:甲状腺功能减退症。

处方:柴胡15g,乌药15g,檀香5g(后下),川芎15g,金钱草15g,广木香7g(后下),山药20g,陈皮15g,砂仁15g(后下),延胡索15g,郁金10g,紫花地丁15g,黄连3g,藿香15g(后下),茯苓20g,炒白术20g,茵陈10g,炙甘草15g。3剂。

用法:每剂药物水煎至450ml,每次150ml,于早、晚饭后10分钟温服。

二诊:9月12日。胸胁胀满、口苦见好转,仍烧心、吞酸。

处方:用9月8日方,5剂,用法同前。

案5:孙某,男,38岁。初诊:2016年3月15日。

症状:胸胁胀满,口苦,胃胀纳呆,近日腰酸、早泄,寐可,二便正常。

处方:柴胡15g,乌药15g,檀香5g(后下),川芎15g,金钱草15g,广木香7g(后下),陈皮15g,砂仁15g(后下),延胡索15g,沙苑子15g,茯苓15g,川楝子7g,郁金10g,炒白术15g,茵陈10g,炙甘草15g,补骨脂10g,杜仲15g。5剂。

用法:每剂药物水煎至450ml,每次150ml,于早、晚饭后10分钟温服。

二诊:3月22日。胁痛、口苦明显好转,但仍腰酸、早泄。

处方:用3月15日方,加覆盆子15g、菟丝子15g,5剂,用法同前。

三诊:3月29日。上述症状均好转。

处方:用3月22日方,5剂,用法同前。

案6:杜某,男,48岁。初诊:2018年4月18日。

症状:胸胁胀满,口苦,腹痛腹胀,纳差,便秘,2~3日一行,寐尚可,小便可。

处方:柴胡15g,乌药15g,广木香7g(后下),陈皮15g,砂仁15g(后下),檀香5g(后下),延胡索15g,郁金10g,生白芍15g,茵陈15g,金银花10g,连翘10g,川芎15g,枳壳20g,生大黄10g(单包),金钱草15g,炙甘草15g,川楝子7g。3剂。

用法:每剂药物水煎至450ml,每次150ml,于早、晚饭后10分钟温服。

二诊:4月23日。胸胁胀满好转,便秘、腹胀减轻,餐后胃胀,乏力。

处方:用4月18日方,去大黄、木香,生白芍加至20g,加香附15g、党参20g、炙黄芪20g、佛手15g,5剂,用法同前。

三诊：5月12日。诸症好转，用4月23日方，5剂，用法同前。

四、方论选录

(一) 柴胡疏肝散

秦伯未："本方即四逆散加川芎、香附和血理气，治疗胁痛，寒热往来，专以疏肝为目的。疏肝的方法，以调气为主，但不宜行气太过，且必须顾及肝体，不可一派理气。方内用柴胡、枳壳、香附理气为主，白芍、川芎和血为佐，再用甘草以缓之，系疏肝的正法，可谓善于运用古方。"(《谦斋医学讲稿》)

(二) 四逆散

吴崑："少阴病四逆者，此方主之。此阳邪传至少阴，里有结热，则阳气不能交接于四末，故四逆而不温。用枳实所以破结气而除里热，用柴胡所以升发真阳而回四逆，甘草和其不调之气，芍药收其失位之阴。是证也，虽曰阳邪在里，甚不可下，盖伤寒以阳为主，四逆有阴进之象，若复用苦寒之药下之，则阳益亏矣，是在所忌。论曰：诸四逆者不可下之，盖谓此也。"(《医方考》)

费伯雄："四逆散，乃表里并治之剂，热结于内，阳气不能外达，故里热而外寒，又不可攻下以碍厥，故但用枳实以散郁热，仍用柴胡以达阳邪，阳邪外泄则手足自温矣。"(《医方论》)

五、原方方歌与趣味记忆

(一) 柴胡疏肝散

【方歌】柴胡疏肝草陈皮，芍芎枳壳香附齐；

行气解郁兼止痛，胁痛腹胀常太息。

【趣味记忆】陈兄没柴草，想要纸壳烧。

【对照】　　陈芎—柴草，香—枳壳芍。

(二) 四逆散

【方歌】四逆散里用柴胡，芍药枳实甘草须；

此是阳郁成厥逆，疏肝理脾奏效奇。

【趣味记忆】四逆菜籽是草药。

【对照】　　四逆柴枳—草药。

六、原方证治方解

(一) 柴胡疏肝散

【证治分析】

肝气郁滞证

胁肋疼痛——肝郁血行不畅,经气不利

或寒热往来——肝气郁结,肝病及胆

脘腹胀满——肝郁犯脾,气滞不畅

脉弦——肝郁之体征

肝气郁结　经脉不利

【方解】

疏肝行气　活血止痛

君——柴胡——疏肝解郁

臣——香附——理气疏肝,助柴胡解肝郁

川芎——行气活血止痛,助柴胡以解肝经之郁滞

此二者合用,增强行气止痛之功。

佐——陈皮、枳壳——理气行滞

芍药、甘草——养血柔肝,缓急止痛

使——甘草——调和诸药

(二) 四逆散

【证治分析】

阳郁厥逆证　肝脾气郁证

手足不温或身微热——外邪传里,郁遏阳气

或咳——阳气内郁,肺寒气逆

或悸——阳郁心阳不振

或泻利——气滞于里,肝木乘脾

或小便不利——脾虚不运

或腹痛——气郁兼寒邪内乘

邪气内传　阳气内郁　兼以肝脾不和

【方解】

透邪解郁　疏肝理脾

君——柴胡——入肝胆经,升发阳气,疏肝解郁,透邪外出

　　臣——芍药——敛阴养血柔肝,与柴胡合用,敛阴和阳,条达肝气,使柴胡
　　　　　　　　升散,而无耗伤阴血之弊
　　佐——枳实——理气解郁,泄热破结;与柴胡为伍,一升一降,加强疏畅气
　　　　　　　　机之功,并奏升清降浊之效;与芍药配伍,理气和血
　　使——甘草——调和诸药,益脾和中

七、现代药理研究

(一) 柴胡疏肝散

1. 对血液循环的作用　柴胡疏肝散可改善肝、脑的血液循环,增加肝脏血流及心搏出量。

2. 利胆作用　柴胡疏肝散可促进胆汁分泌。

(二) 四逆散

1. 对胃肠道功能的作用　四逆散可显著降低溃疡指数和均数。

2. 抗疲劳作用　四逆散可提高机体对有害刺激的非特异抵抗力。

3. 对心脑血管系统的作用

(1) 强心作用:四逆散可通过增加心室舒张时心肌纤维收缩的最大速度及后负荷而产生强心作用。

(2) 抗心律失常作用:四逆散可减慢心率,对乌头碱诱发的心律失常、氯仿所致的室颤率有对抗、降低作用。

(3) 升血压作用:四逆散升血压时对呼吸抑制不明显,升压作用无快速耐受性,心电图无心律不齐。

(4) 对脑血管的作用:四逆散可扩张脑血管,改善脑循环,升高平均动脉压,改善脑缺血,增加脑血流量。

(5) 对微循环的作用:四逆散可改善微循环。

(6) 抗休克作用:四逆散有抗实验性心源性休克和失血性休克的作用。

4. 对血液系统的作用　四逆散可明显抑制体外血栓形成。

5. 其他　四逆散对未孕家兔的离体子宫呈抑制作用;对小鼠腹腔巨噬细胞的吞噬功能有明显促进作用;对中枢神经系统具有抑制作用;对小鼠正常体温有降温作用;可直接灭活病毒,抑制病毒的繁殖;可直接诱生干扰素而增强抗病毒能力。

6. 毒性　四逆散对心脏有一定毒性。

八、一般临床运用

(一) 柴胡疏肝散

1. 用方要点　本方为疏肝解郁的常用方剂,临床运用时以胁肋胀痛、脉弦为证治要点。

2. 现代运用

(1)消化系统疾病:慢性肝炎、胆囊炎、胆石症、慢性萎缩性胃炎、胃溃疡、十二指肠溃疡、慢性浅表性胃炎、慢性胰腺炎。

(2)呼吸系统疾病:咳嗽、梅核气。

(3)循环系统疾病:冠心病、心肌炎。

(4)妇科疾病:乳腺增生、不孕症、围绝经期综合征、输卵管不通。

(5)男科疾病:阳痿、睾丸炎、男子乳房发育。

(6)泌尿系统疾病:肾绞痛。

(7)免疫性疾病:雷诺病。

(8)其他:顽固性失眠、胸胁内伤。

(二) 四逆散

1. 用方要点　本方原治阳郁厥逆证,后世多用作疏肝理脾基础方。临床应用以手足不温或胁肋脘腹疼痛、脉弦为辨证要点。

2. 现代运用

(1)消化系统疾病:急性胃肠炎、胰腺炎、慢性肝炎、胆囊炎、胆石症、胆道蛔虫症。

(2)泌尿生殖系统疾病:遗尿、阳痿。

(3)神经精神系统疾病:神经症、三叉神经痛。

(4)外科疾病:疝、急性阑尾炎、肋软骨炎、肠梗阻、肋间神经痛。

(5)妇科疾病:痛经、输卵管不通、继发性不孕。

(6)儿科疾病:小儿高热惊风、腹痛泄泻等。

九、附方

(一) 柴胡疏肝散附方

木香顺气散(《证治准绳·类方》引《医学统旨》)

木香　香附　槟榔　青皮醋炒　陈皮　厚朴姜汁炒　苍术米泔浸一宿,炒　枳壳麸炒　砂仁各一钱　甘草炙,五分

水二盅,姜三片,煎八分,食前服。

按:本方具有开郁化滞,行气止痛之功效。主治气滞不舒,肝胃不和,腹胁胀满或胀痛,胸闷食少,大便不利。

（二）四逆散附方

通气散（《医林改错》）:治耳聋不闻雷声。余三十岁立此方。

柴胡一两　香附一两　川芎五钱

为末,早晚开水冲服三钱。

按:本方具有疏肝理气,开郁通窍之功效。主治耳聋不闻雷声。

六味地黄丸、牡蛎散

一、原方

(一) 六味地黄丸

六味地黄丸(《小儿药证直诀》): 治肾怯失音, 囟开不合, 神不足, 目中白睛多, 面色㿠白等方。

熟地黄炒, 秤八钱　山萸肉　干山药各四钱　泽泻　牡丹皮　白茯苓去皮, 各三钱

上为末, 炼蜜丸, 如梧子大, 空心, 温水化下三丸。

(二) 牡蛎散

牡蛎散(《太平惠民和剂局方》): 治诸虚不足, 及新病暴虚, 津液不固, 体常自汗, 夜卧即甚, 久而不止, 羸瘠枯瘦, 心忪惊惕, 短气烦倦。

黄芪去苗、土　麻黄根洗　牡蛎米泔浸, 刷去土, 火烧通赤, 各一两

上三味为粗散。每服三钱, 水一盏半, 小麦百余粒, 同煎至八分, 去渣, 热服, 日二服, 不拘时候。

二、原方加减金鉴

(一) 淋证

主症: 小便频数短涩, 淋漓刺痛, 小腹拘痛, 或痛引腰腹, 或尿中潜血, 灼热刺痛, 或腰部酸软隐隐作痛, 手足心热。

主方: 生地黄15g, 山茱萸10g, 山药15g, 茯苓15g, 牡丹皮15g, 泽泻10g, 丹参15g, 炙甘草15g, 当归20g, 冬葵子15g, 车前子15g(包煎), 萹蓄15g, 瞿麦15g, 白茅根20g。

加减变化:

1. 腰痛者, 加补骨脂10g、杜仲15g。

2. 尿蛋白者, 加党参20g、炙黄芪20g、防风15g、炒白术15g。

3. 水肿较重,腰以下有凉感者,加大腹皮 15g、桂枝 15g。

4. 血尿(肉眼/镜下)者,加小蓟 15g、仙鹤草 15g、藕节 20g。

5. 血压高、头晕、头痛者,加菊花 15g、钩藤 15g(后下)、夏枯草 15g、杜仲 15g。

6. 睾丸凉痛、有下坠感者,加橘核 15g、川楝子 7g。

7. 食欲不振、胃胀、恶心者,加藿香 15g(后下)、陈皮 15g、广木香 7g(后下)、砂仁 15g(后下)。

(二)汗证

主症: 夜寐盗汗,或有自汗,五心烦热,口渴。

主方: 生地黄 15g,山药 15g,山茱萸 10g,茯苓 15g,牡丹皮 15g,泽泻 10~15g,煅牡蛎 25g(先煎),麻黄根 15g,浮小麦 20g,知母 15g,炙黄芪 20g,鳖甲 25g(先煎)。

加减变化:

1. 口渴、咽干者,加玄参 15g、麦冬 15g、石斛 15g、天花粉 15g。

2. 耳鸣者,加磁石 20g(先煎)、石菖蒲 7g、远志 15g、通草 7g、车前子 15g(包煎)。

3. 出汗、怕冷者,加干姜 15g、黑顺片 7g(先煎)、吴茱萸 5g、肉豆蔻 10g、肉桂 7g。

4. 恶风者,加羌活 15g、防风 15g、炒白术 15g。

(三)消渴

主症: 尿频量多,烦渴多饮,口干乏力,腰膝酸软。

主方: 熟地黄 15g,桑寄生 20g,桑椹 15g,山茱萸 10g,山药 20g,茯苓 15g,牡丹皮 15g,石斛 15g,玄参 15g,玉竹 15g,葛根 15g,知母 15g,麦冬 20g,黄精 15g,天花粉 20g。

加减变化:

1. 周身乏力者,加西洋参 15g、炙黄芪 20g。

2. 多汗者,加五味子 15g、人参 10g。

3. 尿道热痛、外阴瘙痒者,加黄柏 7g、紫花地丁 10g。

4. 下肢热痛者,玄参改为 10g,加金银花 15g、独活 10g、秦艽 15g,热痛甚者再加三七粉 4.5g(分 3 次冲服)。

5. 耳鸣者,加磁石 20g(先煎)、通草 7g。

(四)老年性遗尿

主症: 年长患者憋不住尿或不自主排尿,伴腰膝酸软等。

主方：熟地黄 15g，山茱萸 10g，山药 15g，茯苓 15g，牡丹皮 15g，怀牛膝 10g，肉桂 7g，乌药 15g，益智仁 15g，桑螵蛸 10g，枸杞子 15g，当归 15g，补骨脂 10g，杜仲 15g。

加减变化：

1. 小腹凉者，加小茴香 15g、干姜 15g。

2. 小腹胀者，加乌药 15g、小茴香 15g。

3. 尿道热、涩、痛者，加车前子 15g（包煎）、萹蓄 20g、瞿麦 20g、紫花地丁 15g、土茯苓 20g。

（五）阴痒或绝经后阴道干涩

主症：阴道干涩，性交痛，阴道瘙痒。

主方：熟地黄 15g，山茱萸 10g，山药 15g，茯苓 15g，牡丹皮 15g，玄参 15g，麦冬 15g，女贞子 15g，知母 15g，巴戟天 20g，覆盆子 15g，肉苁蓉 10g，枸杞子 15g，当归 15g。

加减变化：

1. 尿黄、排尿热痛者，加紫花地丁 15g、蒲公英 15g。

2. 两胁胀痛、烦躁易怒者，加川楝子 7g。

按 1：阴痒外洗方：黄柏 20g、苦参 20g、白鲜皮 20g、蛇床子 15g、生百部 25g，煎汤熏洗外阴。

按 2：必要时配合外用栓剂，阴道干涩不缓解，配用胎盘（打粉），每次 2g，早晚冲服。

（六）静脉曲张

主症：下肢静脉怒张，水肿，站立行走时加重，或伴腰膝酸软。

主方：熟地黄 15g，山茱萸 10g，山药 15g，茯苓 20g，牡丹皮 15g，泽泻 10g，桂枝 15g，补骨脂 10g，杜仲 15g，车前子 15g（包煎），瞿麦 15g，菟丝子 15g，炙黄芪 20g，党参 20g，川芎 15g。

加减变化：下肢水肿者，加大腹皮 15g、桑寄生 20g。

（七）睾丸炎

主症：睾丸凉痛，小腹凉，腰凉，尿频。

主方：熟地黄 15g，山药 15g，山茱萸 10g，车前子 15g（包煎），肉桂 7g，沙苑子 15g，生龙骨 25g（先煎），生牡蛎 25g（先煎），乌药 15g，广木香 7g（后下），橘核 15g，茯苓 15g，泽泻 10g，桑螵蛸 10g，桑寄生 20g，补骨脂 10g，杜仲 15g。

加减变化：弱精者，加鹿角胶 15g（烊化）。

三、临床应用举例

(一) 淋证

案 1：刘某，女，51 岁。初诊：2009 年 5 月 7 日。

症状：尿血，腰痛，胸闷气短，双下肢、右手麻木，纳可寐差，大便干，肛裂。辅助检查：尿常规示蛋白(++)，潜血(++)，WBC 2~3 个/μl，RBC 15~28 个/μl，颗粒管型 0~1 个/LP。心电图正常。既往史：慢性肾炎。

处方：生地黄 15g，山茱萸 10g，山药 15g，茯苓 15g，牡丹皮 15g，杜仲 15g，补骨脂 10g，延胡索 15g，仙鹤草 20g，党参 15g，炙黄芪 15g，槐花 20g，石韦 15g，侧柏炭 15g，茜草 15g，藕节 20g，炒酸枣仁 15g，首乌藤 20g。5 剂。

用法：每剂药物水煎至 450ml，每次 150ml，于早、晚饭后 10 分钟温服。

二诊：5 月 14 日。腰痛已改善，其他症状亦好转。

处方：用 5 月 7 日方，5 剂，用法同前。

案 2：隋某，男，79 岁。初诊：2009 年 8 月 28 日。

症状：右侧腰痛，口干口苦，乏力，偶胸闷气短，纳寐可，大便头干，便前腹痛。查体：右肾叩击痛。辅助检查：尿常规示蛋白(++)。既往史：2 型糖尿病。

处方：生地黄 15g，山茱萸 10g，山药 15g，茯苓 15g，牡丹皮 15g，防风 15g，炙黄芪 15g，炒白术 15g，桑椹 15g，桑寄生 15g，麦冬 20g，玄参 20g，槐花 15g，党参 15g，天花粉 15g，车前子 15g(包煎)，萹蓄 15g，瞿麦 15g，白茅根 20g。5 剂。

用法：每剂药物水煎至 450ml，每次 150ml，于早、晚饭后 10 分钟温服。

二诊：9 月 2 日。腰痛、口干减轻，无胸痛，大便干。查体：血压 155/70mmHg。

处方：用 8 月 28 日方，去党参、天花粉，加香附 15g、瓜蒌 15g，用法同前。

三诊：9 月 9 日。腰痛好转。

处方：用 9 月 2 日方，5 剂，用法同前。

四诊：9 月 16 日。腰痛消失，偶有大便干。

处方：用 8 月 28 日方，去天花粉、车前子，加香附 15g、瓜蒌 15g，5 剂，用法同前。

五诊：9 月 25 日。口干症状减轻，大便头干改善。辅助检查：空腹血糖 5.1mmol/L；尿常规：尿蛋白(−)，透明管型 0~1 个/LP。

处方：用 9 月 2 日方，5 剂，用法同前。

案 3：李某，男，58 岁。初诊：2012 年 7 月 18 日。

症状：腰部疼痛，甚者绞痛，偶腹胀，纳寐可，二便正常。查体：双肾叩击痛。辅助检查：尿常规无异常，泌尿系彩超示双肾结石。

处方：生地黄15g，山药15g，茯苓20g，牡丹皮15g，泽泻10g，瞿麦15g，车前子15g（包煎），补骨脂7g，杜仲15g，延胡索15g，金钱草15g，海金沙15g（包煎），生鸡内金15g，羌活15g，秦艽15g，柴胡15g，炙甘草15g，萹蓄15g，白茅根20g，冬葵子15g。5剂。

用法：每剂药物水煎至450ml，每次150ml，于早、晚饭后10分钟温服。

二诊：7月24日。无绞痛，腰痛减轻，无肉眼血尿。

处方：用7月18日方，5剂，用法同前。

三诊：8月2日。已无腰痛。

处方：用7月18日方，5剂，用法同前。

四诊：9月16日。腰痛消失，偶有便秘。

处方：用8月28日方，去车前子，加香附15g、瓜蒌15g，5剂，用法同前。

案4：申某，男，39岁。初诊：2013年12月27日。

症状：腰痛乏力，尿呈深茶色，大便前腹痛，纳差寐可。辅助检查：尿常规示潜血（+++），尿蛋白（+），红细胞、白细胞数均升高。

处方：生地黄15g，山茱萸10g，山药15g，茯苓15g，牡丹皮15g，防风15g，炙黄芪15g，泽泻10g，小蓟20g，仙鹤草20g，石韦15g，党参15g，菟丝子15g，车前子15g（包煎），紫花地丁10g，土茯苓20g，桑寄生15g，白茅根20g，广木香7g（后下），杜仲15g。5剂。

用法：每剂药物水煎至450ml，每次150ml，于早、晚饭后10分钟温服。

二诊：2014年1月4日。腰痛减轻，有时排尿不畅。

处方：用2013年12月27日方，加萹蓄15g、瞿麦15g，7剂，用法同前。

三诊：1月17日。腰痛好转，小便颜色正常，眼干涩。查：尿常规正常。

处方：用2013年12月27日方，加枸杞子15g、菊花10g，5剂，用法同前。

案5：张某，女，63岁。初诊：2017年1月8日。

症状：尿频，尿道热痛，汗多低热，平素腰膝怕冷，纳寐可，大便可。

处方：生地黄15g，山药20g，茯苓20g，牡丹皮15g，泽泻10g，乌药15g，桑螵蛸10g，紫花地丁10g，土茯苓20g，浮小麦20g，麻黄根15g，煅牡蛎25g（先煎），炙黄芪20g，肉桂7g，干姜15g，银柴胡15g，车前子15g（包煎）。5剂。

用法：每剂药物水煎至450ml，每次150ml，于早、晚饭后10分钟温服。

二诊：1月15日。尿频、尿热痛见好转，仍感腰痛。

处方：用1月8日方，加补骨脂10g、杜仲15g，5剂，用法同前。

三诊：2月7日。上述症状改善,近日感小腹凉痛。

处方：用1月15日方,加小茴香15g,5剂,用法同前。

附：癃闭

王某,男,32岁。初诊：**2016年5月19日**。

症状：小便淋漓不已,伴尿等待、尿无力,腰酸膝软,小腹凉,夜尿多,纳寐可,大便溏。既往史：弱精子症、慢性前列腺炎。

处方：熟地黄15g,山药20g,茯苓20g,牡丹皮15g,泽泻10g,乌药15g,桑螵蛸10g,补骨脂10g,杜仲15g,车前子15g(包煎),枸杞子15g,炙甘草15g,沙苑子15g,鹿角胶15g(烊化),炒白术20g,防风15g,干姜15g,肉桂7g,当归15g,菟丝子15g。5剂。

用法：每剂药物水煎至450ml,每次150ml,于早、晚饭后10分钟温服。

二诊：5月26日。大便已不溏,腰痛见好转,时有胃胀痛。

处方：用5月19日方,去泽泻、桑螵蛸、补骨脂、杜仲、防风,加延胡索15g、桑寄生20g、广木香7g(后下),5剂,用法同前。

三诊：6月4日。近日感觉睾丸凉痛,有下坠感。

处方：用5月26日方,加橘核15g、川楝子7g,5剂,用法同前。

按：临床中癃闭的病机多为肾阳不足、膀胱气化不利,用以区别淋证。

(二) 汗证

案1：李某,男,59岁。初诊：**2006年2月22日**。

症状：盗汗,腰膝酸软,乏力耳鸣,膝关节疼痛,寐差,饮食及二便可。

处方：熟地黄15g,山药15g,山茱萸10g,茯苓15g,泽泻10g,牡丹皮15g,柴胡15g,磁石20g(先煎),补骨脂10g,杜仲15g,怀牛膝15g,苍术10g,黄柏7g,知母15g,炙黄芪20g,煅牡蛎25g(先煎),麻黄根15g,龟甲25g(先煎)。3剂。

用法：每剂药物水煎至450ml,每次150ml,于早、晚饭后10分钟温服。

二诊：2月27日。盗汗消失,但耳鸣,膝关节疼痛,寐差。

处方：用2月22日方,去炙黄芪、煅牡蛎,加炒薏苡仁15g、石菖蒲7g、远志15g、通草7g,3剂,用法同前。

案2：张某,男,64岁。初诊：**2008年11月25日**。

症状：多汗,寐差,大便干,小便正常,饮食可。

处方：生地黄15g,山药15g,山茱萸10g,茯苓15g,牡丹皮15g,车前子15g(包煎),玄参15g,麦冬15g,煅牡蛎25g(先煎),麻黄根15g,浮小麦20g,知母15g,炙黄芪20g,炒酸枣仁15g,首乌藤20g,鳖甲20g(先煎)。5剂。

用法：每剂药物水煎至 450ml，每次 150ml，于早、晚饭后 10 分钟温服。

二诊：12 月 4 日。寐差改善，但出汗，大便干。

处方：用 11 月 25 日方，加五味子 7g、炒白芍 10g、决明子 15g，5 剂，用法同前。

三诊：12 月 13 日。症状明显好转，大便可，但仍有汗出。

处方：用 12 月 4 日方，去决明子、车前子，加黄柏 7g，5 剂，用法同前。

案 3：王某，男，27 岁。初诊：**2011 年 10 月 28 日**。

症状：多汗，寐差，时有口渴，早泄，纳可，二便正常。

处方：生地黄 15g，山药 20g，茯苓 15g，牡丹皮 15g，车前子 15g（包煎），煅牡蛎 25g（先煎），麻黄根 15g，浮小麦 20g，知母 15g，炙黄芪 20g，枸杞子 15g，菟丝子 15g，淫羊藿 15g，沙苑子 15g，五味子 10g，桑寄生 20g，泽泻 10g。5 剂。

用法：每剂药物水煎至 450ml，每次 150ml，于早、晚饭后 10 分钟温服。

二诊：11 月 6 日。多汗、寐差、早泄均好转，但乏力。

处方：用 10 月 28 日方，加党参 20g，5 剂，用法同前。

案 4：刘某，男，64 岁。初诊：**2012 年 7 月 1 日**。

症状：自汗，手足心热，伴腰痛，胃反酸，尿痛，纳寐可，大便正常。

处方：生地黄 15g，山药 20g，山茱萸 10g，茯苓 15g，牡丹皮 15g，煅牡蛎 25g（先煎），麻黄根 15g，浮小麦 20g，知母 15g，鳖甲 25g（先煎），银柴胡 15g，炙黄芪 20g，竹叶 20g，通草 7g，杜仲 15g，补骨脂 10g，栀子 15g，黄连 5g，炙甘草 15g，泽泻 10g。5 剂。

用法：每剂药物水煎至 450ml，每次 150ml，于早、晚饭后 10 分钟温服。

二诊：7 月 8 日。汗出、腰痛、尿痛、手足心热均改善。

处方：用 7 月 1 日方，5 剂，用法同前。

案 5：王某，男，50 岁。初诊：**2013 年 6 月 24 日**。

症状：多汗乏力，活动后加重，胃胀，纳寐差，二便正常。查体：血压 130/100mmHg。

处方：生地黄 15g，山药 20g，山萸肉 10g，茯苓 20g，牡丹皮 15g，煅牡蛎 25g（先煎），麻黄根 15g，浮小麦 20g，龙齿 25g（先煎），桑寄生 15g，炙黄芪 20g，首乌藤 20g，白术 15g，防风 15g，陈皮 15g，广木香 7g（后下），砂仁 15g（后下），枸杞子 15g，泽泻 10g。5 剂。

用法：每剂药物水煎至 450ml，每次 150ml，于早、晚饭后 10 分钟温服。

二诊：7 月 3 日。多汗好转，纳寐可，便溏。

处方：用 6 月 24 日方，加苍术 15g，5 剂，用法同前。

三诊：7月10日。症状明显好转,汗出止,大便可。

处方：用7月3日方,5剂,用法同前。

四诊：7月29日。无明显汗出,睡眠可,现眼干。

处方：用7月10日方,去山萸肉、首乌藤、防风,加菊花10g、夏枯草10g,5剂,用法同前。

案6：惠某,男,64岁。初诊：2014年6月12日。

症状：汗出怕风、遇冷加重,伴乏力腰痛,纳寐可,二便正常。

处方：生地黄15g,山药20g,山萸肉10g,茯苓20g,牡丹皮15g,车前子15g(包煎),煅牡蛎25g(先煎),麻黄根15g,浮小麦20g,炙黄芪20g,防风15g,陈皮15g,广木香7g(后下),砂仁15g(后下),人参15g,桂枝10g,炒白芍7g,炒白术15g,泽泻10g。5剂。

用法：每剂药物水煎至450ml,每次150ml,于早、晚饭后10分钟温服。

二诊：6月19日。汗出好转,仍腰痛。

处方：用6月12日方,加杜仲15g、补骨脂10g,5剂,用法同前。

(三) 消渴

案1：刘某,男,27岁。初诊：2012年12月8日。

症状：口渴多饮3年,加重1周,周身乏力,汗出,纳寐可,小便频,大便正常。辅助检查：空腹血糖11.0mmol/L,尿糖(+++)。既往史：2型糖尿病。

处方：人参10g,生地黄15g,黄精15g,桑寄生15g,桑椹15g,山茱萸10g,山药20g,茯苓15g,石斛15g,知母15g,葛根15g,玉竹15g,炙黄芪20g,牡丹皮15g,麦冬15g。5剂。

用法：每剂药物水煎至450ml,每次150ml,于早、晚饭后10分钟温服。

二诊：12月15日。口渴乏力、汗出、小便频等症状均好转,现下肢痛。

处方：用12月8日方,加威灵仙15g、延胡索15g、天花粉15g,5剂,用法同前。

三诊：12月22日。上述症状均见好转。

处方：用12月15日方,5剂,用法同前。

案2：李某,男,47岁。初诊：2013年4月11日。

症状：口渴多饮7年,加重1个月,近1年体重下降8kg,伴腰膝酸软,咳嗽,纳寐可,尿频尿急,大便可。辅助检查：空腹血糖8.7mmol/L,尿糖(+++)。胸部DR示支气管炎。既往史：2型糖尿病。

处方：生地黄15g,桑寄生20g,桑椹15g,山茱萸10g,山药20g,茯苓20g,牡丹皮15g,泽泻10g,石斛15g,玄参15g,知母15g,黄芩10g,蜜百部15g,白前 15g,麦冬 15g。5 剂。

用法：每剂药物水煎至 450ml,每次 150ml,于早、晚饭后 10 分钟温服。

二诊：4 月 18 日。口渴多饮好转,已不咳嗽。

处方：用 4 月 11 日方,去黄芩、蜜百部、白前,5 剂,用法同前。

案 3：付某：女,60 岁。初诊：2014 年 4 月 13 日。

症状：口渴多饮 10 年,加重半年,伴胃胀反酸,外阴瘙痒,白带多,纳差,寐可,大便干,小便频。辅助检查：空腹血糖 12.7mmol/L,糖化血红蛋白 11.8%,尿常规示白细胞(++)。既往史：2 型糖尿病。

处方：生地黄 15g,桑寄生 20g,桑椹 15g,山茱萸 10g,山药 20g,茯苓 15g,牡丹皮 15g,石斛 15g,玄参 15g,玉竹 15g,知母 15g,麦冬 20g,黄柏 7g,天花粉 15g,人参 10g,黄连 5g,紫花地丁 10g,广木香 7g(后下)。5 剂。

用法：每剂药物水煎至 450ml,每次 150ml,于早、晚饭后 10 分钟温服。

二诊：4 月 20 日。诸症无明显变化,腹胀。

处方：用 4 月 13 日方,加香附 15g,5 剂,用法同前。

三诊：4 月 27 日。症状好转,仍有口渴,乏力。

处方：用 4 月 20 日方,加黄精 20g,5 剂,用法同前。

四诊：5 月 15 日。诸症好转,无外阴瘙痒及白带多。

处方：用 4 月 20 日方,去黄柏、紫花地丁,5 剂,用法同前。

案 4：李某,男,38 岁。初诊：2015 年 4 月 13 日。

症状：口渴多饮 1 年,加重 1 个月,纳寐可,小便稍频,大便可。辅助检查：餐后血糖 15.0mmol/L。既往史：2 型糖尿病、慢性结肠炎。

处方：熟地黄 15g,桑寄生 20g,桑椹 15g,山茱萸 10g,山药 20g,茯苓 15g,牡丹皮 15g,石斛 15g,玄参 15g,玉竹 15g,炙黄芪 30g,葛根 15g,知母 15g,麦冬 20g,黄精 15g,天花粉 20g。5 剂。

用法：每剂药物水煎至 450ml,每次 150ml,于早、晚饭后 10 分钟温服。

二诊：4 月 23 日。口渴多饮、小便频好转。

处方：用 4 月 13 日方,去熟地黄,加炒白术 15g、五味子 15g、人参 10g、生地黄 15g,5 剂,用法同前。

三诊：4 月 30 日。略有口渴,其他症状均好转。

处方：用 4 月 23 日方,10 剂,用法同前。

案 5：李某,女,57 岁。初诊：2017 年 12 月 22 日。

症状：口渴多饮 3 年,加重 3 个月,手足心热,腰酸,膝关节肿痛,纳寐可,小便较频,大便可。既往史：2 型糖尿病、高尿酸血症。

处方：生地黄 15g，桑寄生 20g，泽泻 10g，山茱萸 10g，山药 20g，茯苓 15g，牡丹皮 15g，延胡索 15g，补骨脂 10g，杜仲 15g，石斛 15g，山慈菇 10g，威灵仙 15g，忍冬藤 15g，柴胡 15g，三七粉 4.5g(冲服)，香附 15g，独活 10g，秦艽 15g，玄参 15g。5 剂。

用法：每剂药物水煎至 450ml，每次 150ml，于早、晚饭后 10 分钟温服。

二诊：12 月 29 日。膝关节肿痛缓解，自觉乏力、咽干。

处方：用 12 月 22 日方，去泽泻、补骨脂、山慈菇、忍冬藤，加金银花 15g、当归 15g、炙黄芪 15g，10 剂，用法同前。

案 6：刘某，女，57 岁。初诊：2019 年 4 月 13 日。

症状：口渴多饮 2 年，加重半年，伴乏力头晕，耳鸣，寐差，小便略频，大便可。既往史：2 型糖尿病。

处方：生地黄 15g，桑寄生 20g，桑椹 15g，山药 20g，茯苓 15g，牡丹皮 15g，石斛 15g，玉竹 15g，炙黄芪 20g，知母 15g，黄精 15g，天花粉 15g，西洋参 10g，黄连 5g，磁石 20g(先煎)，通草 7g，车前子 15g(包煎)，川芎 15g，白芷 15g，合欢皮 15g，炒酸枣仁 30g，首乌藤 20g。5 剂。

用法：每剂药物水煎至 450ml，每次 150ml，于早、晚饭后 10 分钟温服。

二诊：4 月 20 日。口渴多饮、小便频好转，睡眠可，仍头晕、耳鸣。

处方：用 4 月 13 日方，5 剂，用法同前。

(四) 老年性遗尿

案 1：蔡某，女，74 岁。初诊：2008 年 5 月 10 日。

症状：尿失禁伴尿频、尿急，大便干，纳寐可。

处方：熟地黄 15g，山茱萸 10g，山药 15g，茯苓 15g，牡丹皮 15g，怀牛膝 15g，肉桂 7g，车前子 15g(包煎)，乌药 15g，桑螵蛸 10g，桑寄生 15g，杜仲 15g，炒白芍 7g，黑芝麻 20g，当归 15g，枳壳 15g。5 剂。

用法：每剂药物水煎至 450ml，每次 150ml，于早、晚饭后 10 分钟温服。

二诊：5 月 24 日。上述所有病症均好转。

处方：用 5 月 10 日方，3 剂，用法同前。

案 2：张某，男，67 岁。初诊：2009 年 4 月 18 日。

症状：尿失禁，尿频，尿不净，腰酸足冷，大便正常，纳寐可。

处方：熟地黄 15g，山茱萸 10g，山药 20g，茯苓 20g，牡丹皮 15g，肉桂 7g，车前子 15g(包煎)，乌药 15g，桑螵蛸 10g，补骨脂 10g，杜仲 15g，桑寄生 20g，干姜 15g，小茴香 15g，鹿角胶 15g(烊化)，菟丝子 15g。5 剂。

用法：每剂药物水煎至 450ml，每次 150ml，于早、晚饭后 10 分钟温服。

二诊：5月7日。尿失禁、尿频、尿不净、腰酸足冷等症状改善。

处方：用4月18日方，5剂，用法同前。

案3：张某，女，63岁。初诊：**2012年2月7日**。

症状：尿失禁伴尿频、尿急，手足心热，颈腰背痛，纳寐可，大便正常。

处方：生地黄15g，山茱萸10g，山药15g，茯苓15g，牡丹皮15g，知母15g，黄柏5g，车前子15g（包煎），乌药15g，桑螵蛸10g，杜仲15g，葛根15g，紫花地丁10g，土茯苓20g，川芎15g，银柴胡15g，黄精15g。5剂。

用法：每剂药物水煎至450ml，每次150ml，于早、晚饭后10分钟温服。

二诊：2月14日。上述症状均好转。

处方：用2月7日方，5剂，用法同前。

（五）阴痒或绝经后阴道干涩

案1：郭某，女，51岁。初诊：**2005年4月8日**。

症状：阴道干涩，性冷淡，心烦尿黄，纳呆寐可，便溏。

处方：熟地黄15g，山茱萸10g，山药15g，当归15g，炒白芍7g，玄参15g，麦冬15g，柴胡15g，金银花15g，蒲公英15g，紫花地丁15g，茯苓15g，泽泻15g，炒白术15g，石斛15g，焦三仙各15g，黄柏7g，牡丹皮15g。5剂。

用法：每剂药物水煎至450ml，每次150ml，于早、晚饭后10分钟温服。

二诊：4月15日。药后诸症减轻。

处方：用4月8日方，5剂，用法同前。

案2：董某，女，55岁。初诊：**2006年7月28日**。

症状：阴道干涩，腰膝酸软，纳寐可，二便可。

处方：熟地黄15g，山茱萸10g，山药15g，茯苓20g，牡丹皮15g，玄参15g，当归15g，麦冬15g，女贞子15g，枸杞子15g，覆盆子15g，香附15g，怀牛膝15g，巴戟天20g。5剂。

用法：每剂药物水煎至450ml，每次150ml，于早、晚饭后10分钟温服。

二诊：12月27日。服药后，诸症明显缓解，近来症状反复，伴有烦躁易怒、两胁胀痛。

处方：用7月28日方，加川楝子7g，5剂，用法同前。

案3：白某，女，56岁。初诊：**2019年11月27日**。

症状：阴道干涩，外阴瘙痒，尿道热痛，晨起口苦，胃胀纳差，便溏，寐可。

处方：熟地黄15g，山茱萸10g，山药20g，土茯苓20g，覆盆子15g，紫花地丁15g，巴戟天15g，柴胡15g，黄芩7g，栀子15g，广木香7g（后下），陈皮15g，砂仁15g（后下），茵陈10g，金钱草15g，牡丹皮15g，茯苓20g，白鲜皮10g。5剂。

用法:每剂药物水煎至450ml,每次150ml,于早、晚饭后10分钟温服。

二诊:12月4日。上述诸症好转,仍感外阴瘙痒。

处方:用11月27日方,5剂,用法同前;另外用黄柏20g、苦参20g、白鲜皮20g、蛇床子15g、生百部25g,5剂,煎汤熏洗外阴。

(六)静脉曲张

案1:刘某,男,58岁。初诊:**2009年4月23日。**

症状:左下肢静脉曲张,伴腰膝酸软,纳寐可,二便可。

处方:熟地黄15g,山茱萸10g,山药15g,茯苓20g,牡丹皮15g,泽泻10g,桂枝15g,补骨脂10g,杜仲15g,车前子15g(包煎),瞿麦15g,菟丝子15g,炙黄芪20g,党参20g,川芎15g。5剂。

用法:每剂药物水煎至450ml,每次150ml,于早、晚饭后10分钟温服。

二诊:5月16日。左下肢静脉曲张及腰膝酸软改善,下肢轻度水肿。

处方:用4月23日方,去补骨脂,加大腹皮15g、桑寄生15g,5剂,用法同前。

案2:杨某,男,70岁。初诊:**2012年11月7日。**

症状:双下肢静脉曲张,下肢水肿,伴腰酸、尿频尿急,夜尿4~5次,睡眠不佳,纳可,大便可。

处方:熟地黄15g,山茱萸10g,山药15g,茯苓20g,牡丹皮10g,泽泻10g,车前子15g(包煎),川芎15g,乌药15g,桑螵蛸15g,桑寄生15g,萹蓄15g,瞿麦15g,大腹皮15g,连翘15g,紫花地丁10g,广木香7g(后下),首乌藤20g。5剂。

用法:每剂药物水煎至450ml,每次150ml,于早、晚饭后10分钟温服。

二诊:11月14日。症状好转,下肢水肿减轻,无尿急、尿痛,但近日出现咳嗽。

处方:用11月7日方,去大腹皮、桑寄生,加蜜百部15g、白前15g、蝉蜕10g、紫苏子15g,5剂,用法同前,巩固疗效。

(七)睾丸炎

案1:赵某,男,32岁。初诊:**2012年8月2日。**

症状:睾丸凉痛连及小腹3年,现睾丸凉痛且胀,小腹凉,腰痛,无尿等待,大便后下血,纳差寐可,大便头干,带血。辅助检查:精液常规示精子成活率10.69%,a+b<50%。

处方:熟地黄15g,山药15g,山茱萸10g,牡丹皮15g,车前子15g(包煎),肉桂7g,菟丝子15g,覆盆子15g,枸杞子15g,鹿角胶15g(烊化),当归15g,紫花地丁 10g,连翘 15g,杜仲 15g,补骨脂 10g,槐花 15g,仙鹤草 20g,炒白芍 7g。5 剂。

用法:每剂药物水煎至 450ml,每次 150ml,于早、晚饭后 10 分钟温服。

二诊:8 月 21 日。诸症缓解,大便后无下血。

处方:用 8 月 2 日方,去槐花、仙鹤草,5 剂,用法同前。

三诊:9 月 8 日。睾丸及小腹冷痛改善。

处方:用 8 月 21 日方,5 剂,用法同前。

四诊:11 月 24 日。诸症缓解,便溏。辅助检查:精液常规示精子成活率 50%,a+b ≥ 60%。

处方:用 8 月 2 日方,去车前子、肉桂、当归、紫花地丁、连翘、槐花、仙鹤草、炒白芍,加茯苓 15g、何首乌 15g、川芎 15g、炒白术 15g,5 剂,

案 2:马某,男,24 岁。初诊:2014 年 5 月 28 日。

症状:睾丸潮湿凉痛,痛及骶尾到足跟,小腹凉,近半年早泄,纳寐可,尿等待,大便可。

处方:熟地黄 15g,山药 15g,山茱萸 10g,车前子 15g(包煎),肉桂 7g,沙苑子 15g,煅龙骨 25g(先煎),煅牡蛎 25g(先煎),乌药 15g,广木香 7g(后下),橘核 15g,茯苓 15g,泽泻 10g,桑螵蛸 10g,桑寄生 20g,补骨脂 10g,杜仲 15g。5 剂。

用法:每剂药物水煎至 450ml,每次 150ml,于早、晚饭后 10 分钟温服。

二诊:6 月 4 日。睾丸潮湿凉痛好转,小腹仍凉,尿等待。

处方:用 5 月 28 日方,5 剂,用法同前。

三诊:6 月 11 日。诸症明显缓解。

处方:用 5 月 28 日方,5 剂,用法同前。

四、方论选录

(一) 六味地黄丸

吴崑:"肾虚不能制火者,此方主之。肾非独水也,命门之火并焉。肾不虚则水足以制火,虚则火无以制,而热证生矣,名之曰阴虚火动,河间氏所谓肾虚则热是也。今人足心热,阴股热,腰脊痛,率是此证。老人得之为顺,少年得之为逆,乃咳血之渐也。熟地黄、山茱萸,味厚者也。经曰:味厚为阴中之阴。故能滋少阴,补肾水。泽泻味甘咸寒,甘从湿化,咸从水化,寒从阴化,故能入水脏而泻水中之火。丹皮气寒味苦辛,寒能胜热,苦能入血,辛能生水,故能益少阴、平虚热。山药、茯苓,味甘者也,甘从土化,土能防水,故用之以制水脏之邪,且益脾胃而培万物之母也。"(《医方考》)

汪昂："此足少阴、厥阴药也。熟地滋阴补肾,生血生精。山茱温肝逐风,涩精秘气。牡丹泻君相之伏火,凉血退蒸。山药清虚热于肺脾,补脾固肾。茯苓渗脾中湿热,而通肾交心。泽泻泻膀胱水邪,而聪耳明目。六经备治,而功专肾肝;寒燥不偏,而补兼气血。苟能常服,其功未易殚述也。"(《医方集解》)

柯琴："肾虚不能藏精,坎宫之火无所附而妄行,下无以奉肝木升生之令,上绝其肺金生化之源。地黄禀甘寒之性,制熟则味厚,是精不足者补之以味也,用以大滋肾阴,填精补髓,壮水之主。以泽泻为使,世或恶其泻肾而去之,不知一阴一阳者,天地之道;一开一阖者,动静之机。精者属癸,阴水也,静而不走,为肾之体;溺者属壬,阳水也,动而不居,为肾之用。是以肾主五液,若阴水不守,则真水不足;阳水不流,则邪水泛行。故君地黄以密封蛰之本,即佐泽泻以疏水道之滞也。然肾虚不补其母,不导其上源,亦无以固封蛰之用。山药凉补,以培癸水之上源;茯苓淡渗,以导壬水之上源。加以茱萸之酸温,借以收少阳之火,以滋厥阴之液。丹皮辛寒,以清少阴之火,还以奉少阳之气也。滋化源,奉生气,天癸居其所矣。壮水制火,特其一端耳。"(《删补名医方论》)

(二)牡蛎散

汪昂："此手太阴、少阴药也。陈来章曰:汗为心之液,心有火则汗不止。牡蛎、浮小麦之咸凉,去烦热而止汗。阳为阴之卫,阳气虚则卫不固。黄芪、麻黄根之甘温,走肌表而固卫。"(《医方集解》)

张秉成："夫自汗、盗汗两端,昔人皆谓自汗属阳虚、盗汗属阴虚立论。然为心液,心主血,故在内则为血,在外则为汗,不过自汗、盗汗虽有阳虚、阴虚之分,而所以致汗者,无不皆由郁蒸之火逼之使然。故人之汗以天地之雨名之,天地亦必郁蒸而后有雨。但火有在阴在阳之分,属虚属实之异,然二证虽有阴阳,其为卫虚不固则一也。此方用黄芪固卫益气,以麻黄根领之达表而止汗。牡蛎咸寒,潜其虚阳,敛其津液。麦为心谷,其麸则凉,用以入心,退其虚热耳。此治卫阳不固,心有虚热之自汗者也。"(《成方便读》)

五、原方方歌与趣味记忆

(一)六味地黄丸

【方歌】六味地黄益肾肝,茱薯丹泽地苓专;
更加知柏成八味,阴虚火旺自可煎;
养阴明目加杞菊,滋阴都气五味先;
肺肾两调金水生,麦冬加入长寿丸。

【趣味记忆】地八山山四,丹泽茯苓三。

【对照】 熟地山药山萸肉,丹泽茯苓—。

注:"八""四""三"均为古方用此药的剂量

(二) 牡蛎散

【方歌】牡蛎散内用黄芪;小麦麻黄根最宜;

自汗阳虚或盗汗;固表敛阴止汗奇。

【趣味记忆】骑马卖牡蛎。

【对照】 芪麻麦牡蛎。

六、原方证治方解

(一) 六味地黄丸

【证治分析】

肝肾阴虚证

腰膝酸软,牙齿动摇,足跟作痛,小儿囟门不合——肾阴不足,骨髓不充

头晕目眩——肾阴不足,脑髓空虚

耳鸣耳聋——肾阴不足,清窍失养

遗精盗汗——阴虚不能制阳,相火内扰,阴不内守

骨蒸潮热,手足心热,舌燥咽痛,消渴,舌红少苔,脉细数——阴虚生内热,虚火上炎

肾阴不足 虚火上炎

【方解】

滋阴补肾

君——熟地——甘温滋腻之品,滋肾阴、益精髓

臣——山茱萸——酸温收敛之品,补养肝肾,涩精固肾

　　　山药——甘平滋润之品,补脾阴以滋肾

　三补,即补肝脾肾三脏之阴,重在滋补肾阴。

佐——泽泻——甘寒渗利之品,利湿泻浊以防熟地滋腻

　　　丹皮——苦寒凉血之物,清泻相火并制约山茱萸之温性

　　　茯苓——甘平淡渗之品,配山药以渗利脾湿助山药以健运

　三泻,即泻三脏虚火及湿浊,重点在泻火。

(二) 牡蛎散

【证治分析】

体虚自汗盗汗证

身常自汗——阳虚不能卫外,阴不内守

夜卧尤甚,久而不止——心阴受损,阴虚不能敛阳内守,心阳不潜则心阴外泄

心悸惊惕,短气烦倦,舌淡脉细弱——汗出久不止,耗损心之气阴,虚火内扰,心失所养

阳虚不能卫外　阴虚不能敛阳　心阳外越　心阴外泄

【方解】

益气固表　敛阴止汗

君——牡蛎——敛阴潜阳,固涩止汗

臣——黄芪——益气实卫,固表止汗

佐——麻黄根——功专止汗

使——小麦——益心气,养心阴,退虚热而除烦

七、现代药理研究

(一) 六味地黄丸

1. **抗心律失常作用**　六味地黄丸具有抗氧自由基作用,可抗心律失常,保护肥厚心脏。

2. **降压作用**　六味地黄丸可降低交感神经活性,减少心肌胶原沉着,防治高血压心血管损害。

3. **降血脂和抗动脉硬化作用**　六味地黄丸长期服用可预防动脉粥样硬化。

4. **调节局部血液循环作用**　六味地黄丸能缩小心肌缺血梗死区面积,增加灌流区面积。

5. **免疫调节作用**　六味地黄丸可增强免疫活性,提高细胞免疫功能,促进人扁桃体细胞自发干扰素的产生,提高血清干扰素水平。

6. **对免疫器官的作用**　六味地黄丸对氢化可的松所致幼鼠胸腺萎缩有明显对抗作用。

7. **调节物质代谢作用**　六味地黄丸可降血糖,调节钙磷代谢平衡,调节机体微量元素的平衡,从而发挥滋阴作用。

8. **强壮和抗衰老作用**　六味地黄丸可兴奋肾上腺皮质功能,明显对抗体重下降属阴虚体质者,并能抗氧化、防衰老。

9. **保肝及改善肾功能作用**　六味地黄丸能利尿、降压、扩张血管、消除蛋白尿、改善肾浓缩及肾小管的重吸收功能。

10. **其他作用**　六味地黄丸能间接增加内耳对耳毒性抗生素的抵抗力,

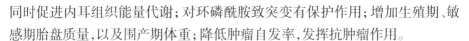

同时促进内耳组织能量代谢;对环磷酰胺致突变有保护作用;增加生殖期、敏感期胎盘质量,以及围产期体重;降低肿瘤自发率,发挥抗肿瘤作用。

（二）牡蛎散

1. 止汗作用　牡蛎散具有止汗作用。

2. 调节免疫和代谢作用　牡蛎散可调节机体免疫功能及血糖代谢。

3. 造血和改善内分泌作用　牡蛎散可促进机体造血功能,提高营养代谢效率,改善内分泌功能。

八、一般临床运用

（一）六味地黄丸

1. 用方要点　本方为补阴的基础方,后世很多滋补肾阴的方剂都从此方加减化裁而成。本方用治肾阴不足,虚火上炎证。临证以腰酸腿软,头晕目眩,手足心热,舌红少苔,脉沉细数为辨证要点。

2. 现代运用

(1)循环系统疾病:冠心病、室性期前收缩、高血压。

(2)呼吸系统疾病:支气管哮喘、肺结核。

(3)消化系统疾病:萎缩性胃炎。

(4)泌尿系统疾病:慢性肾炎、肾结核、肾病综合征、肾衰竭、肾或输尿管结石。

(5)内分泌系统疾病:糖尿病、甲状腺功能亢进症、尿崩症。

(6)血液系统疾病:急性白血病。

(7)妇科疾病:无排卵性功能失调性子宫出血、习惯性流产、围绝经期综合征、外阴白斑。

(8)男科疾病:不育、前列腺炎。

(9)儿科疾病:小儿发热、小儿疳证、小儿发育迟缓。

(10)五官科疾病:中心性视网膜炎、视神经炎、早期老年性白内障、高血压性眼底病变、复发性口腔溃疡、牙周脓肿、鼻黏膜干燥症。

(11)骨科疾病:颈椎病、骨质增生(可促进骨折愈合)。

(12)其他:静脉曲张、甲状腺腺瘤、周期性麻痹、自发感觉异常等。

（二）牡蛎散

1. 用方要点　本方为自汗而设,亦可用于盗汗。临证以自汗,夜卧更甚,心悸惊惕,短气烦倦,舌质淡红,脉细弱为辨证要点。

2. 现代运用　自汗或盗汗。

九、附方

(一) 六味地黄丸附方

知柏地黄丸(《症因脉治》):即六味地黄丸加知母、黄柏各二两。

按:知柏地黄丸具有滋阴降火之功效。主治阴虚火旺,劳热骨蒸,盗汗,口干舌燥,或咽喉疼痛,尺脉独大。

杞菊地黄丸(《医级》):即六味地黄丸加枸杞子、菊花。治肝肾阴虚,两目昏花,视物模糊,或眼睛干涩,迎风流泪等。

按:本方具有滋肾养肝功效。主治肝肾不足,视力减弱,或迎风流泪,羞明畏光,甚至目赤肿痛;并可治肝肾阴亏之头晕足软,潮热盗汗。

明目地黄丸(《审视瑶函》):治肾虚目暗不明。

熟地黄焙干,四两　生地黄酒洗　山药　泽泻　山茱萸去核,酒洗　牡丹皮酒洗　柴胡　茯神乳蒸,晒干　当归身酒洗　五味子烘干,各二两

上为细末,炼蜜为丸,如桐子大。每服三钱,空心淡盐汤送下。忌萝卜。

按:本方具有补肾养肝之功效。主治肝肾虚损,目暗不明。

(二) 牡蛎散附方

牡蛎散(《备急千金要方》):治卧即盗汗,风虚头痛方。

牡蛎　白术　防风各三两

上三味治下筛,酒服方寸匕,日二。

按:本方具有固涩止汗,兼能疏风之功效;主治自汗、盗汗,以及体虚外感风邪引起的头痛等。

少腹逐瘀汤

一、原方

少腹逐瘀汤(《医林改错》):此方治少腹积块疼痛,或有积块不疼痛,或疼痛而无积块,或少腹胀满,或经血见时,先腰酸少腹胀,或经血一月见三五次,接连不断,断而又来,其色或紫、或黑、或块,或崩漏兼少腹疼痛,或粉红兼白带,皆能治之,效不可尽述。更出奇者,此方种子如神,每经初见之日吃起,一连吃五付,不过四月,必存胎。必须男女年岁与月合成阳数方生子。如男女两人,一单岁,一双岁,必择双月方生子。如两单岁,或两双岁,必择单月方生子。择月不可以初一为定准,以交接为定准。要知偶有经过二十日结胎者,切记准日期,倘月份不对生女,莫谓余方不验。余用此方,效不可以指屈。

小茴香七粒,炒　干姜二分,炒　元胡一钱　没药二钱,研　当归三钱　川芎二钱　官桂一钱　赤芍二钱　蒲黄三钱,生　灵脂二钱,炒

水煎服。

二、原方加减金鉴

(一) 痛经或不孕或盆腔炎

痛经主症:经前或经期,小腹冷痛拒按,得热痛减,经血量少,色暗有块,畏寒肢冷。

不孕主症:婚久不孕,月经后期,月经色黑,有血块,可伴痛经,小腹冷痛。

盆腔炎主症:小腹下坠胀满,或连及腰骶胀痛,带下量多,色黄味臭。

主方:小茴香 15g,干姜 15g,延胡索 15g,五灵脂 15g,川芎 15g,当归 15g,蒲黄 10g(包煎),肉桂 7g,炒白芍 7g,吴茱萸 5g,香附 15g,柴胡 15g,郁金 15g,川楝子 7g,炙甘草 15g。

加减变化:

1. 伴腰痛者,加补骨脂 10g、杜仲 15g。

2. 乳房胀痛者,加连翘 15g、夏枯草 15g。

3. 小腹凉甚者,加黑顺片 7g(先煎)。

4. 大便干燥者,加肉苁蓉 15g、决明子 15g。

5. 不孕者,去川楝子、郁金,加赤芍 10g、补骨脂 10g、杜仲 15g。

6. 白带色黄且多者,加黄柏 7g、紫花地丁 15g、土茯苓 20g、炒白术 15g、山药 20g。

7. 胃胀不适者,加陈皮 15g、砂仁 15g(后下)。

按 1:外用熏洗方:黄柏 20g、苦参 20g、蛇床子 15g、生百部 25g,外阴瘙痒者煎汤熏洗。

按 2:不孕者均在月经走后第 5 天开始服药,服用 1 周后停药。

按 3:痛经甚者,川楝子及郁金不可减。

(二) 淋证

主症:小便频数短涩,淋漓刺痛,小腹拘痛,或痛引腰腹,或尿中潜血,灼热刺痛,或小腹冷痛、尿点滴不爽,畏寒肢冷。

主方:小茴香 15g,干姜 15g,延胡索 15g,五灵脂 15g(包煎),川芎 15g,当归 15g,蒲黄 10g(包煎),肉桂 7g,炒白芍 15g,香附 15g,柴胡 15g,茯苓 20g,土茯苓 20g,炙甘草 15g。

加减变化:

1. 咳嗽有黄痰者,加蜜百部 15g、白前 15g、鱼腥草 20g。

2. 咽干咽痒者,加玄参 15g、山豆根 10g、金银花 15g。

3. 尿黄、尿刺痛者,加黄柏 7g、瞿麦 20g、紫花地丁 15g。

4. 小腹凉、睾丸坠胀者,加乌药 15g、吴茱萸 10g、橘核 20g、川楝子 5g。

5. 小便失禁、尿频者,加乌药 15g、山药 20g、益智仁 15g、桑螵蛸 10g。

6. 小腹凉、排尿不畅者,加泽泻 10g。

三、临床应用举例

(一) 痛经

案 1:周某,女,14 岁。初诊:**2007 年 6 月 28 日。**

症状:月经前 2 天痛甚,小腹冷痛,得热痛减,月经量少,血色黑有块,纳寐可,二便正常。

处方:小茴香 15g,干姜 15g,延胡索 15g,五灵脂 15g(包煎),川芎 15g,当归 15g,蒲黄 10g(包煎),肉桂 7g,吴茱萸 5g,炒白芍 15g,柴胡 15g,茯苓 20g,炒白术 15g,栀子 15g,郁金 15g,炙甘草 15g。5 剂。

用法:每剂药物水煎至 450ml,每次 150ml,于早、晚饭后 10 分钟温服。

二诊:7 月 31 日。服药后大便略溏,小腹凉,伴乏力。

处方:用 6 月 28 日方,去栀子,改炒白芍为 7g、吴茱萸为 7g,加炙黄芪 20g,5 剂,用法同前。

三诊:8 月 28 日。经期腹痛明显缓解,白带不多,大便略干。

处方:用 7 月 31 日方,加香附 15g,5 剂,用法同前。

四诊:9 月 27 日。经前腹部冷痛明显减轻。

处方:用 8 月 28 日方,5 剂,用法同前。

案 2:宋某,女,35 岁。初诊:2008 年 7 月 1 日。

症状:痛经,小腹凉痛,白带多,腰痛,纳寐可,二便正常。

处方:小茴香 15g,干姜 15g,延胡索 15g,五灵脂 15g(包煎),当归 15g,川芎 15g,蒲黄 10g(包煎),肉桂 7g,炒白芍 7g,香附 15g,柴胡 15g,川楝子 7g,土茯苓 20g,紫花地丁 10g,黄柏 7g,杜仲 15g,补骨脂 10g,吴茱萸 5g,炙甘草 15g。3 剂。

用法:每剂药物水煎至 450ml,每次 150ml,于早、晚饭后 10 分钟温服。

二诊:7 月 10 日。服药后来月经,此次疼痛减轻,腰腹冷痛好转,眠差。

处方:用 7 月 1 日方,加炒酸枣仁 15g,5 剂,用法同前。

案 3:邢某,女,21 岁。初诊:2010 年 5 月 5 日。

症状:自 11 岁来月经便有经前小腹冷、胀、痛,时有月经痛甚不能上学,血色深有块,腰痛,手足冷,纳寐可,二便正常。

处方:小茴香 15g,干姜 15g,延胡索 15g,五灵脂 15g(包煎),川芎 15g,蒲黄 10g(包煎),肉桂 7g,吴茱萸 5g,香附 15g,郁金 10g,当归 15g,柴胡 15g,炒白芍 7g,茯苓 20g,炒白术 15g,栀子 15g,牡丹皮 15g,炙甘草 15g。3 剂。

用法:每剂药物水煎至 450ml,每次 150ml,于早、晚饭后 10 分钟温服。

二诊:6 月 16 日。诸症明显好转。

处方:用 5 月 5 日方,5 剂,用法同前。

按:2011 年 4 月 16 日随访,痛经未再犯。

案 4:安某,女,25 岁。初诊:2011 年 3 月 12 日。

症状:经期腹痛伴经期延后,经量多,经期腹泻,纳寐可,二便正常。既往史:子宫内膜异位症。

处方:小茴香 15g,干姜 15g,延胡索 15g,五灵脂 15g(包煎),川芎 15g,蒲黄 10g(包煎),肉桂 7g,吴茱萸 5g,香附 15g,郁金 10g,当归 15g,炒白芍 10g,柴胡 15g,茯苓 20g,炒白术 15g,栀子 15g,牡丹皮 15g,炙甘草 15g。5 剂。

用法：每剂药物水煎至450ml,每次150ml,于早、晚饭后10分钟温服。

二诊：4月16日。月经期已准,经期无腹痛,月经有血块、色黑。

处方：用3月12日方,3剂,用法同前。

案5：郭某,女,23岁。初诊：2011年10月10日。

症状：经期腹痛,小腹及手脚凉,腰骶痛,经前烦躁,纳寐可,二便正常。

处方：小茴香15g,干姜15g,延胡索15g,五灵脂15g(包煎),川芎15g,当归15g,蒲黄10g(包煎),肉桂7g,炒白芍10g,杜仲15g,补骨脂10g,柴胡15g,吴茱萸5g,郁金10g,炙甘草15g。5剂。

用法：每剂药物水煎至450ml,每次150ml,于早、晚饭后10分钟温服。

二诊：10月29日。诸症好转,欲求子,仍烦躁。

处方：用10月10日方,加栀子15g、炒白术15g,5剂,用法同前。

按：此后随访,治疗后痛经等症状消失,于2012年10月怀孕。

案6：孟某,女,46岁。初诊：2011年12月6日。

症状：经行小腹凉痛2年,伴腰骶疼痛,每遇劳累、受凉后加重,畏寒怕冷,带下色黄、有异味,胸闷气短,后背痛,纳寐可,大便2~3日1次,便溏,小便正常。

处方：小茴香15g,干姜15g,延胡索15g,五灵脂15g(包煎),川芎15g,当归15g,蒲黄7g(包煎),肉桂7g,炒白芍7g,杜仲15g,补骨脂10g,柴胡15g,紫花地丁10g,黄柏7g,土茯苓20g,香附15g,茯苓20g,炒白术15g,苍术10g,炙甘草15g。5剂。

用法：每剂药物水煎至450ml,每次150ml,于早、晚饭后10分钟温服。

二诊：12月21日。诸症明显缓解,夜尿多,尿急,偶尔不能憋尿。

处方：用12月6日方,加桑螵蛸10g,5剂,用法同前。

三诊：12月30日。痛经基本消失。

处方：用12月21日方,5剂,用法同前。

附：经行腰痛

岳某,女,23岁。初诊：2012年6月5日。

症状：经期腰痛,经前腹胀7~8年,白带多,伴心烦易怒,胃胀,大便不成形与便秘交替出现,小便可,寐稍差,纳可,末次月经5月31日。

处方：小茴香15g,干姜15g,延胡索15g,五灵脂15g(包煎),川芎15g,当归15g,蒲黄10g(包煎),肉桂7g,炒白芍10g,杜仲15g,补骨脂10g,柴胡15g,吴茱萸5g,紫花地丁10g,土茯苓20g,香附15g,炙甘草15g。5剂。

用法：每剂药物水煎至450ml,每次150ml,于早、晚饭后10分钟温服。

二诊：6月12日。诸症减轻,月经未至。

处方：用6月5日方,5剂,用法同前。

三诊：6月26日。月经已至,无腰痛、腹胀,月经量少。

处方：牡丹皮15g,栀子15g,炒白芍7g,当归15g,柴胡15g,茯苓20g,炒白术15g,熟地黄15g,山药20g,巴戟天15g,菟丝子15g,覆盆子15g,女贞子15g,怀牛膝15g,淫羊藿15g,桂枝10g,杜仲15g,补骨脂10g,紫花地丁10g,土茯苓20g,炙甘草15g。7剂,用法同前。

四诊：7月5日。无明显变化。

处方：用6月26日方,3剂,用法同前。

五诊：8月14日。腰痛好转,白带多消失。辅助检查:雌激素水平偏低。

处方：用6月26日方,去杜仲、补骨脂、淫羊藿、紫花地丁、土茯苓,加胎盘6g(打粉,分3次冲服),3剂,用法同前。

六诊：8月18日。月经未至,但无明显不适症状。

处方：用8月14日方,5剂,用法同前。

七诊：9月6日。服药后7天左右来月经,但月经量少。

处方：用6月26日方,去桂枝、紫花地丁、淫羊藿,加川芎15g,7剂,用法同前。

八诊：10月11日。自述9月20日来月经,但月经量少,无其他不适症状。

处方：用6月26日方,去桂枝、杜仲、补骨脂,加肉桂7g、胎盘6g(打粉,分3次冲服),7剂,用法同前。

九诊：10月20日。来月经无明显腰痛,为求巩固治疗来诊。

处方：用10月11日方,去肉桂,加桂枝10g,5剂,用法同前。

按：此后随访,月经能按月而至,经量正常,无烦躁,无腹胀及腰痛,白带不多。

(二) 不孕

案1：**王某,女,26岁。初诊:2002年6月11日。**

症状：婚后3年不孕(未避孕),伴痛经,纳寐可,二便正常。

处方：小茴香15g,干姜15g,延胡索20g,五灵脂15g(包煎),当归15g,炒白芍20g,香附15g,柴胡15g,乌药15g,补骨脂10g,炙黄芪20g,炙甘草15g,茯苓15g。5剂。

用法：每剂药物水煎至450ml,每次150ml,于早、晚饭后10分钟温服。

二诊：7月16日。诸症好转。

处方:用 6 月 11 日方,去炒白芍、茯苓,加川芎 15g、赤芍 15g、白术 15g,5 剂,用法同前。

三诊:8 月 8 日。痛经好转。

处方:用 6 月 11 日方,5 剂,用法同前。

按:随访,药后月经已准,同年 9 月怀孕。

案 2:张某,女,32 岁。初诊:**2011 年 11 月 16 日**。

症状:婚后 6 年未孕(未避孕),经前 1 天腹痛,白带多,纳寐可,二便正常,末次月经 10 月 17 日。辅助检查:彩超示子宫内膜厚度 1.0cm,盆腔积液 1.5cm×1.0cm。

处方:小茴香 15g,干姜 15g,延胡索 15g,五灵脂 15g(包煎),当归 15g,川芎 15g,蒲黄 10g(包煎),肉桂 7g,炒白芍 7g,牡丹皮 15g,栀子 15g,柴胡 15g,茯苓 15g,炒白术 15g,杜仲 15g,补骨脂 10g,土茯苓 20g,紫花地丁 10g,炙甘草 15g。3 剂。

用法:每剂药物水煎至 450ml,每次 150ml,于早、晚饭后 10 分钟温服。

二诊:11 月 30 日。月经期间小腹凉、胀,大便干。

处方:用 11 月 16 日方,去牡丹皮、栀子、茯苓、炒白术,加吴茱萸 5g、香附 15g,3 剂,用法同前。

三诊:12 月 26 日。12 月 16 日来月经,经期 5 天后血止,此次经前无腹痛,白带不多。

处方:用 11 月 30 日方,5 剂,用法同前。

四诊:2012 年 1 月 28 日。1 月 20 日来月经,无痛经,欲求子。

处方:用 11 月 30 日方,5 剂,用法同前。

五诊:3 月 25 日。月经正常,无腹痛,欲求子。

处方:用 11 月 30 日方,5 剂,用法同前。

按:随访,服 3 月 25 日方药后已怀孕。

案 3:吴某,女,30 岁。初诊:**2012 年 5 月 30 日**。

症状:婚后未孕(未避孕),欲求子,经期腹痛,平素小腹凉,白带多,烦躁,纳寐可,大便 2 天 1 次,小便正常。

处方:小茴香 15g,干姜 15g,延胡索 15g,五灵脂 15g(包煎),川芎 15g,当归 15g,蒲黄 10g(包煎),肉桂 7g,白芍 15g,牡丹皮 15g,栀子 15g,柴胡 15g,茯苓 15g,紫花地丁 10g,土茯苓 20g。5 剂。

用法:每剂药物水煎至 450ml,每次 150ml,于早、晚饭后 10 分钟温服。

二诊:7 月 7 日。已怀孕,不予服药。

案 4：邢某，女，28 岁。初诊：2012 年 6 月 9 日。

症状：婚后 3 年未孕（未避孕），腰痛白带多，末次月经 5 月 28 日，行经 5 天，寐差纳可，二便正常。

处方：小茴香 15g，干姜 15g，延胡索 15g，五灵脂 15g（包煎），川芎 15g，当归 15g，蒲黄 10g（包煎），肉桂 7g，炒白芍 10g，杜仲 15g，补骨脂 10g，柴胡 15g，紫花地丁 10g，土茯苓 20g，香附 15g，炙甘草 15g。5 剂。

用法：每剂药物水煎至 450ml，每次 150ml，于早、晚饭后 10 分钟温服。

二诊：2013 年 5 月 25 日。首次就诊服药后怀孕，现已产下一男孩。

案 5：王某，女，39 岁。初诊：2012 年 9 月 29 日。

症状：婚后 2 年未孕（未避孕），腰腹凉痛伴白带多，纳寐可，二便可。

处方：小茴香 15g，干姜 7g，延胡索 15g，五灵脂 15g（包煎），川芎 15g，当归 15g，蒲黄 10g（包煎），肉桂 7g，炒白芍 7g，杜仲 15g，补骨脂 10g，柴胡 10g，紫花地丁 10g，连翘 15g，土茯苓 20g，炙甘草 15g。5 剂。

用法：每剂药物水煎至 450ml，每次 150ml，于早、晚饭后 10 分钟温服。

二诊：10 月 11 日。仍未怀孕，腰凉痛，小腹凉，白带多。

处方：用 9 月 29 日方，加金银花 15g，吴茱萸 5g，5 剂，用法同前。

按：此后随访，10 月 11 日服药，1 个月后已怀孕。

案 6：李某，女，27 岁。初诊：2013 年 6 月 24 日。

症状：婚后 2 年未孕（未避孕），经前腹痛，小腹下坠，腰痛胃胀，末次月经 6 月 13 日，行经 7 天，纳寐可，二便正常。

处方：小茴香 15g，干姜 15g，延胡索 15g，五灵脂 15g（包煎），川芎 15g，当归 15g，蒲黄 10g（包煎），肉桂 7g，炒白芍 7g，杜仲 15g，补骨脂 10g，紫花地丁 10g，土茯苓 20g，陈皮 15g，砂仁 15g（后下），炙甘草 15g。5 剂。

用法：每剂药物水煎至 450ml，每次 150ml，于早、晚饭后 10 分钟温服。

二诊：7 月 15 日。7 月 13 日来月经，仍腹痛，小腹凉。

处方：用 6 月 24 日方，加吴茱萸 5g，5 剂，用法同前。

三诊：8 月 7 日。现为经前 1 周，要求继续服药治疗。

处方：用 7 月 15 日方，5 剂，用法同前。

四诊：8 月 21 日。自述已怀孕，不予用药。

按：

1. 以上病例提示，在经前 5~7 天调痛经亦有促孕的可能。

2. 凡调痛经予少腹逐瘀汤者，应注意是否怀孕或求子后再调，通常促孕在月经走后第 5 天开始（排卵期）服药 1 周。

（三）盆腔炎

案 1：林某，女，36 岁。初诊：2007 年 8 月 19 日。

症状：小腹下坠感，腰腹痛及白带多，纳寐可，二便正常。辅助检查：彩超示盆腔积液。

处方：小茴香 15g，干姜 15g，延胡索 15g，五灵脂 15g（包煎），川芎 15g，当归 15g，蒲黄 10g（包煎），肉桂 10g，炒白芍 15g，香附 15g，柴胡 15g，茯苓 20g，川楝子 7g，补骨脂 10g，杜仲 15g，金银花 15g，蒲公英 10g，黄柏 7g，土茯苓 20g，炙甘草 15g。5 剂。

用法：每剂药物水煎至 450ml，每次 150ml，于早、晚饭后 10 分钟温服。

二诊：8 月 26 日。腰腹痛及白带均好转，有时小腹不适，但月经前 1 周小腹痛，自述 9 月 4 日前后月经将至。

处方：用 8 月 19 日方，去川楝子，6 剂，用法同前。

三诊：9 月 9 日。此次月经前无疼痛，无血块，已无小腹下坠感，现腰凉。

处方：用 8 月 19 日方，去川楝子、土茯苓、黄柏、炒白芍，加吴茱萸 5g、赤芍 15g，5 剂，用法同前。

案 2：宋某，女，42 岁。初诊：2012 年 1 月 13 日。

症状：小腹凉，白带多，如豆腐渣样，外阴瘙痒，腰骶痛，纳可，寐欠佳，二便正常。

处方：小茴香 15g，干姜 15g，延胡索 15g，五灵脂 15g（包煎），当归 15g，川芎 15g，蒲黄 10g（包煎），肉桂 7g，炒白芍 7g，杜仲 15g，补骨脂 10g，柴胡 15g，紫花地丁 10g，黄柏 7g，土茯苓 20g，鱼腥草 20g，香附 15g。5 剂。

用法：每剂药物水煎至 450ml，每次 150ml，于早、晚饭后 10 分钟温服。

外用熏洗方：白鲜皮 30g，蛇床子 30g，生百部 30g，黄柏 30g，苦参 30g。3 剂，熏洗。

二诊：2 月 22 日。小腹凉缓解，腰骶疼痛减轻，寐可，后背痛，外阴仍瘙痒，白带仍多。

处方：用 1 月 13 日方，加金银花 15g、连翘 15g、葛根 15g，5 剂，用法同前。

三诊：5 月 19 日。用上药后诸症明显缓解，因家中有事未巩固治疗，现诸症复发。

处方：用 2 月 22 日方，去葛根，5 剂，用法同前。

四诊：6 月 25 日。症状略好转。

处方：用 1 月 13 日方，续服煎剂，5 剂，用法同前。外洗方 3 剂。

五诊：7 月 4 日。诸症好转，胃胀不适。

处方：用 6 月 25 日方，加陈皮 15g、砂仁 15g(后下)，5 剂，用法同前。外洗方 3 剂。

六诊：7 月 11 日。仍外阴瘙痒，小腹凉胀，白带多，呈豆腐渣样。辅助检查：支原体(+)。

处方：用 7 月 4 日方，去杜仲、补骨脂，加吴茱萸 5g、乌药 15g，5 剂，用法同前。

七诊：7 月 22 日。症状略缓解。

处方：用 7 月 11 日方，5 剂，用法同前。

八诊：9 月 21 日。末次用药后诸症好转，现外阴瘙痒复发，白带多，小腹凉，胃胀。

处方：用 1 月 13 日方，去杜仲、补骨脂、香附，加乌药 15g、吴茱萸 5g、陈皮 15g、砂仁 15g(后下)，5 剂，用法同前。

九诊：2013 年 1 月 30 日。服药后诸症缓解，现又复发。

处方：用 2012 年 1 月 13 日方，加乌药 15g、吴茱萸 5g、陈皮 15g、砂仁 15g(后下)，5 剂。

十诊：2 月 7 日。诸症好转，眠差。

处方：用 1 月 30 日方，加炒酸枣仁 20g、首乌藤 20g，5 剂。

随访：此后未再复发。

案 3：孙某，女，35 岁。初诊：2012 年 3 月 23 日。

症状：腰骶痛，小腹痛，白带多，性交痛，寐差纳可，偶有尿道痛及肉眼血尿，大便可。辅助检查：尿常规示 WBC(++)，RBC(-)，扁平上皮(+)。彩超示盆腔积液 2.0cm×1.9cm。

处方：小茴香 15g，干姜 15g，延胡索 15g，五灵脂 15g(包煎)，川芎 15g，当归 15g，蒲黄 10g(包煎)，肉桂 7g，炒白芍 7g，杜仲 15g，补骨脂 10g，柴胡 15g，紫花地丁 10g，黄柏 7g，土茯苓 20g，香附 15g，炒酸枣仁 20g，首乌藤 20g，炙甘草 15g。5 剂。

用法：每剂药物水煎至 450ml，每次 150ml，于早、晚饭后 10 分钟温服。

二诊：4 月 6 日。诸症好转。

处方：用 3 月 23 日方，5 剂，用法同前。

三诊：4 月 27 日。诸症有所反复，眠可，周身乏力。辅助检查：尿常规示 WBC 3~5 个 /μl，RBC 2~3 个 /μl。

处方：用 3 月 23 日方，去炒酸枣仁、首乌藤，加阿胶 15g(烊化)、仙鹤草 20g，5 剂，用法同前。

案 4:陈某,女,30 岁。初诊:2012 年 9 月 27 日。

症状:经期腰痛,小腹痛,有下坠感,白带多,周身乏力,胃胀,纳寐差,大便 2~3 天 1 次,大便头干,小便可。辅助检查:彩超示盆腔炎性改变。

处方:小茴香 15g,干姜 15g,延胡索 15g,五灵脂 15g(包煎),川芎 15g,当归 15g,蒲黄 10g(包煎),肉桂 7g,炒白芍 20g,杜仲 15g,补骨脂 10g,柴胡 15g,紫花地丁 10g,黄柏 7g,土茯苓 20g,香附 15g,槐花 10g,首乌藤 20g,炙甘草 15g。5 剂。

用法:每剂药物水煎至 450ml,每次 150ml,于早、晚饭后 10 分钟温服。

二诊:10 月 16 日。白带减少,上次月经腰腹疼痛明显减轻,颈部疼痛,寐差。

处方:用 9 月 27 日方,去黄柏、槐花,加炒酸枣仁 20g、葛根 15g,5 剂,用法同前。

三诊:11 月 10 日。本次月经期间腰腹无明显疼痛,但胃胀不适,白带多。

处方:用 9 月 27 日方,去黄柏、槐花、首乌藤,改炒白芍为 15g,加陈皮 15g、砂仁 15g(后下)、连翘 15g,5 剂,用法同前。

四诊:12 月 18 日。月经期无腰腹痛,下坠感消失,诸症好转,大便正常。

处方:用 11 月 10 日方,用法同前,5 剂而愈。

案 5:罗某,女,37 岁。初诊:2014 年 3 月 10 日。

症状:左小腹胀痛,伴下坠感,时有腰痛,小腹凉,白带多,纳寐可,二便正常。辅助检查:彩超示盆腔积液、附件区囊性包块、子宫多发肌瘤。

处方:小茴香 15g,干姜 15g,延胡索 15g,五灵脂 15g(包煎),川芎 15g,当归 15g,蒲黄 10g(包煎),肉桂 7g,炒白芍 10g,郁金 10g,杜仲 15g,补骨脂 10g,金银花 15g,蒲公英 10g,黄柏 7g,紫花地丁 15g,土茯苓 20g,砂仁 15g(后下),香附 15g,炙甘草 15g。5 剂。

用法:每剂药物水煎至 450ml,每次 150ml,于早、晚饭后 10 分钟温服。

外洗方:黄柏 20g,苦参 20g,白鲜皮 20g,蛇床子 15g,生百部 25g。3 剂,煎汤熏洗。

二诊:3 月 22 日。上述症状好转,小腹仍不适,已无外阴瘙痒。

处方:用 3 月 10 日方,5 剂,用法同前。

三诊:5 月 22 日。小腹胀痛,时有腰酸,白带减少。

处方:用 3 月 10 日方,改紫花地丁、金银花各为 10g,加川楝子 5g,5 剂,用法同前。

案 6:邢某,女,29 岁。初诊:2016 年 3 月 29 日。

症状:小腹坠痛,遇寒尤甚,白带多,经前腰痛,乳房胀痛,乏力,胃胀,纳寐差,大便溏,小便可。辅助检查:彩超示盆腔积液。

处方:小茴香 15g,干姜 15g,延胡索 15g,五灵脂 15g(包煎),川芎 15g,当归 15g,蒲黄 10g(包煎),肉桂 7g,炒白芍 10g,金银花 15g,蒲公英 7g,黄柏 7g,土茯苓 20g,葛根 20g,炙黄芪 20g,炒酸枣仁 20g,首乌藤 20g,山药 15g,茯苓 15g,广木香 7g(后下)。5 剂。

用法:每剂药物水煎至 450ml,每次 150ml,于早、晚饭后 10 分钟温服。

二诊:4 月 7 日。上述症状略有好转,寐差改善,大便溏。

处方:用 3 月 29 日方,去葛根、首乌藤、炒酸枣仁,加川楝子 7g、补骨脂 10g、炒白术 15g,5 剂,用法同前。

(四) 淋证

案 1:万某,女,38 岁。初诊:2004 年 4 月 7 日。

症状:尿频、尿急 1 周,小腹坠胀,夜间咳嗽痰黄,纳寐可,大便正常。辅助检查:尿路衣原体感染。

处方:小茴香 15g,干姜 15g,延胡索 15g,五灵脂 15g(包煎),川芎 15g,当归 15g,蒲黄 10g(包煎),肉桂 10g,蒲公英 15g,紫花地丁 20g,鱼腥草 20g,土茯苓 15g,黄柏 15g,蜜百部 20g,白前 15g,清半夏 7g,炙甘草 15g,炒白芍 15g,龙胆 10g,茯苓 15g。5 剂。

用法:日 1 剂,水煎 3 次至 450ml,每次 150ml,早、晚餐后 10 分钟温服。

二诊:4 月 26 日。尿频急及小腹坠胀改善,无咳嗽,咽干痒痛。

处方:用 4 月 7 日方,去蜜百部、白前、清半夏,加玄参 15g、山豆根 10g、金银花 15g,5 剂,用法同前。

案 2:任某,男,58 岁。初诊:2014 年 6 月 10 日。

症状:小便频数急,灼热刺痛,伴腰痛,纳寐可,大便正常。辅助检查:尿潜血(+),支原体(+),白细胞(+),尿蛋白(+)。

处方:小茴香 15g,干姜 15g,延胡索 15g,五灵脂 15g(包煎),川芎 15g,当归 15g,蒲黄 10g(包煎),肉桂 7g,炒白芍 7g,紫花地丁 10g,土茯苓 20g,车前子 15g(包煎),桑螵蛸 10g,连翘 15g,补骨脂 10g,杜仲 15g,金银花 15g,甘草 15g。5 剂。

用法:日 1 剂,水煎 3 次至 450ml,每次 150ml,早、晚餐后 10 分钟温服。

二诊:6 月 17 日。小便频数急改善,腰不痛,但小便黄、刺痛。

处方:用 6 月 10 日方,去补骨脂、杜仲,加黄柏 7g、瞿麦 20g,5 剂,用法同前。

案 3:谢某,男,47 岁。初诊:2014 年 11 月 25 日。

症状:小便淋漓不断,排尿痛,小腹凉,纳寐可,大便正常。既往史:精索静脉炎,精囊炎。

处方:小茴香 15g,干姜 15g,延胡索 15g,川楝子 7g,当归 15g,香附 15g,枸杞子 15g,乌药 20g,吴茱萸 10g,炒白芍 7g,柴胡 15g,橘核 20g,厚朴 20g,黑顺片 10g(先煎),肉桂 7g,炙甘草 15g。5 剂。

用法:每剂药物水煎至 450ml,每次 150ml,于早、晚饭后 10 分钟温服。

二诊:12 月 2 日。上述症状好转,伴腰酸腰痛。

处方:用 11 月 25 日方,加补骨脂 10g,5 剂,用法同前。

案 4:王某,男,27 岁。初诊:2015 年 9 月 7 日。

症状:小腹冷胀,排尿热痛,淋漓不尽,纳寐可,二便正常。既往史:慢性前列腺炎。

处方:小茴香 15g,干姜 15g,延胡索 15g,五灵脂 15g(包煎),川芎 15g,当归 15g,蒲黄 15g(包煎),吴茱萸 7g,炒白芍 7g,紫花地丁 10g,黄柏 7g,土茯苓 20g,车前子 15g(包煎),乌药 15g,山药 20g,桑螵蛸 10g,桑寄生 20g,香附 15g,肉桂 7g,炙甘草 15g。5 剂。

用法:每剂药物水煎至 450ml,每次 150ml,于早、晚饭后 10 分钟温服。

二诊:9 月 16 日。上述症状好转,嘱不憋精、不憋尿,避免烟酒、辛辣刺激及久坐。

处方:用 9 月 7 日方,5 剂,用法同前。

案 5:姜某,男,61 岁。初诊:2015 年 11 月 10 日。

症状:小便淋漓,小腹凉,睾丸坠胀,纳可寐差,大便干。既往史:前列腺炎。

处方:小茴香 15g,延胡索 15g,橘核 15g,石菖蒲 7g,远志 15g,炒酸枣仁 20g,首乌藤 20g,枳实 10g,柴胡 15g,茯苓 15g,炒白芍 15g,乌药 15g,广木香 7g(后下),香附 15g,肉桂 7g,川楝子 7g,川芎 15g,干姜 15g。5 剂。

用法:每剂药物水煎至 450ml,每次 150ml,于早、晚饭后 10 分钟温服。

二诊:11 月 17 日。诸症好转,但腰痛。

处方:用 11 月 10 日方,去炒酸枣仁、首乌藤,加补骨脂 10g,5 剂,用法同前。

案 6:陈某,女,30 岁。初诊:2018 年 3 月 14 日。

症状:尿频、尿急、尿热痛,不适感累及腰腹,平素月经量少,白带多,纳寐可,大便略干。辅助检查:彩超示盆腔积液、宫颈囊肿。

处方:小茴香 15g,干姜 15g,延胡索 15g,五灵脂 15g(包煎),川芎 15g,当归 15g,蒲黄 10g(包煎),肉桂 7g,炒白芍 10g,车前子 15g(包煎),补骨脂 10g,金银花 15g,蒲公英 15g,黄柏 7g,土茯苓 20g,乌药 15g,山药 15g,益智仁 15g,

桑螵蛸 10g。5 剂。

用法：每剂药物水煎至 450ml，每次 150ml，于早、晚饭后 10 分钟温服。

二诊：3 月 21 日。排尿热痛减轻，无尿频，但时有腰酸。

处方：用 3 月 14 日方，5 剂，用法同前。

附：慢性阑尾炎急性发作

刘某,男,48 岁。初诊：2016 年 1 月 19 日。

症状：右侧小腹痛，咳嗽，喉中有哮鸣音，纳寐稍差，小便正常。查体：阑尾区压痛(+)、反跳痛(-)、肌紧张(-)。既往史：慢性阑尾炎。

处方：小茴香 15g，干姜 15g，延胡索 15g，五灵脂 15g(包煎)，川芎 15g，当归 15g，蒲黄 10g(包煎)，柴胡 15g，炒白术 20g，山药 20g，蜜百部 15g，白前 15g，葛根 15g，炙甘草 15g，防风 15g，茯苓 15g，炒白芍 7g，香附 15g，肉桂 7g，川楝子 7g。5 剂。

用法：每剂药物水煎至 450ml，每次 150ml，于早、晚饭后 10 分钟温服。

二诊：右侧小腹已不痛，纳寐可，仍咳嗽。

处方：用 1 月 19 日方，5 剂，用法同前。

按：由于病种原因，临床中遇慢性阑尾炎急性发作较少，故选取病例 1 则，以示辨证思路。

四、方论选录

冉先德：本方乃治疗少腹瘀血的常用方，功能活血祛瘀，温经止痛。凡少腹积块、痛经、崩漏、红带因少腹瘀血所致者，皆可应用。方中当归、赤芍、川芎为君，养血行血；蒲黄、五灵脂、没药、元胡为臣，活血散瘀；官桂、干姜为佐，温经散寒。小茴香为使，温寒行气，引诸血药直达少腹病所，奏少腹逐瘀之效。（《历代名医良方注释》）。

李赓韶：取《金匮》温经汤之意，合失笑化裁而成少腹逐瘀汤。方中小茴香、干姜、官桂温经散寒，通达下焦；元胡、没药行气散瘀，消肿定痛；蒲黄、灵脂活血祛瘀，散结止痛。其中蒲黄生用，重在活血祛瘀；灵脂用炒，重在止痛而不损胃气。当归、川芎乃阴中之阳药，血中之气药，配以赤芍用以活血行气，散滞调经。全方能温经散寒，活血祛瘀，行气止痛。（《医林改错注释》）

五、原方方歌与趣味记忆

【方歌】少腹茴香与炒姜，元胡灵脂没芎当；

　　　　蒲黄官桂赤芍药，调经种子第一方。

【趣味记忆】小回当皇子吃熊肉要浆糊。

【对照】　　小茴当黄脂赤芍肉药姜胡。

六、原方证治方解

【证治分析】

小腹寒瘀证

少腹疼痛胀满，或有积块，或经行腰酸，少腹胀——风冷寒邪，客于胞宫，寒主收引，其性凝涩，血脉瘀阻

或经行一月三五次，或崩漏兼少腹疼痛——瘀血阻滞，新血不安

或久不受孕——瘀血阻于胞宫

小腹凉，四肢欠温——寒伤阳气，不能达于四末

经色或暗或黑或有块，舌质暗，舌苔白，脉沉弦微涩——寒凝血瘀之象

寒凝血瘀　　瘀阻胞宫

【方解】

活血祛瘀，温经止痛

君——小茴香、炮姜、肉桂——温经散寒，通达下焦

　　　川芎、赤芍——活血祛瘀

臣——元胡、没药——活血行气，消瘀定痛

佐——蒲黄、五灵脂——活血祛瘀，散结止痛

　　　当归——养血活血

七、现代药理研究

1. **抗炎作用**　少腹逐瘀汤可抑制机体内炎症介质的合成与释放。

2. **镇痛作用**　少腹逐瘀汤可镇痛，当归和赤芍配伍应用治疗原发性痛经具有协同作用。

3. **解痉作用**　少腹逐瘀汤可抑制平滑肌的收缩。

4. **抗凝血作用**　少腹逐瘀汤通过改善部分血液流变学指标，改善微循环。

八、一般临床运用

1. **用方要点**　本方主治少腹寒凝血瘀证。少腹疼痛，胀满，或有积块；或经行腰酸少腹胀；或经行一月三五次，血色暗黑，或有块；或崩漏兼少腹疼痛；或久不受孕。临床以小腹凉，四肢不温，舌暗苔白，脉沉弦而涩为辨证

要点。

2．现代运用

(1)妇科疾病：子宫内膜异位症、痛经、慢性盆腔炎、不孕、习惯性流产、功能失调性子宫出血、子宫腺肌病、宫外孕、子宫肌瘤、卵巢囊肿、产褥热及经期发热。

(2)男科疾病：慢性前列腺炎、无精子症、精索静脉曲张。

(3)外科疾病：血栓性外痔、肠粘连。

(4)泌尿系统疾病：泌尿系结石。

(5)消化系统疾病：慢性结肠炎、增生性肠结核。

九、附方

痛经散(《中西医结合杂志》1986年第6卷第12期)

组成：肉桂3g　三棱10g　莪术10g　红花10g　当归10g　丹参10g　五灵脂10g　木香6g　延胡索10g

用法：制散，口服。于经前2天开始服用，持续至经来3天后停服，连服3个月经周期为1个疗程。每次10g，每日2次。

功用：通调气血，化瘀止痛。

主治：妇女经期腹痛等症。

癃闭散(《中医杂志》1982年第7期)

组成：穿山甲6份　肉桂4份

用法：研散，开水送服。

功用：活血，祛瘀，散结。

主治：前列腺增生。

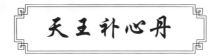

天王补心丹

一、原方

天王补心丹(《摄生总要》):治心血不足,神志不宁,津液枯竭,健忘怔忡,大便不利,口舌生疮等证。

人参去芦　丹参微炒　玄参微炒　白茯苓去皮　五味子洗　远志去木,炒　桔梗各五钱　当归身酒洗　天门冬去心　麦门冬去心　柏子仁炒　酸枣仁炒,各二两　生地黄酒洗,四两　辰砂五钱,为衣

上为末,炼蜜丸,如梧桐子大,空心白滚汤下三钱,或圆眼汤俱佳。忌胡荽、大蒜、萝卜、鱼腥、烧酒。

二、原方加减金鉴

(一) 不寐

主症:心烦不寐,头晕健忘,耳鸣腰酸,五心烦热,口干津少。

主方:炒酸枣仁 30g,柏子仁 15g,天冬 15g,麦冬 15g,生地黄 15g,茯苓 15g,玄参 15g,党参 15g,丹参 15g,石菖蒲 10g,远志 15g,当归 15g,香附 15g,首乌藤 20g。

加减变化:

1. 伴手足心热者,加知母 15g、鳖甲 25g(先煎)、银柴胡 15g、牡丹皮 15g。

2. 便干不爽者,加生白芍 10g、枳壳 15g、决明子 15g。

3. 腹胀者,加枳壳 15g。

4. 头痛、头热者,加菊花 15g、黄芩 10g、白芷 15g、钩藤 20g(后下)。

5. 多汗或夜间盗汗者,加炙黄芪 20g、煅牡蛎 25g(先煎)、麻黄根 15g、浮小麦 20g。

6. 烦躁者,加栀子 15g、合欢花 15g、柴胡 15g。

(二) 心悸

主症：心悸不宁，心烦少寐，头晕目眩，手足心热，耳鸣腰酸。

主方：炒酸枣仁 15g，柏子仁 15g，天冬 15g，麦冬 15g，生地黄 15g，茯苓 15g，玄参 15g，党参 15g，丹参 15g，石菖蒲 7g，远志 15g，当归 15g，香附 15g，首乌藤 20g，沙参 10g，苦参 7g，甘松 10g。

加减变化：

1. 胸闷、气短者，加瓜蒌 10g、桔梗 15g。

2. 反胃、呕恶者，加陈皮 15g、竹茹 15g。

3. 心悸易惊者，加朱砂 1.5g 或琥珀 1.5g（研末，分 3 次冲服）。

三、临床应用举例

(一) 不寐

案 1：赵某，女，78 岁。初诊：2009 年 4 月 14 日。

症状：失眠，乏力，手足心热，口干纳差，大便不爽，小便可。

处方：炒酸枣仁 30g，柏子仁 15g，天冬 15g，麦冬 15g，生地黄 15g，茯苓 15g，玄参 15g，丹参 15g，党参 20g，石菖蒲 7g，远志 15g，首乌藤 20g，香附 15g，枳壳 20g，知母 15g，炙甘草 15g，广木香 7g（后下）。5 剂。

用法：每剂药物水煎至 450ml，每次 150ml，于早、晚饭后 10 分钟温服。

二诊：4 月 23 日。失眠、乏力、手足心热、口干纳差及大便不爽均好转，现胁胀痛。

处方：用 4 月 14 日方，去枳壳，加生白芍 10g、当归 15g、川楝子 7g，5 剂，用法同前。随访病愈。

案 2：张某，女，58 岁。初诊：2009 年 5 月 15 日。

症状：失眠心悸，健忘神疲，手足心热，口干咽燥，眩晕头痛，纳可，二便正常。查体：血压 150/100mmHg。

处方：炒酸枣仁 30g，柏子仁 15g，天冬 15g，麦冬 15g，生地黄 15g，茯苓 15g，玄参 15g，党参 15g，丹参 15g，石菖蒲 10g，远志 15g，当归 15g，香附 15g，首乌藤 20g，龙齿 25g（先煎），白芷 15g，钩藤 15g（后下），菊花 15g，柴胡 15g，炙甘草 15g。7 剂。

用法：每剂药物水煎至 450ml，每次 150ml，于早、晚饭后 10 分钟温服。

二诊：5 月 25 日。失眠、头晕缓解，但仍口干，心烦。

处方：用 5 月 15 日方，去钩藤、菊花，加天花粉 15g、栀子 15g、合欢花 15g，5 剂，用法同前。

三诊：6月1日。失眠、口干、心烦好转。

处方：用5月25日方,5剂,用法同前。

四诊：7月10日。近日失眠复发,仍伴心烦、口干。

处方：用5月25日方,5剂,用法同前。

案3：金某,女,89岁。初诊:**2009年5月30日**。

症状：失眠,手足心热,头及后背热,胃胀纳差,二便可。查体:血压105/73mmHg。辅助检查:尿常规示白细胞(+),血肌酐155.9μmol/L。

处方：炒酸枣仁30g,柏子仁15g,天冬15g,麦冬15g,生地黄15g,茯苓20g,玄参15g,丹参10g,菊花15g,黄芩7g,炒白术15g,川芎15g,香附15g,柴胡15g,鳖甲25g(先煎),牡丹皮15g,知母15g,炙甘草15g,山药20g。3剂。

用法：每剂药物水煎至450ml,每次150ml,于早、晚饭后10分钟温服。

二诊：6月4日。睡眠好转,诸热减轻,大便稀溏。

处方：用5月30日方,加炒薏苡仁15g,3剂,用法同前。

三诊：6月9日。睡眠明显好转,周身肌肉抽搐。查体:血压145/70mmHg。

处方：当归15g,炒白芍7g,柴胡15g,茯苓20g,炒白术15g,延胡索15g,炙黄芪25g,羌活15g,秦艽15g,香附15g,地龙10g,川芎15g,钩藤15g(后下),石菖蒲7g,远志15g,炒酸枣仁15g,山药20g,炙甘草15g。3剂,用法同前。

后因其他病症就诊,自述服药后,上述症状好转。

案4：李某,男,60岁。初诊:**2016年4月26日**。

症状：失眠头痛1个月,口苦口干,纳稍差,二便可。

处方：柏子仁15g,天冬15g,麦冬15g,生地黄15g,当归15g,党参20g,炒酸枣仁30g,丹参10g,玄参10g,茯苓20g,远志15g,石斛15g,知母15g,天花粉15g,首乌藤20g,石菖蒲7g,龙齿25g(先煎),白芷15g,栀子15g,柴胡15g。7剂。

用法：日1剂,水煎3次至450ml,每次150ml,早、晚餐后10分钟温服。

二诊：5月16日,失眠、头晕略有好转,有时反胃、呕恶。

处方：用4月26日方,加竹茹15g、陈皮15g,5剂,用法同前。

案5：张某,女,55岁。初诊:**2017年4月14日**。

症状：失眠心烦,头晕耳鸣,手足心热,口干津少,纳可,二便正常。

处方：炒酸枣仁30g,柏子仁15g,天冬15g,麦冬15g,生地黄15g,茯苓15g,玄参15g,丹参15g,党参20g,石菖蒲7g,远志15g,首乌藤20g,知母15g,磁石20g(先煎),鳖甲25g(先煎),煅牡蛎25g(先煎),栀子15g,合欢花15g,柴胡 15g。5 剂。

用法：每剂药物水煎至 450ml，每次 150ml，于早、晚饭后 10 分钟温服。

二诊：4 月 21 日。睡眠好转，伴胸胁胀痛苦满。

处方：用 4 月 14 日方，加川楝子 7g，5 剂，用法同前。

案 6：赵某，男，65 岁。初诊：2018 年 4 月 26 日。

症状：失眠、头晕 1 个月，伴盗汗、乏力，纳可，二便正常。

处方：柏子仁 15g，天冬 15g，麦冬 15g，生地黄 15g，当归 15g，党参 20g，炒酸枣仁 30g，丹参 10g，玄参 10g，煅牡蛎 25g（先煎），麻黄根 15g，浮小麦 20g，茯苓 20g，远志 15g，首乌藤 20g，石菖蒲 7g，龙齿 25g（先煎），炙黄芪 20g。5 剂。

用法：每剂药物水煎至 450ml，每次 150ml，于早、晚饭后 10 分钟温服。

二诊：5 月 10 日。睡眠好转，但腹胀、大便干。

处方：用 4 月 26 日方，加枳壳 15g、决明子 15g，5 剂，用法同前。

（二）心悸

案 1：李某，男，55 岁。初诊：2010 年 12 月 21 日。

症状：心慌气短，口干手颤，手足心热，寐差纳可，二便正常。

处方：柏子仁 15g，当归 15g，山药 20g，炒酸枣仁 30g，生地黄 15g，茯苓 20g，丹参 10g，玄参 15g，党参 20g，首乌藤 20g，桔梗 15g，石菖蒲 7g，远志 15g，知母 15g，鳖甲 25g（先煎），银柴胡 15g，柴胡 15g，石斛 15g，天花粉 15g，炙甘草 15g，栀子 15g。5 剂。

用法：日 1 剂，水煎 3 次至 450ml，每次 150ml，早、晚餐后 10 分钟口服。

二诊：12 月 28 日。心慌气短、口干及手颤减轻，寐可，但仍手足心热。

处方：用 12 月 21 日方，5 剂，继续服用，用法同前。

案 2：胡某，女，47 岁。初诊：2012 年 7 月 19 日。

症状：心悸，失眠梦多，伴头晕、口苦口干，纳可，大便干燥，小便可。既往史：2 型糖尿病。

处方：柏子仁 15g，麦冬 15g，生地黄 20g，玄参 15g，丹参 10g，桔梗 15g，党参 20g，天冬 15g，远志 15g，石菖蒲 7g，炒酸枣仁 30g，首乌藤 20g，炙甘草 15g，茯苓 15g，当归 15g，石斛 15g，知母 15g，竹茹 15g，川芎 15g。5 剂。

用法：每剂药物水煎至 450ml，每次 150ml，于早、晚饭后 10 分钟温服。

二诊：7 月 26 日。心悸、失眠梦多减轻，但仍口干、便干。

处方：用 7 月 19 日方，5 剂，用法同前。

案 3：张某，女，55 岁。初诊：2017 年 9 月 27 日。

症状：心悸气短，头晕乏力，胃胀纳差，失眠梦多，自述绝经后上述症状加重,大便溏,小便可。

处方:炒酸枣仁 30g,柏子仁 15g,天冬 15g,麦冬 15g,生地黄 15g,茯苓 20g,玄参 10g,丹参 10g,党参 20g,石菖蒲 7g,远志 15g,首乌藤 20g,当归 15g,桔梗 15g,炙甘草 15g,山药 20g,广木香 7g(后下),陈皮 15g,砂仁 15g(后下)。7 剂。

用法:每剂药物水煎至 450ml,每次 150ml,于早、晚饭后 10 分钟温服。

二诊:10 月 10 日。心悸气短好转,胃不胀,纳可,但梦多。

处方:用 9 月 27 日方,5 剂,用法同前。

案 4:林某,女,73 岁。初诊:2019 年 4 月 16 日。

症状:心悸怔忡,惊惕不安,五心烦热,口干,失眠多梦,时有盗汗,纳可,二便正常。

处方:柏子仁 15g,天冬 15g,麦冬 15g,生地黄 15g,茯神 15g,玄参 10g,丹参 15g,西洋参 10g,桔梗 15g,远志 15g,石菖蒲 7g,炒酸枣仁 30g,首乌藤 20g,香附 15g,石斛 15g,天花粉 15g,炙甘草 15g。3 剂。

用法:每剂药物水煎至 450ml,每次 150ml,于早、晚饭后 10 分钟温服。

复诊:4 月 20 日。心悸、怔忡减轻,但寐差,五心烦热,潮热盗汗。

处方:用 4 月 16 日方,加煅牡蛎 25g(先煎)、麻黄根 15g,5 剂,用法同前。

案 5:栾某,女,47 岁。初诊:2019 年 11 月 12 日。

症状:心悸伴胸闷,失眠,五心烦热,盗汗梦多,纳可,二便正常。既往史:房性心律失常。

处方:柏子仁 15g,麦冬 15g,生地黄 15g,玄参 15g,丹参 15g,桔梗 15g,党参 15g,五味子 15g,远志 15g,炒酸枣仁 30g,首乌藤 20g,合欢花 15g,瓜蒌 15g,薤白 15g,煅龙骨 25g(先煎),炙甘草 15g,茯苓 15g,煅牡蛎 25g(先煎)。3 剂。

用法:每剂药物水煎至 450ml,每次 150ml,于早、晚饭后 10 分钟温服。

二诊:11 月 16 日。心悸、胸闷略减轻,但有时现心跳停顿感,仍寐差,五心烦热,潮热盗汗。

处方:用 11 月 12 日方,加沙参 10g、苦参 7g、甘松 10g,5 剂,用法同前。

四、方论选录

吴崑:"过劳其心,忽忽喜忘,大便难或时溏利,口内生疮者,此方主之。心者神明之脏,过于忧愁思虑,久久则成心劳。心劳则神明伤矣,故忽忽喜忘。心主血,血濡则大便润,血燥故大便难,或时溏利者,心火不足以生脾土也。口内生疮者,心虚而火内灼也。人参养心气,当归养心血,天、麦门冬所以益心津,生地、丹、玄所以解心热,柏仁、远志所以养心神,五味、枣仁所以救心液,茯苓能补虚,桔梗能利膈。诸药专于补心,劳心之人宜常服也。"(《医方考》)

洪基:"心者,神明之官也。忧愁思虑则伤心。神明受伤则主不明而十二官危,故健忘怔忡。心主血,血燥则津枯,故大便不利。舌为心之外候,心火炎上,故口舌生疮。"(《摄生总要》)

张秉成:"故以生地、元参壮肾水,二冬以滋水之上源。当归、丹参,虽能入心补血,毕竟是行走之品,必得人参之大力驾驭其间,方有阳生阴长之妙。茯苓、远志,泄心热而宁心神,去痰化湿,清宫除道,使补药得力。但思虑过度,则心气为之郁结,故以柏子仁之芳香润泽入心者,以舒其神、畅其膈。枣仁、五味,收其耗散之气。桔梗引诸药上行而入心。衣以朱砂,取其重以镇虚逆,寒以降浮阳,且其色赤属离,内含阴汞,与人心同气相求,同类相从之物也。"(《成方便读》)

五、原方方歌与趣味记忆

【方歌】天王补心柏枣仁,二冬生地与茯苓;
　　　　三参桔梗朱砂味,远志归身共养神。

【趣味记忆】三姊早搏两冬天,当地皆令住五院。

【对照】　　三参枣柏两冬天,当地桔苓朱五远。

六、原方证治方解

【证治分析】

阴虚血少　神志不安证

　　　　　　虚烦失眠——心肾阴亏血少,虚火扰心
　　　　　　心悸神疲——阴血不足,心失所养
　　　　　　　梦遗——阴水不足,相火妄动
　　　　　　健忘——阴亏脑髓不充
　　　　　手足心热——阴虚内热

口舌生疮,舌红少苔,脉细数——心肾阴亏,虚火上炎,舌为心之苗

心肾不足　阴亏血少　虚火扰心

【方解】

滋阴清热　养血安神

君——生地黄——滋阴养血

臣——天冬、麦冬——滋阴清热

104

　　　　　枣仁、柏仁——养心安神

　　　　　当归——补血润燥

　　　佐——人参——补气,气旺则阴血生,且能宁心益智

　　　　　五味子——益气敛阴,助补气生阴之力

　　　　　茯苓、远志——养心安神,交通心肾

　　　　　玄参——滋阴降火,以制上炎虚火

　　　　　丹参——清心活血,使补而不留瘀,滋而不滞气

　　　　　朱砂——镇心安神,以治其标,引药入心

　　　使——桔梗——载药上行

七、现代药理研究

　　1. 镇静催眠作用　天王补心丹可镇静、催眠,改善大脑皮质的功能状态,增强中老年人群的记忆力。

　　2. 对心血管系统的作用　天王补心丹加味对心肌梗死有拮抗作用,可显著降低心肌梗死发生率,提高存活率。

　　3. 增强免疫功能作用　天王补心丹加味可增强机体非特异性免疫力。

八、一般临床运用

　　1. 用方要点　本方用治思虑过度,心肾阴血亏耗,心失所养,虚火上炎所致神志不安。临床以心悸失眠,手足心热,舌红少苔,脉细数为辨证要点。

　　2. 现代运用

　　(1)精神神经系统疾病:神经衰弱、自主神经功能紊乱。

　　(2)循环系统疾病:冠心病、低血压。

　　(3)消化系统疾病:肝炎、结肠炎。

　　(4)皮肤科疾病:荨麻疹、风疹。

九、附方

　　安神定志丸(《医学心悟》):有惊恐不安卧者,其人梦中惊跳怵惕是也,安神定志丸主之。

　　茯苓　茯神　人参　远志各一两　石菖蒲　龙齿各五钱

　　炼蜜为丸,如梧桐子大,辰砂为衣,每服二钱,开水下。

　　按:本方具有益气镇惊,安神定志功效。主治心胆气虚所致之失眠,多梦易惊,心悸胆怯。

清瘟败毒饮

一、原方

清瘟败毒饮（《疫疹一得》）：治一切火热，表里俱盛，狂躁烦心。口干咽痛，大热干呕，错语不眠，吐血衄血，热盛发斑，不论始终，以此为主。

生石膏大剂六两至八两，中剂二两至四两，小剂八钱至一两二钱　小生地大剂六钱至一两，中剂三钱至五钱，小剂二钱至四钱　乌犀角[1]大剂六钱至八钱，中剂三钱至四钱，小剂二钱至四钱　真川连大剂六钱至四钱，中剂二钱至四钱，小剂一钱至钱半　生栀子　桔梗　黄芩　知母　赤芍　元参　连翘　竹叶　甘草　丹皮

用法：依据《增订叶评伤暑全书》，先煮石膏数十沸，后下诸药，犀角磨汁和服。

二、原方加减金鉴

发热

主症：以外感为主等多种原因引起的发热，或伴头痛烦躁，周身乏力，大便干燥，咽干痛。查体：体温多在38℃以上。

主方：生地黄15g、黄连3g、黄芩10g、牡丹皮15g、生石膏20g（先煎）、栀子15g、水牛角15g（先煎）、玄参15g、连翘15g、知母15g、炒白芍7g、桔梗15g、柴胡15g、银柴胡15g。

加减变化：

1. 腹胀者，加广木香7g（后下）、陈皮15g、砂仁15g（后下）。

2. 大便干燥者，加槐花15g、香附15g、枳壳20g。

3. 咽痛者，加山豆根10g。

4. 咳嗽伴黄痰者，加鱼腥草20g、蜜百部15g、白前15g。

1　犀角：现为禁用品。临证时，用相应代用品，如水牛角（剂量需加大）。下同。

三、临床应用举例

发热

案 1：万某，男，38 岁。初诊：2016 年 2 月 14 日。

症状：发热咽痛，头痛，纳寐差，小便黄，大便可。查体：体温 38.6℃。

处方：生地黄 15g，黄连 5g，黄芩 10g，牡丹皮 15g，栀子 15g，生石膏 20g（先煎），竹叶 10g，水牛角 15g（先煎），玄参 15g，连翘 15g，金银花 15g，知母 15g，赤芍 10g，桔梗 15g，柴胡 15g，银柴胡 15g，山豆根 10g，炙甘草 15g，白芷 15g。5 剂。

用法：日 1 剂，水煎至 450ml，每次 150ml，于早、晚餐后 10 分钟温服，5 剂而愈。

案 2：赵某，男，64 岁。初诊：2016 年 7 月 15 日。

症状：发热，伴咳嗽、腹胀，纳寐差，小便黄，大便可。查体：体温 38.9℃。

处方：生地黄 15g，黄连 5g，黄芩 10g，牡丹皮 15g，生石膏 30g（先煎），竹叶 10g，水牛角 15g（先煎），玄参 20g，连翘 15g，知母 15g，炒白芍 10g，柴胡 15g，银柴胡 15g，鱼腥草 20g，炙甘草 15g，广木香 7g（后下），砂仁 15g（后下），栀子 15g。5 剂。

用法：日 1 剂，水煎至 450ml，每次 150ml，于早、晚餐后 10 分钟温服。

二诊：7 月 25 日。发热明显改善，偶有咳嗽，腹胀减轻，纳寐可，小便可。

处方：用 7 月 15 日方，5 剂，用法同前。

三诊：8 月 8 日。偶有发热，大便干燥。

处方：用 7 月 25 日方，加枳壳 25g、香附 15g，5 剂，用法同前。

案 3：杜某，女，78 岁。初诊：2019 年 5 月 12 日。

症状：发热，鼻塞，纳寐差，二便正常。辅助检查：心电图示前壁心肌缺血。查体：体温 38℃。

处方：生地黄 15g，黄连 3g，黄芩 10g，牡丹皮 15g，生石膏 20g（先煎），栀子 15g，水牛角 15g（先煎），玄参 15g，连翘 15g，知母 15g，炒白芍 7g，桔梗 15g，柴胡 15g，鳖甲 25g（先煎），银柴胡 15g，川芎 15g，延胡索 15g，炙甘草 15g。5 剂。

用法：日 1 剂，水煎至 450ml，每次 150ml，于早、晚餐后 10 分钟温服。

二诊：8 月 21 日。上次服药后，体温正常。此次复感冒。辅助检查：血常规示中性粒细胞百分比 84.4%。查体：体温 38℃。

处方：用 5 月 12 日方，5 剂，用法同前。1 周后体温恢复正常。

四、方论选录

余霖："疫症初起,恶寒发热,头痛如劈,烦躁谵妄,身热肢冷,舌刺唇焦,上呕下泄,六脉沉细而数,即用大剂;沉而数者,用中剂;浮大而数者,用小剂……此十二经泄火之药也。癍疹虽出于胃,亦诸经之火有以助之。重用石膏直入胃经,使其敷布于十二经,退其淫热;佐以黄连、犀角、黄芩泄心肺火于上焦,丹皮、栀子、赤芍泄肝经之火,连翘、元参解散浮游之火,生地、知母抑阳扶阴,泄其亢甚之火,而救欲绝之水,桔梗、竹叶载药上行;使以甘草和胃也。此皆大寒解毒之剂,故重用石膏先平甚者,而诸经之火自无不安矣。"(《疫疹一得》)

李畴人："山栀、黄芩、黄连、石膏,佐以知母、连翘、竹叶泻气分之实火;犀角、生地、丹皮,佐以元参、赤芍泻血分之实火。生草和阴解毒,桔梗开结利肺。并泻气血之瘟毒斑疹,而护阴救液者也。此病不可发表,表则津液涸化火燎原矣。"(《医方概要》)

冉先德："本方为大寒解毒之剂,方中综合白虎、犀角地黄、黄连解毒三方加减,合为一方。白虎汤清阳明经大热,犀角地黄汤清营凉血,黄连解毒汤泻火解毒,加竹叶清心除烦,桔梗、连翘载药上行,共奏清热解毒、凉血救阴之功。"(《历代名医良方注释》)

五、原方方歌与趣味记忆

【方歌】清瘟败毒地连秦,丹石栀甘竹叶存;
    犀角玄翘知芍桔,凉血泻火热毒泯。

【趣味记忆】"白虎""解毒"去白米,"犀角"选接俏竹叶。

【对照】   "白虎""解毒"去柏米,"犀角"玄桔翘竹叶。

六、原方证治方解

【证治分析】
热毒充斥,气血两燔之证

大热烦渴,头痛如劈,干呕狂躁,谵语神昏,脉浮大而数——热毒化火,火毒充斥阳明(气分)

四肢抽搐——热盛津伤,筋脉肌肉失养

或厥逆——邪热郁遏,阳气不达,热深厥亦深

或发斑疹,或吐血、衄血,舌绛唇焦,或脉沉细数——热迫血燔,血热妄行(血分)

热毒充斥,气血两燔

【方解】

清热泻火　凉血解毒

君——石膏、知母、生甘草——白虎汤之意,清热保津

臣——黄连、黄芩、栀子——黄连解毒汤之意,通泻三焦火毒

佐——犀角、生地黄、赤芍、牡丹皮——清热解毒,凉血散瘀

　　　连翘、玄参——"解散"浮游之火

　　　竹叶——利尿,清心除烦,引热下行

使——桔梗——载药上行

七、现代药理研究

1. **抑制发热作用**　清温败毒饮煎剂对发热之气血两燔证有明显抑制作用。
2. **稀释血液作用**　清温败毒饮可解聚、降黏、稀释血液,拮抗高黏血综合征。
3. **保护内脏作用**　清温败毒饮可保护内脏器官,减轻脏器组织病理损害。

八、一般临床应用

1. **用方要点**　本方主治瘟疫热毒,气血两燔证。临床以大热渴饮,头痛如劈,谵语神昏,或热盛发斑,吐血衄血,舌绛唇焦,脉数为辨证要点。

2. **现代运用**

(1)传染性疾病:流行性乙型脑炎、流行性脑脊髓膜炎、流行性出血热、重型肝炎、传染性单核细胞增多症、钩端螺旋体病。

(2)感染性疾病:败血症、脓毒血症、化脓性髋关节炎。

注:原方中主要药物的用量有大、中、小之不同,临床运用本方时,当视病证之轻重,斟酌其用量,用中剂或小剂;如热毒深重者,必须用大剂清解。

九、附方

神犀丹(《温热经纬》。原为《医效秘传》方)

乌犀角尖磨汁　石菖蒲　黄芩各六两　真怀生地冷水洗净,浸透,捣绞汁　银花各一斤。如有鲜者,捣汁用尤良　粪清　连翘各十两　板蓝根九两,无则以飞净青黛代之　香豉八两　元参七两　花粉　紫草各四两

各生晒研细忌用火炒,以犀角、地黄汁、粪清和捣为丸切勿加蜜,如难丸,可将香豉煮烂,每重三钱,凉开水化服。日二次。小儿减半。如无粪清,可加人中黄四两,研入。

按:本方具有清热开窍,凉血解毒之功效。主治温热暑疫,邪入营血,热深毒重,耗液伤阴;见高热昏谵,斑疹色紫,口咽糜烂,目赤烦躁,舌紫绛等。

化斑汤(《温病条辨》)

石膏一两　知母四钱　生甘草三钱　元参三钱　犀角二钱　白粳米一合

水八杯,煮取三杯,日三服,渣再煮一钟,夜一服。

按:本方具有清气凉血之功效。主治温病热入气血之证,见发热烦躁,外透斑疹,色赤,口渴或不渴,脉数等。

胆道排石汤

一、原方

胆道排石汤(《中华外科杂志》)

组成：虎杖 30g，木香 25g，枳壳 15g，生大黄 15g，金钱草 30g，栀子 20g，延胡索 25g。

功用：疏肝利胆，理气排石。

主治：胆道感染，胆石症。

二、原方加减金鉴

(一) 胆石症、胆囊炎

主症：右胁下疼痛，口苦。查体：Murphy 征(+)。辅助检查：彩超示胆囊肿大，胆囊壁毛糙或增厚的炎性改变，甚者充血或水肿，或 1 个或多个强光团，后方伴有声影(结石直径小于 1cm)。

主方：黄芩 10g，广木香 10g(后下)，金银花 10g，枳壳 15g，金钱草 15g，茵陈 15g，柴胡 15g，香附 15g，炒白芍 7g，生大黄 5g(单包，后下)。

加减变化：

1. 胸闷气短者，加檀香 5g(后下)。

2. 胆石症重者，加生鸡内金 15g、海金沙 15g(包煎)。

3. 疼痛剧烈者，加川楝子 7g、延胡索 15g、郁金 10g。

(二) 乙型肝炎

主症：乏力，腹胀痛，厌油腻，食欲减退，肝区不适，小便黄等。辅助检查：大三阳或小三阳。

主方：茵陈 30g，栀子 15g，柴胡 15g，虎杖 20g，白花蛇舌草 20g，枳壳 15g，板蓝根 30g，炒白芍 15g，丹参 15g，香附 15g，炙甘草 15g。

加减变化：

1. 消化不良者,加焦三仙各 15g、炒鸡内金 15g。

2. 便溏、乏力者,加炙黄芪 20g、黄精 15g、茯苓 15g、炒白术 15g、党参 15g。

按：若乙肝体征及化验结果已恢复正常,仍有消化道症状(胃胀、便溏、乏力)者,可用香砂六君子汤善后。

(三) 黄疸性肝炎

主症：巩膜、皮肤出现黄染,乏力,腹胀痛,厌油腻,食欲减退伴肝区不适,大便不畅等。辅助检查：甲肝、乙肝、丙肝、丁肝、戊肝等的相关化验可为阳性。

主方：茵陈 30g,生大黄 5g(单包,后下),栀子 15g,金钱草 30g,板蓝根 30g,黄芩 15g,广木香 10g(后下),枳壳 20g,柴胡 15g,炒白芍 15g,车前子 15g(包煎),五味子 25g。

加减变化：

1. 肝脾大者,加丹参 15g、鳖甲 20g(先煎)。

2. 转氨酶水平不降者,改五味子为 30g,加金银花 20g。

3. 消化不良者,加炒鸡内金 15g、焦三仙各 15g。

4. 倦怠、乏力者,加党参 20g、炙黄芪 20g。

三、临床应用举例

(一) 胆石症

案 1：邓某,女,59 岁。初诊：**1999 年 9 月 21 日**。

症见：右胁下疼痛伴右后背痛,吃油腻食品剧痛且必须注射杜冷丁(哌替啶)止痛,纳寐差,二便可。既往史：胆囊结石。肝胆脾胰彩超示胆囊结石,胆囊壁不光滑。

处方：茵陈 25g,生大黄 7g(单包,后下),栀子 15g,黄芩 15g,广木香 10g(后下),金银花 15g,枳壳 20g,金钱草 30g,生鸡内金 20g,海金沙 15g(包煎),柴胡 15g,延胡索 15g,炒白芍 20g,炙黄芪 25g,川楝子 7g,丹参 10g,炙甘草 15g。5 剂。

用法：日 1 剂,水煎至 450ml,每次 150ml,于早、晚餐后 10 分钟温服。

二诊：9 月 28 日。用药后右下胁疼痛明显减轻,后因进食饺子后致右胁下剧痛,未见腹泻。

处方：用 9 月 21 日方,生大黄改为 10g(单包,后下),生鸡内金改为 30g,海金沙改为 20g(包煎),延胡索改为 20g,加桃仁 15g,5 剂,用法同前。

三诊：10 月 5 日。右胁下疼痛伴右后背痛消失。

处方：用 9 月 28 日方,5 剂,用法同前。

四诊：10 月 12 日。右胁下未痛。

处方：用 9 月 28 日方，5 剂，用法同前。

五诊：10 月 23 日。吃带油食物，右胁下未感疼痛。

处方：用 9 月 28 日方，加莪术 10g，5 剂，用法同前。

六诊：11 月 9 日。可吃些肉而未感疼痛。

处方：用 10 月 23 日方，5 剂，用法同前。

按：11 月 30 日随访，饮食已不必控制，吃猪蹄未发病，亦未应用西药。

案 2：宋某，男，38 岁。初诊：2000 年 2 月 1 日。

症状：右胁下疼痛，口苦纳差，寐可，小便黄，大便可。辅助检查：肝胆脾胰彩超示胆囊内可探及直径 0.9cm 结石。

处方：黄芩 20g，广木香 10g（后下），金银花 20g，枳壳 20g，金钱草 30g，茵陈 30g，生鸡内金 20g，海金沙 20g（包煎），川楝子 7g，莪术 10g，炒白芍 20g，生大黄 5g（单包，后下），桃仁 15g，炙黄芪 25g，鳖甲 20g（先煎），延胡索 15g，丹参 20g，炙甘草 15g。5 剂。

用法：日 1 剂，水煎至 450ml，每次 150ml，于早、晚餐后 10 分钟温服。

二诊：2 月 12 日。右胁下疼痛好转，口苦纳差，无小便黄。

处方：用 2 月 1 日方，去鳖甲，5 剂，用法同前。

三诊：2 月 19 日。上述症状好转，胆区偶有疼痛。

处方：用 2 月 12 日方，5 剂，用法同前。

四诊：3 月 7 日。右胁下疼痛消失，现咽中有异物感。

处方：用 2 月 1 日方，去桃仁、鳖甲，加法半夏 15g、厚朴 15g、茯苓 20g、紫苏子 15g，5 剂，用法同前。

案 3：周某，女，77 岁。初诊：2005 年 3 月 12 日。

症状：右胁下胀痛，胸闷气短，口苦，无发热，纳寐可，二便正常。辅助检查：肝胆脾胰彩超示胆囊结石，心电图示心肌缺血。

处方：当归 12g，红花 15g，乌药 15g，赤芍 15g，柴胡 15g，川芎 15g，桔梗 15g，瓜蒌 15g，香附 15g，川楝子 7g，茵陈 10g，金钱草 15g，广木香 10g（后下），金银花 15g，生鸡内金 15g，炙甘草 15g，郁金 15g，清半夏 10g。5 剂。

用法：日 1 剂，水煎至 450ml，每次 150ml，于早、晚餐后 10 分钟温服。

二诊：3 月 18 日。胁胀、口苦改善，仍胸闷、气短。

处方：用 3 月 12 日方，去金银花，加茯苓 20g、檀香 5g（后下），3 剂，用法同前。

三诊：3 月 22 日。右胁下胀痛改善，胸闷、气短减轻。

处方：用 3 月 18 日方，3 剂，用法同前。

四诊:3月28日。右胁下胀痛改善,仍偶有胸闷气短。

处方:用3月18日方,去广木香,加金银花15g,3剂,用法同前。

五诊:4月1日。右胁下胀痛明显改善,口苦消失,胸闷气短较前加重,寐差。

处方:用3月12方,去茵陈、广木香,加陈皮15g、远志15g、茯苓20g、檀香7g(后下),用法同前。5剂而愈。

案4:王某,女,76岁。初诊:2005年3月18日。

症状:右胁下疼痛,口苦纳差,乏力,头晕,无发热,寐可,大便干燥,小便黄。辅助检查:肝胆胰脾彩超示胆囊结石(1.0cm×0.68cm,0.8cm×0.8cm),心电图示心肌缺血。查体:血压190/90mmHg。

处方:柴胡15g,炒白芍15g,乌药15g,广木香10g(后下),陈皮15g,砂仁15g(后下),丹参15g,茵陈15g,金钱草15g,郁金15g,延胡索15g,金银花15g,香附15g,川楝子7g,炙甘草15g,瓜蒌15g,茯苓15g,炒白术15g。5剂。

用法:日1剂,水煎至450ml,每次150ml,于早、晚餐后10分钟温服。

二诊:3月23日。右胁下疼痛及口苦好转,仍乏力。嘱患者西药控制血压。

处方:用3月18日方,加炙黄芪20g,5剂,用法同前。

三诊:3月30日。右胁下疼痛好转,乏力减轻,仍有头晕症状。查体:血压190/90mmHg。

处方:用3月18日方,去瓜蒌、郁金,加钩藤15g(后下)、菊花15g,5剂,用法同前。

四诊:4月6日。右胁下疼痛好转,乏力明显改善,头晕症状减轻。

处方:用3月30日方,5剂,用法同前。

五诊:4月13日。胆囊区疼痛消失,乏力明显改善,无头晕。辅助检查:肝胆胰脾彩超示结石消失。查体:血压190/90mmHg。

处方:用3月30日方,5剂,用法同前。

六诊:10月3日。胆囊区疼痛。辅助检查:肝胆胰脾彩超示胆囊结石。查体:血压160/95mmHg。

处方:用3月30日方,加炙黄芪15g,5剂,用法同前。

七诊:10月17日。胆囊区疼痛消失。

处方:用3月30日方,5剂,用法同前。后随访,结石消失。

案5:付某,男,30岁。初诊:2009年4月14日。

症状:胆囊区胀痛,胃胀纳差,无黄疸,寐可,二便正常。辅助检查:腹部CT示胆囊内泥沙样结石、肝左叶炎性变、脾大。

处方：黄芩 10g，广木香 10g(后下)，金银花 10g，枳壳 15g，金钱草 15g，茵陈 15g，生鸡内金 15g，海金沙 15g(包煎)，柴胡 15g，香附 15g，炒白芍 7g，生大黄 5g(单包，后下)，炒白术 15g，茯苓 20g，川芎 15g，延胡索 15g，炙甘草 15g。5 剂。

用法：日 1 剂，水煎至 450ml，每次 150ml，于早、晚餐后 10 分钟温服。

二诊：4 月 21 日。胆囊区胀痛及胃胀减轻，纳可。

处方：用 4 月 14 日方，5 剂，用法同前。

三诊：5 月 5 日。胆囊胀痛及胃胀明显好转。

处方：用 4 月 14 日方，5 剂，用法同前。

四诊：5 月 12 日。胆囊区仍稍胀痛。

处方：柴胡 15g，炒白芍 7g，川芎 15g，广木香 7g(后下)，陈皮 15g，砂仁 15g(后下)，丹参 10g，檀香 5g(后下)，延胡索 15g，郁金 15g，香附 15g，金钱草 20g，海金沙 15g(包煎)，生鸡内金 15g，茯苓 20g，炒白术 15g，山药 15g。用法同前，5 剂而愈。

案 6：韩某，男，85 岁。初诊：2016 年 5 月 28 日。

症状：右胁下胀痛，口苦纳差，寐可，大便干燥，小便黄。辅助检查：肝胆胰脾彩超示胆囊结石。

处方：柴胡 15g，川芎 15g，乌药 15g，檀香 5g(后下)，茵陈 10g，金钱草 15g，广木香 7g(后下)，陈皮 15g，砂仁 15g(后下)，茯苓 20g，炒白术 15g，山药 15g，延胡索 15g，郁金 10g，炙甘草 15g，生大黄 5g(单包，后下)，栀子 15g，苍术 15g。5 剂。

用法：日 1 剂，水煎 3 次至 450ml，每次 150ml，于早、晚餐后 10 分钟温服。

二诊：6 月 4 日。右胁下偶有胀痛，无口苦，纳可，大便干燥好转。

处方：用 5 月 28 日方，用法同前，5 剂而愈。

(二) 胆囊炎

案 1：张某，女，44 岁。初诊：1997 年 12 月 23 日。

症状：胆囊区胀痛，腹胀，食后有烧心感，寐可，二便可。

处方：茵陈 20g，生大黄 7g(单包，后下)，柴胡 15g，炒白芍 20g，枳壳 20g，川芎 15g，广木香 7g(后下)，陈皮 20g，砂仁 15g(后下)，丹参 15g，黄芩 20g，金银花 15g，金钱草 15g，法半夏 15g，海螵蛸 15g，黄连 10g，炙甘草 15g。5 剂。

用法：日 1 剂，水煎至 450ml，每次 150ml，于早、晚餐后 10 分钟温服。

二诊：12 月 30 日。胆囊区胀痛消失，无烧心，偶有腹胀。

处方：用 12 月 23 日方，用法同前。5 剂而愈。

案 2：邢某，女，30 岁。初诊：2007 年 5 月 29 日。

症状：右胁下疼痛，口苦，食欲稍差，寐可，大便 1~2 次 /d，小便可。

处方：茵陈 15g，栀子 15g，柴胡 15g，炒白芍 10g，乌药 15g，川芎 15g，广木香 10g（后下），陈皮 15g，砂仁 15g（后下），丹参 15g，香附 15g，川楝子 7g，延胡索 15g，郁金 15g，金钱草 15g，茯苓 20g，炒白术 15g，炙甘草 15g。5 剂。

用法：日 1 剂，水煎至 450ml，每次 150ml，于早、晚餐后 10 分钟温服。

二诊：6 月 5 日。右胁下疼痛减轻，口不苦，纳可，大便溏、日 1~2 次。

处方：用 5 月 29 日方，用法同前。5 剂而愈。

案 3：李某，女，54 岁。初诊：2008 年 3 月 22 日。

症状：右胁下痛，口苦纳差，胃脘胀痛，大便干燥、3~4 日 1 次，小便可。

处方：茵陈 15g，栀子 15g，生大黄 5g（单包，后下），柴胡 15g，炒白芍 10g，枳壳 15g，川芎 15g，广木香 10g（后下），陈皮 15g，砂仁 15g（后下），丹参 15g，檀香 5g（后下），香附 15g，川楝子 7g，延胡索 15g，郁金 15g，金钱草 15g，生鸡内金 15g，当归 15g，连翘 15g，炙甘草 15g。5 剂。

用法：日 1 剂，水煎至 450ml，每次 150ml，于早、晚餐后 10 分钟温服。5 剂而愈。

案 4：张某，女，45 岁。初诊：2007 年 5 月 29 日。

症状：右胁痛向右后背放射，胃胀烧心，纳差，大便干，小便可。辅助检查：肝胆胰脾彩超示胆囊壁不光滑，壁厚 0.3cm。

处方：茵陈 15g，生大黄 7g（单包，后下），栀子 15g，柴胡 15g，黄芩 10g，广木香 10g（后下），金银花 15g，枳壳 20g，金钱草 25g，炒白芍 20g，陈皮 15g，砂仁 15g（后下），姜半夏 7g，黄连 10g，川芎 15g，丹参 15g，炙甘草 15g。5 剂。

用法：日 1 剂，水煎至 450ml，每次 150ml，于早、晚餐后 10 分钟温服。

二诊：6 月 15 日。胆囊区不痛，无烧心，但仍有胃胀。

处方：用 5 月 29 日方，去生大黄、姜半夏、黄连，用法同前，再 5 剂而愈。

（三）乙型肝炎

案 1：车某，男，25 岁。初诊：1996 年 8 月 20 日。

症状：肝炎经治疗出院后感觉乏力，肝区疼痛，腹胀，纳差，寐可，二便可。

处方：茵陈 15g，栀子 15g，炙黄芪 20g，炒白芍 15g，茯苓 15g，广木香 7g（后下），枳壳 15g，川芎 15g，柴胡 15g，炒鸡内金 15g，板蓝根 30g，虎杖 15g，金钱草 15g，黄芩 10g，炙甘草 15g。5 剂。

用法：日 1 剂，水煎至 450ml，每次 150ml，于早、晚餐后 10 分钟温服。

二诊:8月29日。上述症状明显好转,偶有咽痛。

处方:用8月20日方,去金钱草、黄芩、茵陈、板蓝根,加法半夏7g、薄荷10g(后下),5剂,用法同前。

案2:李某,男,38岁。初诊:**1997年9月18日**。

症状:乏力腹痛,厌油腻,食欲减退,肝区不适,寐可,二便可。辅助检查:乙肝五项示大三阳。

处方:茵陈15g,栀子15g,炙黄芪20g,黄精20g,炒白术15g,茯苓15g,党参15g,陈皮15g,升麻15g,柴胡15g,当归15g,板蓝根30g,虎杖15g,白花蛇舌草15g,黄连10g,炙甘草15g。5剂。

用法:日1剂,水煎至450ml,每次150ml,于早、晚餐后10分钟温服。

二诊:11月11日。乏力、腹痛、厌油腻、食欲减退、肝区不适有所缓解。

处方:用9月18日方,去白花蛇舌草,5剂,用法同前。

三诊:11月18日。乏力、腹痛、厌油腻、食欲减退、肝区不适明显缓解。

处方:用11月11日方,5剂,用法同前。

四诊:11月22日。乏力、腹痛、厌油腻、食欲减退、肝区不适基本消失。辅助检查:乙肝五项示乙肝表面抗体(+)。

处方:用11月11日方,加白豆蔻15g(后下),5剂,用法同前。

(四) 黄疸性肝炎

张某,男,14岁。初诊:**1977年9月14日**。

症状:食欲不佳,厌油恶心,乏力寐可,二便可,苔黄腻,脉弦数。查体:巩膜黄染(+),皮肤色黄,腹软,肝于肋下1.5cm、剑突下2cm,有触痛,质中等硬度,脾于左肋下1cm,质软,腹部无移动性浊音,下肢未见水肿。辅助检查:肝功能示黄疸指数30U/L,麝浊16U/L,谷丙转氨酶80U/L(正常值40U/L以下)。诊断:急性黄疸型传染性肝炎(湿热型)。

处方:茵陈30g,生大黄5g(单包,后下),栀子15g,金钱草30g,板蓝根30g,黄芩15g,枳壳20g,柴胡15g,炒白芍15g,车前子15g(包煎),五味子50g。3剂。

用法:日1剂,水煎至450ml,每次150ml,于早、晚餐后10分钟温服。

复诊:9月19日。食欲不佳、厌油腻、乏力明显改善。查体:剑突下压痛减轻。

处方:用9月14日方,6剂,用法同前。

三诊:9月28日。黄疸已消退,诸症皆去,唯觉周身乏力。

处方:用9月14日方,3剂,用法同前。

四诊：10月2日。精神转佳至正常。查体：肝肋下未触及、剑突下0.5cm，脾未触及。嘱其照方再服一段时间，以巩固疗效。

按：1个月后前来复查，症状、体征全部消失，肝功能完全正常而获痊愈。

四、方论选录

略

五、原方方歌与趣味记忆

【方歌】胆道排石黄虎栀,金钱胡索枳香提；
　　　　疏肝利胆还行气,胆道发炎胆石医。

【趣味记忆】黄木制,糊纸壳,装金虎。

【对照】　　黄木栀,胡枳壳,装金虎。

六、原方证治方解

【证治分析】

肝气不畅,胆石内生之证

右胁下疼痛——肝失疏泄,胆腑失畅,胆汁淤积,煎熬成石,不通则痛

或伴口苦——肝失疏泄,胆汁上溢

或乏力,厌油腻,食欲减退——肝胆湿热内生,伤及脾胃,运化失职

或巩膜、皮肤黄染——肝失疏泄,胆液不循常道,随血泛溢而成黄疸

肝失疏泄,湿热内生,胆腑失畅

【方解】

清热利湿,利胆退黄

君——虎杖——清热利湿,利胆退黄

　　　金钱草——清热利胆排石

臣——栀子——清利肝胆湿热

　　　大黄——苦寒清降,能破瘀行气,清心泻火,使湿热从大便而泄

佐——枳壳——理气宽中,专开气机壅滞

　　　木香——行气止痛

　　　延胡索——活血行气止痛

七、现代药理研究

1. 调节总胆管括约肌作用　胆道排石汤对总胆管括约肌呈现松弛 - 收

缩 - 松弛的作用。

2. 促进胆汁、胰液分泌作用 胆道排石汤可促进胆汁分泌及内源性胰泌素释放。

八、一般临床应用

1. 用方要点 以肋下疼痛,面色黄染,大便灰白为辨证要点。

2. 现代运用

(1)结石类疾病:胆囊结石、肝内胆管结石、泌尿系结石。

(2)消化系统疾病:急性黄疸性肝炎、乙型肝炎、胆囊炎。

九、附方

胆道排石汤(《方剂学》):主治胆石症发作期,适宜于胆总管结石小于1cm(直径)者,以及肝管结石、术后残留结石等。

金钱草 茵陈 郁金 枳壳 木香 生大黄

泻黄散、导赤散

一、原方

(一) 泻黄散

泻黄散(《小儿药证直诀》,又名**泻脾散**):治脾热弄舌。

藿香叶七钱　山栀子仁一钱　石膏五钱　甘草三两　防风四两,去芦,切焙

上剉,同蜜酒微炒香,为细末,每服一钱至二钱,水一盏,煎至五分,温服清汁,无时。

(二) 导赤散

导赤散(《小儿药证直诀》):治小儿心热,视其睡口中气温,或合面睡,及上窜咬牙,皆心热也。心气热则心胸亦热,欲言不能,而有就冷之意,故合面睡。

生地黄　甘草生　木通各等分

上同为末,每服三钱,水一盏,入竹叶同煎至五分,食后温服。一本不用甘草,用黄芩。

二、原方加减金鉴

(一) 舌炎

主症:舌面成片发红及光滑,自觉麻木、灼痛、进食疼痛等。

(二) 口腔溃疡

主症:口腔黏膜溃疡,多见于唇内侧、舌头、舌腹、颊黏膜、前庭沟、软腭等部位,溃疡面凹陷,周围充血红肿,有明显疼痛感。

(三) 白塞综合征

主症:反复出现口腔和会阴部溃疡、皮疹、下肢结节红斑、眼部虹膜炎、食管溃疡、小肠或结肠溃疡等。

(四) 牙周炎

主症:牙龈肿痛或伴出血、口臭、牙齿松动等。

主方：生地黄 15g，通草 7g，竹叶 10g，金银花 15g，连翘 15g，玄参 15g，防风 15g，生石膏 20g（先煎），栀子 15g，藿香 15g（后下）。

加减变化：

1. 咳嗽者，加蜜百部 15g、白前 15g。

2. 口腔溃疡者，可予儿茶（单包）适量外敷。

3. 咽痛、咽痒者，加山豆根 10g，玄参改为 10g。

4. 牙龈出血者，加三七粉 4.5g（分 3 次随汤药冲服）、藕节 15g、仙鹤草 20g。

5. 口干口渴者，加石斛 15g、知母 15g、天花粉 15g。

三、临床应用举例

（一）舌炎

案 1：王某，男，77 岁。初诊：2009 年 4 月 14 日。

症状：舌炎反复发作，未溃破，偶有腰痛，纳差寐可，二便正常。

处方：生地黄 15g，通草 7g，竹叶 10g，金银花 15g，连翘 15g，玄参 15g，防风 15g，生石膏 20g（先煎），栀子 15g，藿香 15g（后下），山药 20g，茯苓 15g，牡丹皮 15g，生甘草 15g。3 剂。

用法：日 1 剂，水煎至 450ml，每次 150ml，于早、晚餐后 10 分钟温服。

二诊：4 月 21 日。舌热痛好转，纳可，偶有腰痛。

处方：用 4 月 14 日方，5 剂，用法同前，巩固疗效。

案 2：国某，女，58 岁。初诊：2014 年 7 月 3 日。

症状：舌及口唇热痛，口干咽干，纳差寐可，二便正常。辅助检查：血常规示中性粒细胞百分比 75.5%。

处方：生地黄 15g，通草 7g，竹叶 10g，金银花 15g，连翘 15g，玄参 15g，防风 15g，生石膏 20g（先煎），栀子 15g，藿香 15g（后下），黄连 5g，牡丹皮 15g，紫花地丁 10g，当归 15g，茯苓 20g，炒白术 20g，生甘草 15g。5 剂。

用法：日 1 剂，水煎至 450ml，每次 150ml，于早、晚餐后 10 分钟温服。

二诊：7 月 10 日。舌及口唇热痛明显好转，纳可，仍有口干咽干。

处方：用 7 月 3 日方，加知母 15g，5 剂，用法同前，巩固疗效。

案 3：赵某，女，47 岁。初诊：2014 年 8 月 28 日。

症状：舌热痛，口唇热痛，口干胃胀，纳差寐可，二便可。

处方：生地黄 15g，通草 7g，竹叶 10g，金银花 15g，连翘 15g，玄参 15g，防风 15g，生石膏 20g（先煎），栀子 15g，藿香 15g（后下），黄连 5g，苍术 15g，广木香 7g(后下),陈皮 15g,砂仁 15g(后下),山药 20g,生甘草 15g。3 剂。

用法:日 1 剂,水煎至 450ml,每次 150ml,于早、晚餐后 10 分钟温服。3 剂而愈。

二诊:11 月 18 日。舌炎又发作,舌及口唇热痛,纳差寐可,二便可。

处方:用 8 月 28 日方,5 剂,用法同前。

三诊:12 月 2 日。舌热痛明显改善,纳可寐差,眼睛干涩。

处方:用 8 月 28 日方,加首乌藤 20g、菊花 15g,5 剂,用法同前。

四诊:12 月 16 日。舌热痛明显改善,纳寐可,眼睛干涩减轻。

处方:用 12 月 2 日方,去首乌藤,用法同前。5 剂而愈。

(二) 口腔溃疡

案 1:张某,男,58 岁。初诊:2009 年 7 月 3 日。

症状:口腔溃疡,伴咽痒咳嗽,纳差寐可,二便可。

处方:生地黄 15g,通草 7g,竹叶 15g,金银花 15g,连翘 15g,玄参 15g,山豆根 10g,防风 15g,生石膏 20g(先煎),栀子 15g,藿香 15g(后下),麦冬 15g,黄连 5g,蜜百部 20g,白前 15g,生甘草 15g。5 剂。

用法:日 1 剂,水煎至 450ml,每次 150ml,于早、晚餐后 10 分钟温服。

二诊:7 月 10 日。溃疡面积减小,无疼痛,咽痒咳嗽好转,纳可。

处方:用 7 月 3 日方,加牡丹皮 15g,用法同前。5 剂而愈。

案 2:徐某,男,48 岁。初诊:2014 年 5 月 31 日。

症状:口腔溃疡,胃胀痛,偶有咳嗽,纳差,寐可,二便可。

处方:生地黄 15g,通草 7g,竹叶 15g,金银花 15g,连翘 15g,防风 15g,生石膏 20g(先煎),栀子 15g,藿香 15g(后下),紫花地丁 10g,黄连 5g,蜜百部 20g,白前 15g,茯苓 20g,炒白术 15g,广木香 7g(后下),陈皮 15g,砂仁 15g(后下),生甘草 15g。5 剂。

用法:日 1 剂,水煎至 450ml,每次 150ml,于早、晚餐后 10 分钟温服。

二诊:6 月 7 日。口腔溃疡明显改善,胃胀痛减轻,纳可,咳嗽好转。

处方:用 5 月 31 日方,用法同前。5 剂而愈。

案 3:史某,女,42 岁。初诊:2014 年 7 月 22 日。

症状:口腔溃疡,纳寐可,大便干燥,小便可。

处方:生地黄 15g,通草 7g,竹叶 15g,金银花 15g,连翘 15g,防风 15g,生石膏 20g(先煎),栀子 15g,牡丹皮 15g,藿香 15g(后下),紫花地丁 10g,黄连 5g,炒白芍 7g,枳壳 20g,决明子 15g,生甘草 15g。5 剂。

用法:日 1 剂,水煎至 450ml,每次 150ml,于早、晚餐后 10 分钟温服。

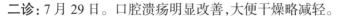

二诊：7月29日。口腔溃疡明显改善,大便干燥略减轻。

处方：用7月22日方,用法同前,续观。

三诊：8月14日。口腔溃疡及大便干燥明显好转。

处方：用7月22日方,用法同前。5剂而愈。

案4：郭某,男,36岁。初诊：**2015年6月21日**。

症状：口腔溃疡,伴口苦口臭,面部痤疮,纳寐可,二便正常。

处方：生地黄15g,通草7g,防风15g,生石膏20g(先煎),牡丹皮15g,栀子15g,藿香15g(后下),佩兰15g,柴胡15g,当归15g,山药15g,赤芍10g,炒白术15g,茵陈10g,荆芥穗15g,蝉蜕10g,苦参7g,牛蒡子10g,知母10g,生甘草15g。5剂。

用法：日1剂,水煎至450ml,每次150ml,于早、晚餐后10分钟温服。

二诊：8月2日。口腔溃疡明显改善,口臭及面部痤疮减轻,无口苦。

处方：用6月21日方,去茵陈,苦参改为5g,加金银花15g、连翘15g,用法同前。5剂而愈。

案5：杨某,女,44岁。初诊：**2015年9月23日**。

症状：口腔溃疡伴疼痛,纳差寐可,大便可,小便色红。辅助检查:尿常规示尿潜血(++)。

处方：生地黄15g,通草7g,竹叶15g,金银花15g,连翘15g,防风15g,生石膏20g(先煎),栀子15g,藿香15g(后下),紫花地丁10g,黄连5g,山药20g,茯苓20g,小蓟20g,白茅根20g,石韦15g,生甘草15g。3剂。

用法：日1剂,水煎至450ml,每次150ml,于早、晚餐后10分钟温服。

二诊：9月27日。口腔溃疡明显改善,但胃胀纳差。

处方：用9月23日方,加广木香7g(后下)、陈皮15g、砂仁15g(后下),用法同前。3剂而愈。

案6：曲某,女,80岁。初诊：**2018年9月4日**。

症状：口腔溃疡,寐差纳可,二便可。查体:血压125/80mmHg。辅助检查:心电图正常。

处方：生地黄15g,通草7g,竹叶15g,金银花15g,连翘15g,防风15g,生石膏20g(先煎),栀子15g,藿香15g(后下),紫花地丁10g,黄连5g,炒酸枣仁30g,首乌藤20g,生甘草15g。5剂。

用法：日1剂,水煎至450ml,每次150ml,于早、晚餐后10分钟温服。

配合儿茶适量,研末,外敷患处。

二诊：9月15日。口腔溃疡明显改善,寐差减轻。

处方：用 9 月 4 日方，用法同前。5 剂而愈。

（三）白塞综合征

徐某，女，35 岁。初诊：2015 年 6 月 10 日。

症状：口腔、阴部均有溃疡，下肢皮肤呈毛囊炎性损害，眼部有角膜炎，寐差纳可，二便可。

处方：生地黄 15g，通草 7g，竹叶 10g，藿香 15g（后下），防风 15g，生石膏 20g（先煎），栀子 15g，金银花 15g，连翘 15g，黄连 5g，紫花地丁 10g，玄参 15g，炒酸枣仁 20g，首乌藤 20g，炙黄芪 20g，炒白术 25g，牡丹皮 15g，生甘草 15g。3 剂。

用法：日 1 剂，水煎至 450ml，每次 150ml，于早、晚餐后 10 分钟温服。

配合儿茶适量，研末，外敷患处。

二诊：患者反映服药 1 天后病灶改善，身体舒服，3 剂后口腔溃疡消失，阴部溃疡及腿部、眼部症状均明显改善。

处方：用 6 月 10 日方，用法同前。5 剂而愈。

（四）牙周炎

案 1：李某，女，67 岁。初诊：2016 年 6 月 13 日。

症状：牙龈肿痛，口腔痛，舌痛眼干，胃胀纳差，右侧面部麻木不适，寐稍差，大便不成形，小便可。

处方：生地黄 15g，通草 7g，竹叶 10g，藿香 15g（后下），防风 15g，生石膏 20g（先煎），栀子 15g，连翘 15g，广木香 7g（后下），陈皮 15g，砂仁 15g（后下），茵陈 10g，菊花 15g，枸杞子 15g，黄连 3g，茯苓 20g，炒白术 20g，山药 20g，生甘草 15g。5 剂。

用法：日 1 剂，水煎至 450ml，每次 150ml，于早、晚餐后 10 分钟温服。

二诊：6 月 20 日。牙龈肿痛改善，舌痛好转，但仍眼干、大便不成形。

处方：用 6 月 13 日方，用法同前。5 剂而愈。

案 2：李某，女，68 岁。初诊：2016 年 8 月 5 日。

症状：牙龈肿痛，口干，纳寐可，大便干，小便黄。

处方：生地黄 15g，通草 7g，竹叶 10g，藿香 15g（后下），防风 15g，生石膏 20g（先煎），栀子 15g，金银花 15g，连翘 15g，仙鹤草 20g，紫花地丁 10g，玄参 15g，知母 15g，鱼腥草 20g，天花粉 15g，石斛 15g，生甘草 15g。5 剂。

用法：日 1 剂，水煎至 450ml，每次 150ml，于早、晚餐后 10 分钟温服。

二诊：8 月 12 日。牙龈肿痛改善，牙龈出血。

处方：用 8 月 5 日方，加三七粉 4.5g（分 3 次随汤药冲服）、藕节 15g，用法同前。5剂而愈。

四、方论选录

（一）泻黄散

汪昂："此足太阴、阳明药也。山栀清心肺之火,使屈曲下行,从小便出;藿香理脾肺之气,去上焦壅热,辟恶调中;石膏大寒泻热,兼能解肌;甘草甘平和中,又能泻火;重用防风者,取其升阳,能发脾中伏火,又能于土中泻木也。"（《医方集解》）

吴崑："脾家伏火,唇口干燥者,此方主之。唇者脾之外候,口者脾之窍,故唇口干燥,知脾火也。苦能泻火,故用山栀;寒能胜热,故用石膏;香能醒脾,故用藿香;甘能缓脾,故用甘草;用防风者,取其发越脾气而升散其伏火也。或问:何以不用黄连? 余曰:黄连苦而燥,此有唇口干燥,则非黄连所宜,故惟栀子之苦而润者为当耳。又问曰:既恶燥,何以不去防风? 余曰:东垣已言之矣,防风乃风药中之润剂也,故昔人审择而用之。"（《医方考》）

张山雷："方为脾胃蕴热而设。山栀、石膏是其主宰,佐以藿香,芳香快脾,所以振动其生机;甘草大甘,已非实热者必用之药,而防风实不可解,又且独重,其义云何,是恐有误。乃望文生义者,且曰取其升阳,又曰以散伏火。须知病是火热,安有升散以煽其焰之理。汪切庵书,最是误人。且诸药分量,各本皆异,轻重太不相称,盖沿误久矣。"（《小儿药证直诀笺正》）

（二）导赤散

吴谦："赤色属心。导赤者,导心经之热从小肠而出,以心与小肠为表里也。然所见口糜舌疮、小便黄赤、茎中作痛、热淋不利等证,皆心热移于小肠之证,故不用黄连直泻其心,而用生地滋肾凉心,木通通利小肠,佐以甘草梢,取易泻最下之热,茎中之痛可除,心经之热可导也。此则水虚火不实者宜之,以利水而不伤阴,泻火而不伐胃也。若心经实热,须加黄连、竹叶,甚者更加大黄,亦釜底抽薪之法也。"（《删补名医方论》）

吴崑："心热,小便黄赤,此方主之。心与小肠为表里,故心热则小肠亦热,而令便赤。是方也,生地黄可以凉心,甘草梢可以泻热,佐之以木通,则直走小肠、膀胱矣。名曰导赤者,导其丙丁之赤,由溺而泄也。"（《医方考》）

王子接："导,引也。小肠一名赤肠,为形脏四器之一,禀气于三焦,故小肠失化,上为口糜,下为淋痛。生地入胃而能下利小肠,甘草和胃而下疗茎中痛,木通、淡竹叶皆轻清入腑之品,同生地、甘草则能从黄肠导有形之热邪入于赤肠,其浊中清者,复导引渗入黑肠而令气化,故曰导赤。"（《绛雪园古方选注》）

五、原方方歌与趣味记忆

(一) 泻黄散

【方歌】泻黄甘草与防风,石膏栀子藿香充;
专泻脾胃之伏火,胃热口疮并见功。

【趣味记忆】泻黄拾草放山火。

【对照】　　泻黄石草防山藿。

(二) 导赤散

【方歌】导赤生地与木通,草梢竹叶四味同;
口糜淋痛小肠火,引热同归小便中。

【趣味记忆】竹竿通地。

【对照】　　竹甘通地。

六、原方证治方解

(一) 泻黄散

【证治分析】

脾胃伏火证

口疮、口臭、口燥、唇干——胃热熏灼,秽气上冲,脾热伤津

　烦渴易饥,不时弄舌——火邪伤津,火令人消谷,脾脉连舌本、散舌下

　　　　　舌红脉数——脾胃伏火之体征

脾胃伏火　熏蒸于上

【方解】

泻脾胃伏火

君——石膏——辛甘寒,直入脾胃以清其热

　　　山栀——苦寒以泻其火

　　　此两药合用,清上彻下。

臣——防风——重用以升散脾中伏火,"火郁发之",与膏栀伍用,为清降
　　　　　　　升散并进,使清降不伤脾胃之阳,升散解伏积之火

佐使——藿香——芳香醒脾,振脾胃生机,助升散脾中伏火

　　　甘草——泻火和中调药

（二）导赤散

【证治分析】

心经火热证

心胸烦热——心经热盛

口渴面赤,意欲冷饮,口舌生疮——心火循经上炎

小溲赤涩刺痛——热移小肠

心经热盛移于小肠

【方解】

清心　利水　养阴

君——木通——苦寒,入心、小肠经,上清心经之火,下导小肠之热

　　生地黄——干凉而润,入心、肾经,清心热而凉血滋阴

　　两药相合,利水不伤阴,补阴不恋邪。

臣——淡竹叶——甘淡,清心除烦,淡渗利窍,引热下行

佐使——生甘草——清热解毒,直达茎中止淋痛;调和诸药,制木通、生地
　　　黄寒凉伤胃

七、现代药理研究

泻黄散

抗炎作用　泻黄散有明显的抗炎作用,可促进口疮恢复。

八、一般临床应用

（一）泻黄散

1. 用方要点　本方适用于脾胃伏火证。临床当以口疮口臭,烦渴易饥,口燥唇干,舌红脉数,或有弄舌为辨证要点。

2. 现代运用

(1)口腔疾病:小儿鹅口疮、咽喉炎、口腔炎。

(2)面部疾病:青春期痤疮、湿疹。

（二）导赤散

1. 用方要点　本方适用于心经热盛证。临床当以心胸烦热,口舌生疮,或小便赤涩,舌红脉数为辨证要点。

2. 现代运用

(1)口腔疾病:疱疹性口腔炎、小儿鹅口疮、复发性口疮。

(2)泌尿系统疾病:泌尿道感染、淋病、尿路结石、尿潴留。

（3）感染性疾病：小儿手足口病、流行性腮腺炎、病毒性心肌炎。

（4）皮肤科疾病：荨麻疹、带状疱疹、斑丘疹、过敏性皮炎、药疹。

（5）妇科疾病：崩漏、带下病。

（6）男科疾病：慢性前列腺炎或精囊炎所致男性不育。

九、附方

（一）泻黄散附方

清热泻脾散（《医宗金鉴》）：鹅口白屑满舌口，心脾蕴热本胎原，清热泻脾搽保命，少迟糜烂治难痊。

注：鹅口者，白屑生满口舌，如鹅之口也。由在胎中受母饮食热毒之气蕴于心脾二经，故生后遂发于口舌之间。治法以清热泻脾散主之，外用发蘸井水拭口，搽以保命散，日敷二三次，白退自安。倘治之稍迟，必口舌糜烂，吮乳不得，则难痊矣。

山栀炒　石膏煅　黄连姜炒　生地　黄芩　赤苓

引用灯心，水煎服。

按：本方具有清热解毒泻火功效。主治鹅口疮，见口腔黏膜白屑多，面赤唇红，烦躁不宁，吮乳啼哭，大便秘结，小便短赤，舌红苔黄而腻，脉滑数。

（二）导赤散附方

清心莲子饮（《太平惠民和剂局方》）：治心中蓄积，时常烦躁，因而思虑劳力，忧愁抑郁，是致小便白浊，或有沙膜，夜梦走泄，遗沥涩痛，便赤如血，或因酒色过度，上盛下虚，心火炎上，肺金受克，口舌干燥，渐成消渴，睡卧不安，四肢倦怠，男子五淋，妇人带下赤白；及病后气不收敛，阳浮于外，五心烦热。药性温平，不冷不热，常服清心养神，秘精补虚，滋润肠胃，调顺血气。

黄芩　麦门冬去心　地骨皮　车前子　甘草炙,各半两　石莲肉去心　白伏苓　黄芪蜜炙　人参各七钱半

上到散，每三钱，麦门冬十粒，水一盏半，煎取八分，去滓，水中沉冷，空心食前服。发热，加柴胡、薄荷煎。（现代用法：水煎服，用量按原方比例酌减）

按：本方具有清心火，益气阴，止淋浊之功效。主治心火偏旺，气阴两虚，湿热下注之证。症见：遗精淋浊，血崩带下，遇劳则发；或肾阴不足，口舌干燥，烦躁发热。

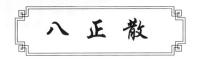

八 正 散

一、原方

八正散(《太平惠民和剂局方》):治大人、小儿心经邪热,一切蕴毒,咽干口燥,大渴引饮,心忪面热,烦躁不宁,目赤睛疼,唇焦鼻衄,口舌生疮,咽喉肿痛。又治小便赤涩,或癃闭不通,及热淋、血淋,并宜服之。

大黄面裹,煨,去面,切,焙 车前子 瞿麦 萹蓄亦名萹竹 滑石 山栀子仁 甘草炙 木通各一斤

上为散,每服二钱,水一盏,入灯心,煎至七分,去滓,温服,食后临卧。小儿量力少少与之。

二、原方加减金鉴

泌尿系结石、泌尿系感染

主症:腰痛,尿频、尿急、尿痛或伴发热。辅助检查:泌尿彩超示泌尿系结石(直径小于1cm者)。

主方:通草7g,车前子15g(包煎),萹蓄20g,瞿麦20g,生大黄5g(后下),滑石25g(包煎),栀子15g,灯心草5g。

加减变化:

1. 腰痛者,加补骨脂10g、杜仲15g、延胡索15g。

2. 泌尿系结石者,加海金沙15g(包煎)、金钱草20g、生鸡内金15g、冬葵子15g、莪术7g。

3. 血尿者,加生地黄15g、小蓟15g、白茅根20g、藕节20g。

4. 乳糜尿、尿见乳白色者,加草薢15g、石菖蒲7g、乌药15g、益智仁20g。

5. 白带多者,加紫花地丁15g、土茯苓20g。

按:若服药后胃胀者,加广木香7g(后下)、陈皮15g、砂仁15g(后下)。

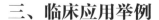

三、临床应用举例

（一）泌尿系结石

案 1：王某，男，26 岁。初诊：2000 年 10 月 28 日。

症状：腰痛牵涉小腹，纳寐可，二便可。辅助检查：泌尿系彩超示肾结石。

处方：通草 7g，车前子 15g（包煎），萹蓄 20g，瞿麦 20g，生大黄 5g（后下），滑石 25g（包煎），石韦 10g，冬葵子 20g，灯心草 5g，海金沙 15g（包煎），金钱草 30g，生鸡内金 15g，莪术 10g，川楝子 7g，炙甘草 15g，黄柏 10g，柴胡 15g。5 剂。

用法：每剂药物水煎至 450ml，每次 150ml，于早、晚饭后 10 分钟温服。

二诊：11 月 4 日。无腰痛。

处方：用 10 月 28 日方，5 剂，用法同前。

案 2：杨某，男，34 岁。初诊：2006 年 8 月 29 日。

症状：腰部绞痛，痛及小腹，纳寐可，二便可。辅助检查：彩超示左肾结石并积水。

处方：通草 7g，车前子 15g（包煎），萹蓄 20g，瞿麦 20g，生大黄 5g（后下），滑石 25g（包煎），栀子 15g，灯心草 5g，海金沙 15g（包煎），金钱草 15g，生鸡内金 15g，莪术 7g，延胡索 15g，补骨脂 10g，炒白芍 7g，炙黄芪 20g，石韦 15g，冬葵子 15g，炙甘草 15g。5 剂。

用法：每剂药物水煎至 450ml，每次 150ml，于早、晚饭后 10 分钟温服。

二诊：10 月 24 日。血尿。

处方：用 8 月 29 日方，去莪术，加小蓟 20g、白茅根 15g、仙鹤草 20g、藕节 20g、三七粉 6g（分 3 次冲服），5 剂，用法同前。

三诊：11 月 4 日。腰部绞痛减轻。

处方：用 10 月 24 日方，5 剂，用法同前。

四诊：11 月 14 日。腰部绞痛减轻，有血尿。

处方：用 8 月 29 日方，去冬葵子、石韦，加三七粉 4.5g（分 3 次冲服）、血余炭 15g、阿胶 10g（烊化），5 剂，用法同前。

辅助检查：肾脏彩超示结石消失。

案 3：杨某，男，43 岁。初诊：2009 年 3 月 7 日。

症状：血尿 10 天，腰痛，纳寐可，大便可。辅助检查：泌尿系彩超示双肾结石（左 0.4cm×0.33cm，右 0.3cm×0.3cm）及输尿管结石（1.0cm×0.7cm）。

处方：通草 5g，车前子 15g（包煎），萹蓄 20g，瞿麦 20g，生大黄 5g（后下），滑石 25g(包煎),栀子 15g,白茅根 15g,小蓟 15g,石韦 20g,冬葵子 15g,灯心草 5g,海金沙 15g(包煎),金钱草 15g,生鸡内金 15g,莪术 7g,穿山甲 5g,炙黄芪 20g,炙甘草 15g。5 剂。

用法：每剂药物水煎至 450ml,每次 150ml,于早、晚饭后 10 分钟温服。

二诊：3 月 14 日。服药后偶有腰痛,无尿血。

处方：用 3 月 7 日方,5 剂,用法同前。

后随访,患者于用药后复查彩超,示结石消失。

案 4：白某,女,59 岁。初诊：**2012 年 6 月 25 日。**

症状：左侧腰痛,尿频尿急,无尿痛,无发热,纳寐可,大便可。辅助检查：双肾彩超示左肾下极结石 0.5cm,左肾积液。

处方：通草 7g,车前子 15g(包煎),萹蓄 15g,瞿麦 15g,滑石 25g(包煎),栀子 15g,生大黄 5g(后下),灯心草 7g,金钱草 20g,海金沙 20g(包煎),生鸡内金 15g,石韦 20g,冬葵子 15g,小蓟 20g,白茅根 20g,连翘 15g,炙甘草 15g。5 剂。

用法：每剂药物水煎至 450ml,每次 150ml,于早、晚饭后 10 分钟温服。

二诊：7 月 2 日。左侧腰痛好转,无尿频尿急。

处方：用 6 月 25 日方,5 剂,用法同前。

三诊：7 月 9 日。偶有左侧腰痛,无尿频尿急。

处方：用 7 月 2 日方,5 剂,用法同前。

四诊：7 月 16 日。腰痛消失,排尿时有异物排出。辅助检查：双肾彩超示左肾无结石。此后随诊无复发。

案 5：李某,女,60 岁。初诊：**2017 年 3 月 22 日。**

症状：腰痛,胸闷,气短,小腹坠痛,外阴疼痛,纳寐可,二便可。辅助检查：泌尿系彩超示双肾结石。

处方：通草 7g,车前子 15g(包煎),萹蓄 20g,瞿麦 20g,生大黄 5g(后下),滑石 25g(包煎),栀子 15g,金钱草 15g,海金沙 15g(包煎),生鸡内金 15g,干姜 15g,小茴香 15g,小蓟 20g,白茅根 20g,仙鹤草 20g,石韦 15g,广木香 7g(后下),陈皮 15g,砂仁 15g(后下),延胡索 15g,炙甘草 15g。5 剂。

用法：每剂药物水煎至 450ml,每次 150ml,于早、晚饭后 10 分钟温服。

二诊：3 月 29 日。诸症好转,伴白带量多。

处方：用 3 月 22 日方,加紫花地丁 15g、土茯苓 20g,5 剂,用法同前。

三诊：4 月 5 日。腰痛消失,排尿时有异物排出。辅助检查：双肾彩超示双肾无结石。此后随诊无复发。

案 6：马某,男,48 岁。初诊：2016 年 9 月 18 日。

症状：腰痛,小腹坠痛,乏力,纳寐可,二便可。辅助检查：泌尿系彩超示双肾结石。

处方：通草 7g,车前子 15g(包煎),萹蓄 20g,瞿麦 20g,生大黄 5g(后下),滑石 25g(包煎),石韦 10g,紫花地丁 15g,土茯苓 20g,冬葵子 10g,灯心草 7g,海金沙 15g(包煎),金钱草 15g,生鸡内金 15g,小蓟 20g,白茅根 20g,炙甘草 15g,黄柏 7g,广木香 7g(后下),砂仁 15g(后下)。7 剂。

用法：日 1 剂,水煎至 450ml,每次 150ml,于早、晚饭后 10 分钟温服。7 剂而愈。

(二)泌尿系感染

案 1：史某,女,45 岁。初诊：1999 年 3 月 23 日。

症状：尿频尿急,尿少热痛,小腹坠痛,腰痛,纳寐可,大便可。

处方：通草 7g,车前子 15g(包煎),萹蓄 15g,瞿麦 15g,生大黄 5g(后下),滑石 25g(包煎),黄柏 10g,栀子 15g,灯心草 15g,香附 15g,炒白芍 20g,砂仁 15g(后下),青皮 15g,柴胡 15g,生鸡内金 15g,金钱草 15g,炙甘草 15g。5 剂。

用法：每剂药物水煎至 450ml,每次 150ml,于早、晚饭后 10 分钟温服。

二诊：3 月 30 日。尿频尿急、尿少热痛、小腹坠痛、腰痛明显改善,胃部不适。

处方：用 3 月 23 日方,去生大黄,加延胡索 15g,5 剂,用法同前,服药而愈。

案 2：冷某,女,24 岁。初诊：1999 年 3 月 30 日。

症状：尿道灼热疼痛,小腹胀痛,纳寐可,大便可。诊断：膀胱炎。

处方：通草 7g,车前子 20g(包煎),萹蓄 20g,瞿麦 20g,生大黄 5g(后下),滑石 25g(包煎),黄柏 10g,栀子 15g,炒白芍 20g,蒲公英 20g,紫花地丁 20g,小蓟 15g,生地黄 15g,当归 15g,竹叶 15g,砂仁 15g(后下),炙甘草 15g。5 剂。

用法：每剂药物水煎至 450ml,每次 150ml,于早、晚饭后 10 分钟温服。

二诊：4 月 13 日。上述症状本已好转,又因受累而发。查体：膀胱、阑尾区压痛。

处方：用 3 月 30 日方,去竹叶,加牡丹皮 15g、桃仁 15g,用法同前,5 剂而愈。

案 3：权某,男,38 岁。初诊：1999 年 5 月 25 日。

症状：尿频尿急,伴有分泌物,腰腿酸软,乏力困倦,纳寐尚可,大便可。

处方：通草 7g,车前子 15g(包煎),萹蓄 20g,瞿麦 20g,生大黄 5g(后下),滑石 25g(包煎),黄柏 10g,栀子 15g,炒白芍 15g,蒲公英 15g,紫花地丁 15g,萆薢 20g,生地黄 15g,土茯苓 20g,石韦 15g,冬葵子 15g,灯心草 15g,鱼腥草

20g,炙甘草 15g。5 剂。

用法：每剂药物水煎至 450ml,每次 150ml,于早、晚饭后 10 分钟温服。

二诊：6 月 1 日。尿频尿急好转,腰仍痛,小腹胀,无困倦。

处方：用 5 月 25 日方,去栀子、石韦、冬葵子,加补骨脂 10g、砂仁 15g(后下),5 剂,用法同前。

三诊：6 月 15 日。尿频尿急消失,偶有腰痛,无小腹胀,无困倦。

处方：用 6 月 1 日方,用法同前,5 剂而愈。

案 4：陆某,女,41 岁。初诊：**1999 年 8 月 14 日**。

症状：尿频尿急,尿道灼热,余沥不尽,伴小腹胀痛,腰痛,咳嗽,无发热,纳寐尚可,大便可。

处方：通草 7g,车前子 15g(包煎),萹蓄 20g,瞿麦 20g,生大黄 5g(后下),滑石 25g(包煎),黄柏 15g,栀子 20g,灯心草 15g,炒白芍 10g,蒲公英 20g,紫花地丁 20g,小蓟 15g,白茅根 20g,瓜蒌 15g,蜜百部 15g,紫苏子 15g,桔梗 15g,炙甘草 15g。5 剂。

用法：每剂药物水煎至 450ml,每次 150ml,于早、晚饭后 10 分钟温服。

二诊：8 月 21 日。诸症略有好转,仍有咳嗽。

处方：用 8 月 14 日方,去白茅根,5 剂,用法同前。

三诊：8 月 28 日。尿频尿急、尿道灼热明显减轻,无腰痛、咳嗽、小腹胀痛,低热。查体：体温 37℃。

处方：用 8 月 14 日方,去小蓟、瓜蒌、蜜百部、紫苏子、桔梗,加土茯苓 20g、鱼腥草 20g,改白茅根为 30g,用法同前,5 剂而愈。

案 5：殷某,男,74 岁。初诊：**2008 年 5 月 6 日**。

症状：尿频尿急,尿不尽,尿道灼痛,尿血,纳寐可,大便可,大便后肛门热痛。辅助检查：尿常规示尿潜血(+++);彩超示右肾盂囊肿,左肾为马蹄肾,膀胱壁强回声,前列腺增生。

处方：通草 7g,车前子 15g(包煎),萹蓄 15g,瞿麦 15g,生大黄 5g(后下),滑石 25g(包煎),栀子 15g,灯心草 5g,小蓟 20g,阿胶 10g(烊化),白茅根 15g,石韦 20g,槐花 20g,仙鹤草 20g,藕节 20g,三七粉 4.5g(分 3 次冲服),黄柏 7g,紫花地丁 10g,炙甘草 15g。3 剂。

用法：每剂药物水煎至 450ml,每次 150ml,于早、晚饭后 10 分钟温服。

二诊：5 月 11 日。尿频尿急,尿不尽,尿道灼痛,大便后肛门热痛等症状好转。无肉眼血尿。

处方：用 5 月 6 日方,4 剂,用法同前。服药而愈。

案 6: 辛某, 男, 36 岁。初诊: 2008 年 6 月 19 日。

症状: 尿频尿急, 尿痛, 尿混浊, 小腹不适, 胃胀, 纳欠佳, 寐可, 大便可。

处方: 通草 5g, 车前子 15g(包煎), 萹蓄 20g, 瞿麦 20g, 生大黄 5g(后下), 滑石 25g(包煎), 黄柏 7g, 栀子 15g, 灯心草 5g, 紫花地丁 10g, 香附 15g, 砂仁 15g(后下), 陈皮 15g, 草薢 10g, 土茯苓 20g, 补骨脂 10g, 杜仲 15g, 延胡索 15g, 炙甘草 15g。5 剂。

用法: 日 1 剂, 水煎至 450ml, 每次 150ml, 于早、晚饭后 10 分钟温服, 5 剂而愈。

四、方论选录

吴谦: "通调水道, 下输膀胱, 三焦之职也。受藏津液, 气化能出, 膀胱之职也。若水道不输, 则内蓄喘胀, 外泛肤肿, 三焦之病也。若受藏不化, 则诸淋涩通, 癃闭不通, 膀胱之病也。……膀胱气热, 壅结不行, 则约而不出, 淋涩癃闭之病生, 八正、五淋散证也。此不全关乎气化, 而又关乎虚寒、实热之为病也。八正、五淋皆治淋涩癃闭之药, 而不无轻重之别。轻者, 有热未结, 虽见淋涩尿赤、豆汁、沙石、膏血、癃闭之证, 但其痛则轻, 其病不急, 宜用五淋散单清水道。故以栀、苓清热而输水, 归、芍益阴而化阳, 复佐以甘草调其阴阳, 而用梢者, 意在前阴也。重者, 热已结实, 不但痛甚势急, 而且大便亦不通矣, 宜用八正散兼泻二阴, 故于群走前阴药中, 加大黄直攻后窍也。丹溪方加木香者, 其意亦以气化者欤。"(《删补名医方论》)

张秉成: "夫淋之为病, 虽有多端, 其辨别不过虚实两途。若有邪而实者, 其来必痛。或湿热, 或瘀血, 有邪证、邪脉可据者, 悉从膀胱溺道而来; 若不痛而属虚者, 由肾脏精道而来。盖前阴虽一, 内有两窍, 一为溺窍, 一为精窍。故淋之一证, 无不出于肾与膀胱也。然膀胱一腑, 有下口而无上口, 其水皆从大小肠之分别清浊, 而下渗为溺, 则知湿浊瘀血, 亦由此处而渗入膀胱为病焉。……以上诸药, 或清心而下降, 或导浊以分消, 自然痛可止, 热可蠲。湿热之邪, 尽从溺道而出矣。"(《成方便读》)

汪昂: "此手足太阳手少阳药也。木通、灯草, 清肺热而降心火, 肺为气化之源, 心为小肠之合也。车前清肝热而通膀胱, 肝脉络于阴器, 膀胱津液之府也。瞿麦、萹蓄, 降火通淋, 此皆利湿而兼泻热者也。滑石利窍散结, 栀子、大黄苦寒下行, 此皆泻热而兼利湿者也。甘草合滑石为六一散, 用梢者, 取其径达茎中, 甘能缓痛也。虽治下焦而不专于治下, 必三焦通利, 水乃下行也。"(《医方集解》)

五、原方方歌与趣味记忆

【方歌】八正木通与车前,萹蓄大黄滑石研;

　　　　草梢瞿麦兼栀子,煎加灯草痛淋蠲。

【趣味记忆】"六一"聚黄山,等车通宿。

【对照】　　"六一"瞿黄山,灯车通蓄。

注:"六一"即滑石、甘草。

六、原方证治方解

【证治分析】

湿热淋证

小便混赤,溺时涩痛,淋漓不畅,甚或癃闭不通——湿热蕴于下焦,结于膀胱

小腹急满——湿蕴气滞

口燥咽干——热重于湿,邪热上炎

苔黄腻,脉滑数——湿热蕴结之体征

湿热蕴于下焦　结于膀胱

【方解】

清热泻火　利水通淋

君——木通、滑石、萹蓄、瞿麦、车前子——清热利湿,利水通淋

臣——栀子——清泻三焦湿热,使湿热从小便而出

佐——大黄——泄热降火,使瘀热从大便而泄

　　　甘草——调和诸药,止茎中通

使——灯心草——导热下行

七、现代药理研究

1. **抑菌作用**　八正散对金黄色葡萄球菌、大肠杆菌、变形杆菌、甲型副伤寒杆菌、福氏痢疾杆菌等有明显抑制作用。

2. **抗结石作用**　八正散加味可抑制晶体聚集、防止草酸钙结石形成。

八、一般临床运用

1. **用方要点**　本方为治热淋常用方。凡属湿热下注,小便淋沥不畅,尿频涩痛,甚或癃闭不通,小腹胀满,证属实热者,皆以本方为主治之。以尿频涩

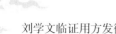

痛,舌红苔黄,脉数实为辨证要点。

2. 现代运用

(1)泌尿系感染:膀胱炎、尿道炎、急性肾盂肾炎。

(2)泌尿系结石:肾结石、输尿管结石。

(3)其他:痛风、乳糜尿。

九、附方

石韦散(《证治汇补》)

石韦 冬葵子 瞿麦 滑石 车前

按:原方无用量用法,据现代临床应用,可参考下述用量用法。石韦 12g、冬葵子 9g、瞿麦 9g、滑石 15g、车前子 12g,共为细末,每服 9g,温水送下。本方具有清热利湿,通淋排石之功效。主治石淋,小便淋漓涩痛,少腹拘急,尿中或见砂石,或排尿突然中断等。现代临床多用于治疗泌尿系结石。

木通散(《医宗金鉴》)

车前子 萹蓄 瞿麦 木通 赤苓 山栀 滑石飞 黄芩 生甘草 大黄
引用灯心,水煎服。或入薄荷同煎。

按:本方具有清热泻水,利水通淋功效。主治新生儿胎热过盛,壅结于膀胱所致的小便不通之证。

香砂六君子汤

一、原方

香砂六君子汤(《古今名医方论》):治气虚肿满,痰饮结聚,脾胃不和,变生诸症者。

人参一钱　白术二钱　茯苓二钱　甘草七分　陈皮八分　半夏一钱　砂仁八分　木香七分

上,生姜二钱,水煎服。

二、原方加减金鉴

胃脘痛(浅表性胃炎、糜烂性胃炎、萎缩性胃炎)

主症:胃胀,打嗝,胃怕凉,或反酸,或烧心,大便不成形或成形。辅助检查:胃镜示胃黏膜充血、水肿,呈淡红色,可伴有点状出血或糜烂;或胃黏膜变薄,黏膜腺体减少或消失等。

主方:党参 20g,炒白术 15g,茯苓 15g,广木香 7g(后下),陈皮 15g,砂仁 15g(后下),檀香 5g(后下)。

加减变化:

1. 胃痛者,加川楝子 7g、延胡索 15g、郁金 10g。

2. 平素大便溏者,改炒白术为 20g,加山药 20g、苍术 15g。

3. 失眠者,加炒酸枣仁 30g、首乌藤 20g。

4. 胃胀明显者,加香附 10g、枳壳 15g、厚朴 15g。

5. 倦怠乏力者,加炙黄芪 20g。

6. 反酸、烧心者,加黄连 3g、紫花地丁 15g。

7. 口苦、口臭者,加藿香 15g(后下)、茵陈 10g。

8. 打嗝者,加柿蒂 10g。

按:川楝子用量为 5~7g,不宜长时间服用,肝功能异常者禁用。

三、临床应用举例

胃脘痛（浅表性胃炎、糜烂性胃炎、萎缩性胃炎）

案1：张某，男，48岁。初诊：**2009年5月31日。**

症状：胃胀，胃怕凉，消瘦，有时烧心，纳差，右胸部不适且餐后明显，乏力，倦怠，睡眠差，大便成形、日1次，便前腹痛，小便可。辅助检查：电子胃镜示浅表性胃炎。

处方：党参20g，炒白术15g，茯苓15g，炙黄芪20g，广木香7g（后下），砂仁15g（后下），陈皮15g，檀香5g（后下），香附15g，瓜蒌15g，川芎15g，延胡索15g，郁金10g，防风15g，炒酸枣仁30g，首乌藤20g，炙甘草15g。5剂。

用法：每剂药物水煎至450ml，每次150ml，于早、晚饭后10分钟温服。

二诊：6月9日。诸症好转。

处方：用5月31日方，5剂，用法同前。

三诊：6月22日。偶胸闷，便前无腹痛，便稍溏。

处方：用6月9日方，去防风，加当归15g、山药20g，用法同前。5剂而愈。

案2：李某，女，28岁。初诊：**2009年6月4日。**

症状：胃胀，胃怕凉，左上腹疼痛，纳差寐可，平素大便溏、呈黏液状，伴便前腹痛，小便可。

处方：党参20g，炒白术15g，茯苓15g，炙黄芪20g，广木香7g（后下），陈皮15g，砂仁15g（后下），檀香5g（后下），香附15g，延胡索15g，郁金10g，川楝子7g，防风15g，小茴香15g，草豆蔻10g（后下），炙甘草15g。3剂。

用法：每剂药物水煎至450ml，每次150ml，于早、晚饭后10分钟温服。

二诊：6月9日。便前无腹痛，仍胃胀，大便溏、呈黏液状。

处方：用6月4日方，去防风、郁金、川楝子，加山药20g，5剂，用法同前。

三诊：6月16日。胃胀消失，大便溏、呈黏液状等症状减轻，胃怕凉。

处方：用6月9日方，加干姜10g，5剂，用法同前。5剂诸症消失。

案3：信某，男，74岁。初诊：**2001年9月9日。**

症状：胃胀胃痛，打嗝烧心，纳差寐可，大便溏、1次/d，小便可。查体：剑突下压痛（+）。辅助检查：胃彩超示胃潴留；胃大面积黏膜不光滑；幽门反流；胃蠕动缓慢。心电图示左室高电压。

处方：党参15g，炒白术15g，茯苓20g，炙黄芪20g，广木香10g（后下），陈皮15g，砂仁15g（后下），檀香5g（后下），香附15g，延胡索15g，郁金15g，川楝子10g，连翘10g，瓜蒌15g，川芎15g，炙甘草15g。5剂。

用法：每剂药物水煎至 450ml，每次 150ml，于早、晚饭后 10 分钟温服。

二诊：9 月 16 日。服药后胃痛烧心已好，但仍胃胀。

处方：用 9 月 9 日方，5 剂，用法同前，服后痊愈。

案 4：高某，女，70 岁。初诊：**2011 年 2 月 17 日**。

症状：胃胀，吐酸，打嗝，烧心，纳差，寐可，大便溏、2~3 次 /d，小便可。查体：剑突下压痛(+)。

处方：党参 20g，炒白术 15g，茯苓 20g，广木香 7g(后下)，陈皮 15g，砂仁 15g(后下)，檀香 5g(后下)，黄连 5g，延胡索 15g，川楝子 7g，山药 20g，苍术 15g，川芎 15g，炙甘草 15g。5 剂。

用法：每剂药物水煎至 450ml，每次 150ml，于早、晚饭后 10 分钟温服。

复诊：2 月 24 日。服药后偶有胃胀，无吐酸、打嗝、烧心，仍有便溏。

处方：用 2 月 17 日方，加焦山楂 20g、诃子 10g，5 剂，用法同前，服后痊愈。

案 5：张某，女，60 岁。初诊：**2013 年 5 月 14 日**。

症见：胃胀烧心，打嗝，胃怕凉，偶有胃痛，纳差，寐可，大便溏、2~3 次 /d，大便前腹痛，小便可。

处方：党参 20g，炒白术 15g，茯苓 20g，广木香 7g(后下)，陈皮 15g，砂仁 15g(后下)，延胡索 15g，郁金 10g，黄连 5g，柿蒂 10g，干姜 15g，草豆蔻 10g(后下)，防风 15g，苍术 15g，山药 20g，炙甘草 15g。5 剂。

用法：每剂药物水煎至 450ml，每次 150ml，于早、晚饭后 10 分钟温服。

二诊：5 月 21 日。服药后胃胀烧心、打嗝均见好转，大便溏、2 次 /d。

处方：用 5 月 14 日方，去郁金，加白扁豆 15g、炒薏苡仁 20g、莲子肉 15g、石榴皮 15g，3 剂，用法同前。

三诊：5 月 25 日。失眠，乏力，头痛，烦躁易怒，偶胃胀，打嗝，大便略溏、1 次 /d。

处方：用 5 月 14 日方，去黄连、干姜、防风、草豆蔻，加石菖蒲 7g、远志 15g、炒酸枣仁 30g、首乌藤 20g、龙齿 25g(先煎)、合欢皮 15g、白芷 15g、栀子 15g，5 剂，用法同前。此后随访，诸症均好转。

案 6：项某，女，64 岁。初诊：**2012 年 3 月 29 日**。

症状：胃胀痛，打嗝吐酸，烧心纳差，寐可，二便可。

处方：党参 20g，炒白术 15g，茯苓 20g，广木香 7g(后下)，陈皮 15g，砂仁 15g(后下)，檀香 5g(后下)，川芎 15g，延胡索 15g，郁金 10g，川楝子 7g，黄连 5g，炙甘草 15g。5 剂。

用法：每剂药物水煎至 450ml，每次 150ml，于早、晚饭后 10 分钟温服。

二诊：4月5日。胃胀痛、打嗝、烧心、吐酸均减轻，大便溏。

处方：用3月29日方，加山药20g，3剂，用法同前。

三诊：4月10日。胃胀痛、打嗝、烧心、吐酸均明显减轻，仍便溏。

处方：用4月5日方，加苍术15g，5剂，用法同前。

四诊：4月17日。诸症均消失，近几日进食甜点后烧心。

处方：用4月10日方，加紫花地丁10g，用法同前。5剂而愈。

案7：李某，女，55岁。初诊：2012年3月27日。

症状：胃胀烧心，胁痛多年，眠差，大便1次/d，易腹泻。

处方：党参20g，炒白术15g，茯苓20g，广木香7g（后下），陈皮15g，砂仁15g（后下），檀香5g（后下），延胡索15g，郁金10g，川楝子7g，黄连5g，炒酸枣仁20g，首乌藤20g，山药20g，炙甘草15g。3剂。

用法：每剂药物水煎至450ml，每次150ml，于早、晚饭后10分钟温服。

二诊：3月31日。诸症好转，不烧心，但口苦。

处方：用3月27日方，去黄连，加茵陈10g，5剂，用法同前。

三诊：4月17日。因饮食不慎，见胃胀痛、怕凉、烧心。

处方：用3月27日方，加草豆蔻10g（后下）、川芎15g，5剂，用法同前。

四诊：5月10日。偶有胃胀痛，烧心。

处方：用3月27日方，5剂，用法同前。此后随访，诸症好转，未再发病。

案8：金某，女，39岁。初诊：2021年6月29日。

症状：胃胀纳差，口臭呃逆，烦躁易怒，乏力，寐可，大便干燥、2~3次/d，小便可。

处方：党参20g，炒白术15g，茯苓20g，广木香7g（后下），陈皮15g，砂仁15g（后下），延胡索15g，郁金10g，当归15g，炒白芍7g，柴胡15g，乌药15g，栀子15g，炙甘草15g。5剂。

用法：每剂药物水煎至450ml，每次150ml，于早、晚饭后10分钟温服。

二诊：7月6日。诸症好转。

处方：用6月29日方，5剂，用法同前。此后随访，诸症好转，未再发病。

四、方论选录

陈念祖："胃气为生人之本，参、术、苓、草从容和缓，补中宫土气，达于上下四旁，而五脏六腑皆以受气，故一切虚证皆以此方为主。若加陈皮，则有行滞进食之效；再加半夏，即有除痰宽胀之功；再加木香、砂仁，则行气之药多于补守，凡肿满、痰饮、结聚等证，无不速除，此犹人所易知也。"（《时

方歌括》)

五、原方方歌与趣味记忆

【方歌】四君子汤中和义,参术茯苓甘草比;

益以夏陈名六君,祛痰补益气虚饵;

除去半夏名异功,或加香砂胃寒使。

【趣味记忆】白下臣想杀老夫人。

【对照】　　白夏陈香砂老茯人。

六、原方证治方解

【证治分析】

脾胃气虚,痰阻气滞证

面色苍白,气短乏力,食少便溏——脾胃虚弱,气血生化不足,湿浊内生

呕吐痞闷,脘腹胀痛——痰阻气滞

脾胃气虚

【方解】

益气健脾

君——人参——甘温益气,健脾养胃

臣——白术、茯苓——健脾祛湿

佐——陈皮、半夏——利肺金逆气,疏脾土湿气

木香、砂仁——行三焦滞气,通脾肾元气

使——甘草——甘温,益气和中,调和诸药

七、现代药理研究

1. **对消化系统的作用**　香砂六君子汤可促进胃排空并对抗组胺,促进胃液分泌并提高酸度,增加胃黏膜 PGE_2 含量,防止胃黏膜损伤。

2. **对免疫球蛋白、红细胞、激素等的调节作用**　香砂六君子汤可提高血清球蛋白、白蛋白、胆碱酯酶、淀粉酶含量及葡萄糖耐量,提高血红蛋白水平和网织红细胞计数,兴奋和调节肾上腺皮质及甲状腺功能。

3. **提高免疫作用**　香砂六君子汤可增强机体细胞的免疫功能。

八、一般临床运用

1. **用方要点**　本方是治脾胃气虚、痰阻气滞所致之证的方剂,以脘腹胀

满痛、呕吐痞闷、不思饮食、舌淡苔白腻为辨证要点。

2. 现代运用

(1)消化系统疾病:胆汁反流性胃炎、胃溃疡、十二指肠溃疡、慢性胃炎、胃下垂、胃肠功能紊乱、肝硬化。

(2)呼吸系统疾病:支气管扩张、慢性支气管炎。

(3)内分泌系统疾病:糖尿病、自主神经功能紊乱性肠病。

(4)泌尿系统疾病:肾性贫血、慢性肾炎、氮质血症、乳糜尿。

(5)其他:慢性复发性口腔溃疡、妊娠恶阻、术后体虚。

九、附方

白术散(《小儿药证直诀》):治脾胃久虚,呕吐泄泻,频作不止,精液苦竭,烦渴躁,但欲饮水,乳食不进,羸瘦困劣,因而失治,变成惊痫,不论阴阳虚实,并宜服。

人参切去头,二钱五分　白茯苓五钱　白术五钱,炒　藿香叶五钱　木香二钱　甘草一钱　葛根五钱,渴者加至一两

上咬咀,每服三钱,水煎。热甚发渴,去木香。

按:本方具有补元阳、生津液、健脾益气之功效。主治小儿脾胃久虚之证。

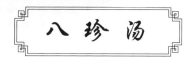

一、原方

八珍汤(《薛氏医案》):治伤损等症,失血过多,或因克伐,血气耗损,恶寒发热,烦躁作渴等症。

人参 白术 白茯苓 白芍药 当归 熟地黄 川芎各一钱 甘草炙,五分

上,姜枣水煎服。

二、原方加减金鉴

(一) 贫血

主症:面色萎黄或面色苍白,唇、舌、指甲色淡,气短懒言,神疲乏力,饮食减少,可伴头晕,注意力不集中,记忆力减退,机体免疫功能低下。辅助检查:血常规示血红蛋白浓度下降或红细胞数量减少。

主方:人参 10g,炙黄芪 20g,茯苓 20g,炒白术 20g,熟地黄 15g,川芎 15g,炒白芍 7g,当归 15g,炙甘草 15g,花生衣 10g,鸡血藤 10g。

加减变化:

1. 贫血严重者,加阿胶 15g(烊化)。

2. 胃胀、纳差者,加广木香 7g(后下)、陈皮 15g、砂仁 15g(后下)。

3. 胃痛者,加延胡索 15g、川楝子 7g。

4. 心情不佳、烦躁易怒者,加柴胡 15g、栀子 15g。

5. 前额头痛者,加白芷 15g。

6. 腰膝酸软、乏力,怕冷者,加补骨脂 10g、杜仲 15g、肉桂 7g、怀牛膝 10g。

7. 脱发者,加制何首乌 10g、菟丝子 15g、枸杞子 15g。

8. 大便溏薄者,加山药 20g、苍术 10~15g。

按:

1. 饮食上,适当增加含铁丰富的食物,如瘦肉、血制品、动物肝、蛋黄等,以增加铁的摄取量。

2. 日常生活中需要注意劳逸结合,不可劳累过度,保证足够睡眠时间。

3. 保持舒适心情。

(二) 疲劳综合征

主症:面色萎黄或面色㿠白,气短懒言,语声低微,肢体无力,头昏神疲,可伴饮食减少,胃脘不舒,心悸气短,健忘失眠,自汗盗汗,心烦易怒。

主方:人参 10g,炙黄芪 20g,茯苓 20g,炒白术 20g,熟地黄 15g,川芎 15g,炒白芍 7g,当归 15g,炙甘草 15g,广木香 7g(后下),陈皮 15g,砂仁 15g(后下)。

加减变化:

1. 汗多者,加麻黄根 15g、浮小麦 20g。

2. 心烦易怒者,加柴胡 15g、栀子 15g。

3. 大便干者,加肉苁蓉 15g、槐花 15g、黑芝麻 15g、制何首乌 10g。

4. 大便溏薄者,加山药 20g、苍术 10~15g。

5. 口干者,加石斛 15g、知母 15g、天花粉 15g。

6. 项强者,加葛根 15g、羌活 15g。

7. 腰膝酸软乏力、怕冷者,加补骨脂 10g、杜仲 15g。

(三) 产后缺乳

主症:产后乳少,甚或全无,乳汁清稀,面色少华,头晕目眩,神疲食少,偶有情志抑郁不乐,胸胁胀闷。

主方:人参 10g,炙黄芪 20g,茯苓 20g,炒白术 20g,熟地黄 15g,川芎 15g,炒白芍 7g,当归 15g,炙甘草 15g,漏芦 10g,路路通 15g,通草 7g,王不留行 10g。

加减变化:

1. 睡眠差者,加炒酸枣仁 20g、首乌藤 20g。

2. 食少或胃胀且大便正常者,加广木香 7g(后下)、陈皮 15g、砂仁 15g(后下)。

3. 食少或胃胀且大便干者,加香附 15g、陈皮 15g、砂仁 15g(后下)。

4. 情志抑郁者,加柴胡 15g、栀子 15g。

按:

1. 人参不利于睡眠改善,临证中常用党参代替。

2. 产后缺乳调理,注意:①饮食荤素搭配。②多喝汤水,饮食清淡。如鲫鱼汤、花生猪蹄汤、鸡汤等,可以使乳汁旺盛。需要注意,煮汤后去掉浮油,避免油腻。低盐饮食,清淡为宜。③保持情绪乐观,心情舒畅。

三、临床应用举例

(一) 贫血

案 1: 付某,女,36 岁。初诊:**2013 年 11 月 22 日**。

症状: 面色少华,周身乏力,月经量多,经后神疲乏力更甚,腰痛,脱发,寐差易醒,纳可,二便可。辅助检查:血常规示血红蛋白 88g/L。

处方: 党参 20g,炙黄芪 20g,茯苓 20g,炒白术 15g,熟地黄 15g,川芎 15g,炒白芍 7g,当归 15g,肉桂 7g,花生衣 10g,鸡血藤 10g,阿胶 15g(烊化),制何首乌 10g,菟丝子 15g,补骨脂 10g,首乌藤 20g,杜仲 15g,枸杞子 15g,炙甘草 15g。5 剂。

用法: 每剂药物水煎至 450ml,每次 150ml,于早、晚饭后 10 分钟温服。

二诊: 12 月 4 日。疲乏,腰痛、脱发稍缓解。

处方: 用 11 月 22 日方,5 剂,用法同前。

三诊: 12 月 13 日。诸症好转,仍周身乏力。

处方: 用 11 月 22 日方,去党参,加人参 10g,5 剂,用法同前。

案 2: 杨某,女,31 岁。初诊:**2014 年 8 月 15 日**。

症状: 面色苍白 1 年,四肢倦怠,气短懒言,纳寐差,二便正常。辅助检查:血常规示血红蛋白 72g/L。

处方: 熟地黄 15g,川芎 15g,当归 15g,党参 20g,炙黄芪 20g,茯苓 20g,炒白术 20g,炒白芍 7g,花生衣 10g,鸡血藤 10g,阿胶 15g(烊化),肉桂 7g,广木香 7g(后下),陈皮 15g,砂仁 15g(后下),首乌藤 20g,炙甘草 15g。5 剂。

用法: 每剂药物水煎至 450ml,每次 150ml,于早、晚饭后 10 分钟温服。

二诊: 8 月 22 日。周身乏力、纳差稍缓解。

处方: 用 8 月 15 日方,5 剂,用法同前。

三诊: 8 月 29 日。面色苍白,四肢倦怠,气短懒言好转,寐可。

处方: 用 8 月 15 日方,去首乌藤,5 剂,用法同前。

案 3: 邸某,女,42 岁。初诊:**2015 年 9 月 16 日**。

症状: 面色萎黄,精神不振,口唇发白,怕冷乏力,心烦易怒,腰膝酸软,纳差,寐可,大便溏,小便可。辅助检查:血常规示血红蛋白 90g/L。

处方: 人参 10g,炙黄芪 20g,花生衣 10g,炒白芍 7g,当归 15g,鸡血藤 10g,阿胶 15g(烊化),茯苓 20g,炒白术 20g,熟地黄 15g,川芎 15g,广木香 7g

(后下),陈皮 15g,砂仁 15g(后下),柴胡 15g,栀子 15g,炙甘草 15g。5 剂。

用法：每剂药物水煎至 450ml,每次 150ml,于早、晚饭后 10 分钟温服。

二诊：9 月 23 日。纳差、便溏缓解,心烦易怒减轻,仍小腹冷、腰膝酸软。

处方：用 9 月 16 日方,加小茴香 15g、干姜 15g、补骨脂 10g、杜仲 15g,5 剂,用法同前。

三诊：9 月 30 日。面色萎黄、口唇发白、怕冷乏力、心烦易怒、腰膝酸软均较前改善。

处方：用 9 月 23 日方,5 剂,用法同前。

四诊：10 月 9 日。诸症好转。辅助检查:血常规正常。

处方：用 9 月 23 日方,3 剂,用法同前,以巩固疗效。

案 4：徐某,女,43 岁。初诊：2015 年 9 月 30 日。

症状：神疲乏力半年,伴腰膝酸痛,晨起眼睑水肿,偶有头痛,胃胀纳差,寐可,二便可。辅助检查:血常规示血红蛋白 80g/L。

处方：熟地黄 15g,川芎 15g,炒白芍 7g,当归 15g,肉桂 7g,花生衣 10g,人参 10g,炙黄芪 20g,茯苓 15g,炒白术 15g 鸡血藤 10g,阿胶 15g(烊化),广木香 7g(后下),陈皮 15g,车前子 15g(包煎),白芷 15g,炙甘草 15g。7 剂。

用法：每剂药物水煎至 450ml,每次 150ml,于早、晚饭后 10 分钟温服。

二诊：10 月 9 日。神疲乏力缓解,仍腰膝酸痛、胃胀痛。

处方：用 9 月 30 日方,加延胡索 15g、川楝子 7g、补骨脂 10g、杜仲 15g,7 剂,用法同前。

三诊：10 月 16 日。诸症好转,无头痛,眼睑不肿。辅助检查:血常规正常。

处方：用 10 月 9 日方,去川楝子、白芷、延胡索、车前子,5 剂,用法同前,以巩固疗效。

案 5：殷某,女,27 岁。初诊：2015 年 10 月 26 日。

症状：面黄肢倦,食欲欠佳,手足心热,偶小腹凉痛,寐差,二便正常。辅助检查:血常规示血红蛋白 88g/L。

处方：茯苓 15g,炒白术 15g,熟地黄 15g,川芎 15g,人参 10g,炙黄芪 20g,花生衣 10g,鸡血藤 10g,阿胶 15g(烊化),炒白芍 7g,当归 15g,肉桂 7g,山药 20g,丹参 10g,银柴胡 15g,首乌藤 20g,炙甘草 15g。5 剂。

用法：每剂药物水煎至 450ml,每次 150ml,于早、晚饭后 10 分钟温服。

二诊：11 月 4 日。肢倦乏力及食欲稍转好,仍小腹凉痛。

处方：用 10 月 26 日方,加延胡索 15g、柴胡 15g、小茴香 15g、干姜 15g,10

剂,用法同前。

　　三诊:11月20日。诸症好转,腹痛减轻,仍小腹凉,胃胀。

　　处方:用11月4日方,去延胡索、柴胡、丹参,加广木香7g(后下),5剂,用法同前,以巩固疗效。

　　案6:金某,男,69岁。初诊:2018年9月21日。

　　症状:贫血4个月,周身乏力,腰膝酸软,纳寐差,二便正常。辅助检查:血常规示血红蛋白78g/L。

　　处方:党参20g,炙黄芪20g,熟地黄15g,川芎15g,炒白芍7g,当归15g,肉桂7g,花生衣10g,茯苓20g,炒白术15g,鸡血藤10g,广木香7g(后下),陈皮15g,阿胶15g(烊化),佛手15g,炙甘草15g。5剂。

　　用法:每剂药物水煎至450ml,每次150ml,于早、晚饭后10分钟温服。

　　二诊:9月28日。周身乏力、食欲不佳缓解,仍腰膝酸软,寐差易醒。

　　处方:用9月21日方,加首乌藤20g、补骨脂10g、杜仲15g,7剂,用法同前。

　　三诊:10月8日。诸症好转。辅助检查:血常规示血红蛋白105g/L。

　　处方:用9月28日方,5剂,用法同前。

　　(二) 疲劳综合征

　　案1:王某,女,45岁。初诊:2013年11月29日。

　　症状:面色萎黄,倦怠乏力2个月,胃胀痛,纳差寐可,大便干、2~3日一行,甚至出现球便。小便可。辅助检查:血常规正常。

　　处方:人参10g,炙黄芪20g,茯苓15g,炒白术15g,熟地黄15g,川芎15g,炒白芍15g,当归15g,广木香7g(后下),陈皮15g,砂仁15g(后下),黑芝麻20g,槐花15g,制何首乌10g,肉苁蓉15g,炙甘草15g。5剂。

　　用法:每剂药物水煎至450ml,每次150ml,于早、晚饭后10分钟温服。

　　二诊:12月6日。倦怠乏力、胃胀不适缓解,仍大便干。

　　处方:用11月29日方,去木香,加香附15g,5剂,用法同前。

　　案2:陈某,女,33岁。初诊:2015年7月8日。

　　症状:周身疲乏无力,气短懒言,烘热汗多,口渴,脱发,纳寐可,偶尿急,大便溏。辅助检查:空腹血糖5.6mmol/L。查体:血压100/80mmHg。

　　处方:熟地黄15g,川芎15g,炒白芍7g,当归15g,炙黄芪20g,人参10g,茯苓15g,炒白术15g,制何首乌10g,菟丝子15g,补骨脂10g,杜仲15g,枸杞子15g,苍术15g,防风15g,山药20g,浮小麦20g,麻黄根15g,炙甘草15g。5剂。

　　用法:每剂药物水煎至450ml,每次150ml,于早、晚饭后10分钟温服。

二诊：7 月 15 日。周身疲乏无力缓解，仍烘热汗多。

处方：用 7 月 8 日方，加煅牡蛎 25g(先煎)、银柴胡 15g，5 剂，用法同前。

三诊：7 月 24 日。诸症明显好转。

处方：用 7 月 15 日方，5 剂，用法同前，以巩固疗效。

案 3：马某，女，40 岁。初诊：2016 年 3 月 14 日。

症状：2015 年 9 月胎停行流产术，术后至今周身乏力，舌头麻凉，怕冷，心烦易怒，纳可，寐差梦多，二便正常。辅助检查：血常规正常。

处方：党参 20g，炙黄芪 20g，炒白芍 7g，当归 15g，茯苓 15g，炒白术 15g，熟地黄 15g，川芎 15g，广木香 7g(后下)，首乌藤 20g，炒酸枣仁 30g，石菖蒲 7g，远志 15g，柴胡 15g，栀子 15g，肉桂 7g，花生衣 10g，炙甘草 15g。5 剂。

用法：每剂药物水煎至 450ml，每次 150ml，于早、晚饭后 10 分钟温服。

二诊：3 月 23 日。诸症明显好转。

处方：用 3 月 14 日方，5 剂，用法同前，以巩固疗效。

案 4：孙某，女，31 岁。初诊：2016 年 12 月 23 日。

症状：倦怠乏力 2 个月，项强腰痛，心烦易怒，胃胀不适，纳稍差，寐可，二便正常。辅助检查：血常规正常。

处方：人参 10g，炒白芍 7g，当归 15g，炙黄芪 20g，茯苓 15g，炒白术 15g，熟地黄 15g，川芎 15g，广木香 7g(后下)，陈皮 15g，砂仁 15g(后下)，补骨脂 10g，杜仲 15g，柴胡 15g，栀子 15g，葛根 15g，炙甘草 15g。5 剂。

用法：每剂药物水煎至 450ml，每次 150ml，于早、晚饭后 10 分钟温服。

二诊：12 月 30 日。诸症明显好转。

处方：用 12 月 23 日方，5 剂，用法同前，以巩固疗效。

案 5：杨某，女，40 岁。初诊：2017 年 10 月 13 日。

症状：面色不华，四肢无力，手脚凉，腰膝酸软，心烦易怒，纳差寐可，二便正常。血常规正常。

处方：当归 15g，人参 10g，熟地黄 15g，炙黄芪 20g，茯苓 15g，炒白术 15g，川芎 15g，炒白芍 7g，广木香 7g(后下)，陈皮 15g，砂仁 15g(后下)，补骨脂 10g，杜仲 15g，肉桂 7g，山药 20g，牛膝 10g，桑寄生 15g，炙甘草 15g。5 剂。

用法：日 1 剂，水煎至 450ml，每次 150ml，于早、晚饭后 10 分钟温服。

二诊：11 月 1 日。四肢无力、食欲差、腰膝酸软缓解，仍心烦易怒，手脚凉。

处方：用 10 月 13 日方，去肉桂，加栀子 15g、柴胡 15g、桂枝 10g，5 剂，用法同前。

三诊：11 月 15 日。诸症明显好转。

处方：用 11 月 1 日方,5 剂,用法同前,以巩固疗效。

案 6：张某,女,52 岁。初诊：**2019 年 11 月 13 日**。

症状：面色萎黄、神疲乏力 2 个月,腰膝酸软,心烦易怒,偶口干,纳差,寐可,大便干。辅助检查：血常规正常。

处方：人参 10g,炙黄芪 20g,茯苓 15g,炒白术 15g,熟地黄 15g,川芎 15g,炒白芍 7g,当归 15g,香附 15g,陈皮 15g,砂仁 15g(后下),党参 20g,补骨脂 10g,杜仲 15g,柴胡 15g,炙甘草 15g。5 剂。

用法：每剂药物水煎至 450ml,每次 150ml,于早、晚饭后 10 分钟温服。

二诊：12 月 2 日。面色萎黄、神疲乏力改善,仍烦躁易怒,口干,大便干。

处方：用 11 月 13 日方,加栀子 15g、石斛 15g、天花粉 15g、槐花 15g,5 剂,用法同前。

三诊：12 月 9 日。诸症好转,偶口干。

处方：用 12 月 2 日方,加知母 15g,5 剂,用法同前。

(三) 产后缺乳

案 1：刘某,女,30 岁。初诊：**2015 年 1 月 19 日**。

症状：产后乳少,面色不华,头晕乏力,干咳无痰,心烦易怒,纳寐可,二便正常。

处方：党参 20g,炙黄芪 20g,茯苓 15g,炒白术 15g,熟地黄 15g,川芎 15g,炒白芍 7g,当归 15g,牡丹皮 15g,栀子 15g,漏芦 10g,路路通 15g,通草 7g,蜜百部 15g,白前 15g,王不留行 10g,炙甘草 15g。5 剂。

用法：每剂药物水煎至 450ml,每次 150ml,于早、晚饭后 10 分钟温服。

二诊：1 月 28 日。乳汁较以前增多,咳嗽好转。

处方：用 1 月 19 日方,5 剂,用法同前。

案 2：邰某,女,36 岁。初诊：**2015 年 6 月 15 日**。

症状：产后 30 天,3 天前夫妻争吵后出现乳汁减少,乳房胀痛,胸闷胁胀,周身乏力,抑郁烦躁,纳寐欠佳,二便正常。

处方：当归 15g,川芎 15g,党参 20g,炙黄芪 20g,茯苓 15g,炒白术 15g,熟地黄 15g,炒白芍 7g,牡丹皮 15g,栀子 15g,漏芦 10g,路路通 15g,通草 7g,柴胡 15g,王不留行 10g,炙甘草 15g。5 剂。

用法：每剂药物水煎至 450ml,每次 150ml,于早、晚饭后 10 分钟温服。

二诊：6 月 24 日。乳汁较前稍增多。

处方：用 6 月 15 日方,5 剂,用法同前。

三诊:7月1日。乳汁较前增多。

处方:用6月15日方,3剂,用法同前。

案3:谷某,女,37岁。初诊:**2015年7月6日**。

症状:产后乳少,易疲劳,面容忧郁,手足心热,纳寐可,二便正常。

处方:党参20g,熟地黄15g,川芎15g,炒白芍7g,当归15g,炙黄芪20g,茯苓15g,炒白术15g,牡丹皮15g,栀子15g,漏芦10g,路路通15g,通草7g,柴胡15g,王不留行10g,炙甘草15g。5剂。

用法:每剂药物水煎至450ml,每次150ml,于早、晚饭后10分钟温服。

二诊:7月15日。乳汁量少改善,疲劳减轻。

处方:用7月6日方,7剂,用法同前。

案4:于某,女,26岁。初诊:**2015年8月12日**。

症状:产后29天,乳汁少,倦怠乏力,胃胀纳差,偶心烦易怒,寐差,二便正常。

处方:通草7g,柴胡15g,炒白术15g,炒白芍7g,熟地黄15g,川芎15g,人参10g,炙黄芪20g,茯苓15g,当归15g,广木香7g(后下),陈皮15g,砂仁15g(后下),漏芦10g,路路通15g,王不留行10g,炒酸枣仁20g,炙甘草15g。5剂。

用法:每剂药物水煎至450ml,每次150ml,于早、晚饭后10分钟温服。

二诊:8月19日。乳汁较前增多,余症好转。

处方:用8月12日方,7剂,用法同前。

案5:王某,女,26岁。初诊:**2015年12月21日**。

症状:产后乳少,面黄肢倦,纳寐差,大便干、2~3天一行。

处方:当归15g,漏芦10g,炙黄芪20g,党参20g,茯苓15g,炒白术15g,通草7g,熟地黄15g,川芎15g,炒白芍7g,路路通15g,槐花10g,王不留行10g,首乌藤20g,炙甘草15g。5剂。

用法:每剂药物水煎至450ml,每次150ml,于早、晚饭后10分钟温服。

二诊:12月30日。乳汁较前增多,食欲好转,仍心烦易怒,寐差。

处方:用12月21日方,加炒酸枣仁20g、栀子15g,7剂,用法同前。

案6:王某,女,19岁。初诊:**2016年2月15日**。

症状:产后25天乳汁稀少,面色苍白,周身乏力,纳差寐可,二便正常。

处方:党参20g,炙黄芪20g,茯苓15g,炒白术15g,路路通15g,通草7g,熟地黄15g,王不留行10g,川芎15g,炒白芍7g,当归15g,漏芦10g,柴胡15g,广木香7g(后下),陈皮15g,砂仁15g(后下),炙甘草15g。5剂。

用法:每剂药物水煎至450ml,每次150ml,于早、晚饭后10分钟温服。

二诊：2月24日。乳汁稀少、乏力、纳差好转。

处方：用2月15日方,5剂,用法同前。

四、方论选录

张秉成："治气血两虚,将成虚损之证。细阅方意,止能调理寻常一切气血不足之证。若真正气血大虚,阴阳并竭之证,似又不宜再以归芎之辛散扰阴,地芍之阴寒碍阳耳。"(《成方便读》)

吴崑："血气俱虚者,此方主之。人之身,气血而已。气者百骸之父,血者百骸之母,不可使其失养者也。是方也,人参、白术、茯苓、甘草,甘温之品也,所以补气;当归、川芎、芍药、地黄,质润之品也,所以补血。气旺则百骸资之以生,血旺则百骸资之以养。形体既充,则百邪不入,故人乐有药饵焉。"(《医方考》)

五、原方方歌与趣味记忆

【方歌】双补气血八珍汤,四君四物合成方;
　　　　煎加姜枣调营卫,气血亏虚服之康。

【趣味记忆】当地人找熊,将住少甘岭。

【对照】　当地人枣芎,姜术芍甘苓。

六、原方证治方解

【证治分析】

气血两虚证

　　　　　　面色苍白或萎黄——气血亏虚不能上荣于面

　　　　　　　头晕目眩——血虚头目失养

　　　　　　　心悸怔忡——心血不足,心失所养

四肢倦怠,气短懒言,饮食减少——脾气虚运化无权,气血生化不足

　　　　舌淡,苔薄白,脉细虚——气血亏虚之体征

气血两虚

【方解】

益气补血

君——人参、熟地——益气养血

臣——白术、茯苓——健脾渗湿,助人参益气补脾

　　　当归、白芍——养血和营,助熟地补益阴血

佐——川芎——活血行气,使补而不滞

使——炙甘草——益气和中,调和诸药

七、现代药理研究

1. 对循环系统的作用　八珍汤可增加冠脉流量及增强心肌收缩幅度。

2. 对血液系统的作用　八珍汤可降低全血黏度,增加红细胞数量和血红蛋白含量,抑制血小板聚集。

3. 对免疫系统的作用　八珍汤可增强巨噬细胞的吞噬作用。

八、一般临床运用

1. 用方要点　本方为四君子汤合四物汤加姜枣而成,统治气血两虚的病证。临床当以面色苍白或萎黄、头晕目眩、四肢倦怠、气短懒言、心悸怔忡、食欲不振、舌质淡苔薄白、脉细弱或虚大无力为辨证要点。

2. 现代运用

(1)心脑血管疾病:慢性缺血性心脏病、头痛。

(2)呼吸系统疾病:重症肺结核。

(3)血液系统疾病:贫血、特发性血小板减少性紫癜。

(4)消化系统疾病:慢性萎缩性胃炎、迁延性肝炎。

(5)妇科疾病:习惯性流产、月经不调、希恩综合征、不孕。

(6)眼科疾病:视神经炎、视网膜中央静脉阻塞。

(7)神经精神系统疾病:神经衰弱。

(8)皮肤科疾病:老年皮肤瘙痒、斑秃。

(9)其他:手术后恢复期、末梢神经炎、舞蹈病、肋骨尖端综合征、关节炎。

九、附方

八珍益母丸(《景岳全书》):治血气两虚,脾胃并弱,饮食少思,四肢无力,月经不调,或腰酸腹胀,或断或续,赤白带下,身作寒热,罔不获效。服一月之后即可受胎;虚甚者,用药一斤,必能受子。

人参　白术土炒　茯苓　川芎各一两　当归酒洗　熟地酒洗,各二两　炙甘草五钱　芍药醋炒,一两　益母草四两,五六月采取,止用上半截带叶者,不见铁器,晒,杵为末

上为末,炼蜜丸,弹子大。空心,蜜汤或酒下一丸。或为小丸亦可。

按:本方由八珍汤加益母草而成,具有补虚活血功效。治气血两虚,气虚

血滞,以致妇女月经不调、赤白带下等。

泰山磐石散(《景岳全书》):治妇人血气两虚,或肥而不实,或瘦而血热,或脾肝素虚,倦怠少食,屡有堕胎之患。此方平和,兼养脾胃气血。觉有热者,倍黄芩,少用砂仁。觉胃弱者,多用砂仁,少加黄芩。更宜戒欲事、恼怒、远酒、醋、辛热之物,可永保无堕。

人参 黄芪 当归 川续断 黄芩各一钱 川芎 白芍药 熟地各八分 白术二钱 炙甘草 砂仁各五分 糯米一撮

水一盅半,煎七分,食远服。但觉有孕,三五日常用一服,四月之后方无虑也。

按:本方具有补气健脾,养血安胎功效。主治妇女妊娠,胎动不安,面色淡白,倦怠无力,不思饮食,舌淡,脉浮滑无力。

十全大补汤(《太平惠民和剂局方》):治男子、妇人诸虚不足,五劳七伤,不进饮食,久病虚损,时发潮热,气攻骨脊,拘急疼痛,夜梦遗精,面色萎黄,脚膝无力。一切病后气不如旧,忧愁思虑伤动血气,喘嗽中满,脾肾气弱,五心烦闷,并皆治之。此药性温不热,平补有效,养气育神,醒脾止渴,顺正辟邪,温暖脾肾,其效不可具述。

人参去芦 肉桂去皮,不见火 川芎 地黄洗,焙 茯苓焙 白术焙 甘草炙 黄芪去芦 川当归洗,去芦 白芍药各等分

上一十味,剉为粗末,每服二大钱,水一盏,生姜三片,枣子二个,同煎至七分,不拘时候温服。

按:本方由八珍汤加黄芪、肉桂(补气和助阳)而成,具有温补气血功效。治虚劳喘嗽衄血,妇女崩漏,月经失调,以及疮疡气血虚弱,溃疡脓液清稀等。原方用法为"煮散"。现代制为蜜丸,或作汤剂应用。

补阳还五汤

一、原方

补阳还五汤(《医林改错》):此方治半身不遂,口眼歪斜,语言謇涩,口角流涎,大便干燥,小便频数,遗尿不禁。

黄芪四两,生　归尾二钱　赤芍钱半　地龙一钱,去土　川芎一钱　桃仁一钱　红花一钱

水煎服。

二、原方加减金鉴

(一) 中风

按:脑梗死或脑出血后遗症期(6个月以上)。

主症:口眼歪斜、口角流涎、语言謇涩或不语,半身不遂,小便频数或遗尿失禁,大便有时干。辅助检查:头颅 CT 或 MRI 示脑梗死或脑出血后遗症期。

主方:生黄芪 30g,赤芍 10g,川芎 15g,当归 15g,红花 10g,地龙 10g,丹参 10g,桃仁 10g,石菖蒲 7g,远志 15g,清半夏 10g,陈皮 15g,茯苓 15g,炙甘草 15g。

加减变化:

1. 手足拘挛、口眼歪斜者,去赤芍,加炒白芍 7g、钩藤 15g(后下)、全蝎 5~7g、蜈蚣 3 条(去头足)、僵蚕 10g。

2. 语言謇涩、流涎者,加胆南星 10g、竹茹 10g、天竺黄 10g、郁金 10g。

3. 大便干者,加肉苁蓉 15g、黑芝麻 20g、火麻仁 10g、决明子 20g、枳壳 20g。

4. 小便频数者,加山药 15g、乌药 15g、益智仁 10g、桑螵蛸 10g。

5. 睡眠不佳者,加炒酸枣仁 20~30g、首乌藤 20g。

6. 心情烦躁者,加栀子 15g。

7. 头晕、头胀痛（血压高,控制不稳）者,去桃仁、红花,加钩藤 15g（后下）、菊花 10g、夏枯草 10g、杜仲 15g。

8. 胸闷气短者,加檀香 5g（后下）、瓜蒌 10g。

按:

1. 积极进行康复功能锻炼。

2. 积极处理患者心理障碍,保持心情舒畅。

3. 积极治疗基础病,如糖尿病和高血压,控制血糖与血压。

4. 合理饮食。多吃蔬果,减少脂质摄入;平素饮食宜少盐少油,少吃高胆固醇食物,减少酒精摄入,戒烟。

5. 规律作息,保证充足睡眠。

（二）脑积水

按:此处指成人脑积水。

主症:头痛、视力障碍,恶心、呕吐,小便失禁,身体平衡不佳,走路困难,记忆力减退,可伴精神症状,情绪不稳、瞌睡、淡漠,易疲乏无力。辅助检查:头颅CT 示脑室扩大。

主方:生黄芪 25g,赤芍 10g,川芎 10g,当归 15g,地龙 10g。

加减变化:

1. 头痛、情绪不稳者,加石菖蒲 7g、远志 15g。

2. 血压高者,加钩藤 15g（后下）、菊花 10g、夏枯草 10g。

3. 头晕、倦怠乏力者,加茯苓 20g、炒白术 15g。

4. 视力障碍者,加枸杞子 15g、决明子 10g。

三、临床应用举例

（一）中风

案 1:郭某,男,50 岁。初诊: 1997 年 2 月 27 日。

症状:脑梗死 1 个月,现语言謇涩,口角流涎,半身不遂,便秘,纳寐尚可,小便可。辅助检查:头颅CT 示脑梗死。查体:血压正常。

处方:生黄芪 20g,赤芍 20g,川芎 15g,当归 15g,红花 15g,桃仁 15g,石菖蒲 7g,郁金 10g,胆南星 6g,地龙 10g,远志 15g,清半夏 10g,陈皮 15g,茯苓 15g,枳壳 20g,炙甘草 15g。10 剂。

用法:每剂药物水煎至 450ml,每次 150ml,于早、晚饭后 10 分钟温服。

二诊:3 月 14 日。语言謇涩,口角流涎已好,肢体活动好转,大便正常。

处方:用 2 月 27 日方,5 剂,用法同前。

三诊：3月21日。诸症均较前明显好转。

处方：用3月14日方，5剂，用法同前。

按：2个月后，患者家属告知症状均基本痊愈。

案2：潘某，男，57岁。初诊：**2009年5月19日**。

症状：脑梗死1个月，语言謇涩，半身不遂，胸闷气短，无后背痛，咳嗽，纳寐及二便尚可。辅助检查：心电图示窦性心律，大致正常心电图。头颅CT示脑梗死。

处方：生黄芪20g，乌药15g，赤芍10g，川芎15g，当归15g，红花10g，地龙10g，石菖蒲7g，远志15g，清半夏7g，陈皮15g，茯苓15g，枳实15g，竹茹15g，蜜百部15g，杏仁10g，白前15g，炒白术15g，炙甘草15g。5剂。

用法：每剂药物水煎至450ml，每次150ml，于早、晚饭后10分钟温服。

二诊：5月26日。诸症均好转，咳嗽减轻，现咽干痛。

处方：用5月19日方，去杏仁，加金银花15g、玄参15g、山豆根10g，5剂，用法同前。

案3：王某，女，74岁。初诊：**2009年5月26日**。

症状：腔隙性脑梗死1个月，语言不清，头晕耳鸣，胸闷，纳欠佳，寐差，无呛咳，二便尚可。辅助检查：头颅CT示腔隙性脑梗死。

处方：生黄芪20g，赤芍15g，川芎15g，当归15g，桃仁10g，红花10g，地龙10g，瓜蒌10g，檀香5g（后下），香附15g，石菖蒲7g，远志15g，清半夏7g，陈皮15g，茯苓15g，柴胡15g，磁石20g（先煎），天麻10g，钩藤15g（后下），炒酸枣仁20g，丹参10g，炙甘草15g。5剂。

用法：每剂药物水煎至450ml，每次150ml，于早、晚饭后10分钟温服。

二诊：6月2日。头晕减轻，眠可，仍有耳鸣，大便干，3日一行。

处方：用5月26日方，加决明子20g、肉苁蓉15g、枳壳20g，3剂，用法同前。

三诊：6月6日。诸症均好转，大便正常。

处方：用6月2日方，5剂，用法同前。

案4：吴某，女，65岁。初诊：**2010年9月17日**。

症状：脑出血后8个月，现右侧肢体麻木无力，语言不清，头晕，胸闷，饮水呛咳，腹胀，下肢水肿，纳差，寐尚可，二便尚可。辅助检查：头颅CT（2010年1月3日）示左侧脑基底节区线形不规则高密度影。

处方：生黄芪20g，赤芍15g，川芎15g，当归15g，红花10g，地龙10g，石菖蒲7g，远志15g，夏枯草10g，延胡索15g，乌药15g，杜仲15g，车前子15g（包煎），瞿麦20g，菊花10g，钩藤15g（后下），桔梗15g，瓜蒌10g，炙甘草15g。

5 剂。

用法：每剂药物水煎至 450ml,每次 150ml,于早、晚饭后 10 分钟温服。

二诊：9 月 27 日。右侧肢体麻木无力及头晕减轻,仍有下肢浮肿。

处方：用 9 月 17 日方,加大腹皮 10g,3 剂,用法同前。

三诊：10 月 8 日。诸症均好转。

处方：用 9 月 17 日方,5 剂,用法同前。

案 5：徐某,男,47 岁。初诊：**2014 年 3 月 7 日**。

症状：右上肢麻、右下肢无力 1 个月,项强,肩硬麻木,右胸部紧感,胸闷气短,大便正常。查体：血压 150/110mmHg。辅助检查：头颅 MRI 示左侧丘脑腔梗。心电图正常。

处方：生黄芪 20g,赤芍 10g,川芎 15g,当归 15g,地龙 10g,延胡索 15g,天麻 10g,葛根 15g,钩藤 15g(后下),柴胡 15g,菊花 15g,威灵仙 10g,炒白术 15g,茯苓 20g,瓜蒌 10g,炙甘草 15g。3 剂。

用法：每剂药物水煎至 450ml,每次 150ml,于早、晚饭后 10 分钟温服。

二诊：3 月 19 日。右上肢麻及右下肢无力好转。

处方：用 3 月 7 日方,7 剂,用法同前。

三诊：3 月 31 日。诸症均明显好转。

处方：用 3 月 7 日方,7 剂,用法同前。

案 6：李某,男,57 岁。初诊：**2015 年 2 月 16 日**。

症状：头晕、乏力半年,右侧肢体无力,胃胀纳差,寐差易醒,醒后难寐,二便正常。辅助检查：头颅 MRI 示腔隙性脑梗死。

处方：生黄芪 20g,赤芍 15g,川芎 15g,当归 15g,红花 10g,地龙 10g,石菖蒲 7g,远志 15g,党参 20g,栀子 15g,炒白术 15g,茯苓 20g,炒酸枣仁 30g,首乌藤 20g,炙甘草 15g。7 剂。

用法：每剂药物水煎至 450ml,每次 150ml,于早、晚饭后 10 分钟温服。

二诊：2 月 27 日。头晕、乏力减轻,寐可,仍胃胀纳差。

处方：用 2 月 16 日方,加广木香 7g(后下)、陈皮 15g、砂仁 15g(后下),5 剂,用法同前。

三诊：3 月 6 日。诸症均好转。

处方：用 2 月 27 日方,5 剂,用法同前。

(二) 脑积水

于某,女,38 岁。初诊：**2018 年 4 月 30 日**。

症状：脑积水引流术后 7 年,家属扶入诊室,双眼偏盲,复视,视野缩小,头晕,反应迟钝,周身乏力,纳尚可,寐差,二便可。辅助检查:脑血管造影提示大脑中动脉变细。查体:血压 130/95mmHg。

处方:生黄芪 25g,赤芍 10g,川芎 10g,当归 15g,地龙 10g,石菖蒲 7g,远志 15g,钩藤 15g(后下),菊花 10g,枸杞子 15g,夏枯草 10g,决明子 10g,茯苓 20g,炒白术 15g,山药 20g,栀子 15g,炙甘草 15g。5 剂。

用法:每剂药物水煎至 450ml,每次 150ml,于早、晚饭后 10 分钟温服。

二诊:5 月 10 日。疲乏缓解。

处方:用 4 月 30 日方,5 剂,用法同前。

三诊:5 月 17 日。复视、头晕好转,仍寐差,入睡难。

处方:用 4 月 30 日方,加首乌藤 20g,5 剂,用法同前。

四诊:5 月 24 日。症状好转,仍寐差,入睡难。

处方:用 5 月 17 日方,加炒酸枣仁 30g,5 剂,用法同前。

五诊:5 月 31 日。复视、头晕、寐差均明显好转,患者自己走进诊室。

处方:用 5 月 24 日方,5 剂,用法同前。

六诊:6 月 7 日。复视基本正常,寐可。

处方:用 5 月 24 日方,5 剂,用法同前。

七诊:6 月 14 日。疲乏、头晕明显好转。

处方:用 5 月 24 日方,5 剂,用法同前。

八诊:6 月 21 日。就诊症状基本痊愈。

处方:用 5 月 24 日方,5 剂,用法同前,以巩固疗效。

按:脑积水患者需注意饮食清淡,多食蔬果和蛋白质含量较高的食物;保持心情舒畅,注意休息,适量运动,保持正常作息。

四、方论选录

陆懋修:"观其方用黄芪四两,归尾二钱,赤芍钱半,川芎、桃仁、红花各一钱,加地龙亦一钱,主治半身不遂。方以黄芪为君,当归为臣,若例以古法当归补血汤,黄芪五倍于当归,则二钱之归宜君以一两之芪。若四两之芪即当臣以八钱之归。今则芪且二十倍于归矣。大约欲以还五成之亏,有必需乎四两之多者。"(《世补斋医书》)

上海中医学院(现上海中医药大学):"本方是补气药与活血祛瘀药配伍的方剂,黄芪生用、重用则力专而性走,周行全身,大补元气而起痿废;配合归尾、赤芍、地龙、川芎、桃仁、红花多种活血祛瘀之药,但每种药物的用量较小,故本方使用祛瘀药的目的,不在于逐瘀,而在于活血以通血络;其所以用大剂量黄

芪为主药的目的,就是以补气来行血通络。"(《中医方剂临床手册》)

五、原方方歌与趣味记忆

【方歌】补阳还五赤芍芎,归尾通经佐地龙;

四两黄芪为君药,血中瘀滞用桃红。

【趣味记忆】补阳当地穷人持红旗。

【对照】　　补阳当地芎仁赤红芪。

六、原方证治方解

【证治分析】

中风后遗症

半身不遂,或下肢痿废——气虚血瘀,阻滞脉络,筋脉肌肉失养

　　口眼歪斜,口角流涎——脉络失养,约束无权

　　　　　　语言謇涩——气虚血滞,舌体失养

小便频数,或尿遗失禁——气虚则膀胱气化失司或气虚不摄

　　舌暗淡,苔白,脉缓——气虚血滞之象

气虚血滞,脉络受阻

【方解】

补气活血通络

君——生黄芪——大补脾胃之元气,令气旺血行,瘀去络通不伤正,且能

　　　　　　　长肌肉、起痿废

臣——归尾——长于活血且有化瘀血不伤好血之妙

佐——赤芍、川芎、桃仁、红花——助归尾活血祛瘀

　　地龙——通经活络,与黄芪伍用,补气以通络

七、现代药理研究

1. 对神经系统的作用

(1)扩张脑血管作用:补阳还五汤可扩张脑血管,对抗去甲肾上腺素收缩脑血管作用,增加大脑血流量,降低脑血管阻力,改善脑膜微循环障碍。

(2)抗脑缺血再灌注损伤作用:补阳还五汤可改善脑组织水钠代谢,对抗脑缺血再灌注损伤。

(3)保护血脑屏障和脑细胞作用:补阳还五汤可减轻脑水肿对血脑屏障和脑细胞的损害。

(4)修复脑脊髓损伤作用:补阳还五汤可促进血肿吸收,加快修复受损脑组织。

(5)修复周围神经损伤作用:补阳还五汤可加快恢复损伤神经纤维传导速度和伤肢功能。

2. 对血液流变性的作用 补阳还五汤可降低血液黏度,改变血浆成分比,降低血细胞比容。

3. 溶栓和抗凝作用 补阳还五汤可抑制凝血酶活性,具有抗凝、溶栓作用。

4. 降血脂及抗动脉粥样硬化作用 补阳还五汤可降低血清胆固醇、全血比黏度及血浆比黏度。

5. 对心血管的作用 补阳还五汤具有正性肌力作用,可增强心肌、乳头肌收缩力,增加心肌耗氧量;还可降压。

6. 抗氧化、抗自由基作用 补阳还五汤可阻止体内自由基的连锁反应,具有抗氧化、抗自由基作用。

7. 耐缺氧及抗疲劳作用 补阳还五汤有不同程度的耐缺氧及抗疲劳作用。

8. 增强免疫作用 补阳还五汤可增强巨噬细胞吞噬作用,提高免疫功能。

八、一般临床应用

1. 用方要点 本方是治疗气虚血瘀之偏瘫的常用方。不论中经络之中风偏瘫,还是中脏腑之中风后遗症而见半身不遂,均可应用。临床当以口眼歪斜,语言謇涩,口角流涎,下肢痿废,小便频数或遗尿不禁,舌淡苔白,脉缓或虚弱为辨证要点。

2. 现代运用

(1)心脑血管疾病:缺血性脑血管病、出血性脑血管病、中风后遗症、中风先兆、脑动脉硬化症、颅脑损伤后遗症、脑脉管炎、血管神经性头痛、冠心病、肺心病、心律失常、心力衰竭。

(2)神经系统疾病:脑瘤、面神经麻痹、多发性神经炎、小儿麻痹后遗症、神经性耳聋、坐骨神经痛。

(3)消化系统疾病:胃溃疡、十二指肠溃疡、慢性萎缩性胃炎、肝硬化。

(4)泌尿系统疾病:慢性肾炎、急性肾炎、肾病综合征、血尿、肾结石、前列腺增生。

（5）内分泌系统疾病：糖尿病。

（6）妇科疾病：慢性盆腔炎、放环后月经失调、崩漏。

（7）眼科疾病：高血压动脉硬化性视网膜病变、视网膜中央动脉栓塞、视神经萎缩、晶状体混浊。

（8）其他：进行性肌营养不良、类风湿关节炎、高原红细胞增多症、老年性眩晕、帕金森病、急慢性骨髓炎等。

九、附方

桃红四物汤（《医宗金鉴》）：若血多有块，色紫稠粘，乃内有瘀血，用四物汤加桃仁、红花破之，名桃红四物汤。

按：本方具有养血、活血功效，主治妇女经期超前，血多有块，色紫稠黏，腹痛等。

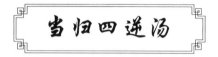

当归四逆汤

一、原方

手足厥寒,脉细欲绝者,**当归四逆汤**主之。(《伤寒论》)

当归三两　桂枝三两,去皮　芍药三两　细辛三两　甘草二两,炙　通草二两　大枣二十五枚,擘。一法十二枚

上七味,以水八升,煮取三升,去滓,温服一升,日三服。

二、原方加减金鉴

(一) 末梢神经炎

主症:四肢远端的运动、感觉及自主神经障碍性疾病。症见四肢远端怕凉疼痛,发冷苍白,感觉迟钝,可伴无力感;出汗障碍,皮肤可变粗糙;或可伴"蚁行感"或"针刺感"。症状受寒及劳累后加重。辅助检查:肌电图示神经源性损害。(注:糖尿病周围神经病变是末梢神经炎常见类型)

主方:当归 15g,桂枝 10g,通草 7g,干姜 15g,炙甘草 15g,生黄芪 20g,红花 10g,赤芍 10g,川芎 10g,地龙 10g,丹参 15g,金银花 10g,玄参 10g。

按:

1. 主方中,当归四逆汤温经散寒,养血通脉;补阳还五汤补气活血通络;四妙勇安汤清热解毒,活血止痛。

2. 本方对下肢动脉闭塞引起的相关症状及雷诺病亦有良效。

加减变化:

1. 肢冷者,加吴茱萸 5~7g。

2. 胃胀不适者,加广木香 7g(后下)、陈皮 15g、砂仁 15g(后下)。

3. 疼痛重者,加延胡索 15g、柴胡 15g、秦艽 15g、羌活 15g、独活 15g。

4. 口干口渴者,加石斛 15g、天花粉 15g、知母 15g。

5. 膝关节肿胀者,加苍术 15g、黄柏 7g、生薏苡仁 20g、川牛膝 10g。

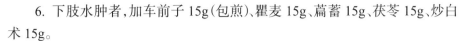

6. 下肢水肿者,加车前子 15g(包煎)、瞿麦 15g、萹蓄 15g、茯苓 15g、炒白术 15g。

(二) 下肢冷痛

按:指不明原因冷痛,下肢动脉彩超可无异常,或确诊为膝骨关节炎。

主症:腰、膝、腿、足等部位或伴肩关节发凉冷痛,手足冷,关节可出现疼痛、肿胀,重者功能障碍。

主方:当归 20g,炒白芍 7g,桂枝 10g,通草 10g,干姜 15g,炙甘草 15g。

加减变化:

1. 伴腰膝酸痛者,加熟地黄 15g、山药 20g、山茱萸 10g、茯苓 20g、牡丹皮 15g、泽泻 10g。

2. 疼痛重者,加延胡索 15g、柴胡 15g、秦艽 15g、羌活 15g、独活 7~10g、威灵仙 10g、土鳖虫 10g。

3. 肢冷重者,加吴茱萸 5~7g、黑顺片 7~10g(先煎)。

4. 小腹凉痛者,加郁金 10g、小茴香 15g、肉桂 7g、川楝子 7g。

5. 胃胀且大便干者,加香附 15g、陈皮 15g、砂仁 15g(后下)。

6. 胃胀且大便正常者,加广木香 7g(后下)、陈皮 15g、砂仁 15g(后下)。

7. 打嗝者,加丁香 7g、柿蒂 10g。

8. 周身乏力严重者,加人参 10g。

9. 烧心者,加紫花地丁 10g、黄连 5g。

三、临床应用举例

(一) 末梢神经炎

案 1:吕某,男,59 岁。初诊:2009 年 1 月 15 日。

症状:右足掌痛,左踇趾疼痛 3 年,纳寐可,二便正常。辅助检查:肌电图示神经源性损害。西医诊断:糖尿病末梢神经炎。

处方:当归 15g,桂枝 10g,通草 7g,干姜 15g,赤芍 10g,生黄芪 20g,红花 10g,川芎 10g,地龙 10g,炒白术 15g,瓜蒌 15g,丹参 15g,陈皮 15g,山药 20g,茯苓 20g,清半夏 7g,炙甘草 15g。5 剂。

用法:每剂药物水煎至 450ml,每次 150ml,于早、晚饭后 10 分钟温服。

二诊:1 月 22 日。症状好转,四肢末端仍疼痛。

处方:用 1 月 15 日方,加金银花 15g、玄参 15g,5 剂,用法同前。

三诊:2 月 3 日。四肢末端疼痛减轻。

处方:用 1 月 15 日方,去清半夏,5 剂,用法同前。

四诊：2月12日。诸症好转。

处方：用2月3日方，10剂，用法同前，以巩固疗效。

案2：杜某，男，67岁。初诊：2009年9月14日。

症状：双下肢麻木、灼热不适，偶有针刺样疼痛，腰痛，纳寐可，二便正常。辅助检查：肌电图示神经源性损害。既往史：糖尿病20年。

处方：通草7g，干姜15g，炙甘草15g，赤芍10g，生黄芪30g，当归15g，桂枝10g，红花10g，川芎10g，地龙10g，白术15g，丹参15g，陈皮15g，山药20g，茯苓20g，补骨脂10g，杜仲15g，桑寄生20g。5剂。

用法：日1剂，水煎至450ml，每次150ml，于早、晚饭后10分钟温服。

二诊：9月23日。症状稍好转，仍下肢灼热疼痛。

处方：用9月14日方，加金银花15g，玄参15g，5剂，用法同前。

三诊：9月30日。下肢灼热感好转，仍疼痛。

处方：用9月23日方，去桑寄生、陈皮，加羌活15g，秦艽15g，独活10g，5剂，用法同前。

案3：汪某，男，75岁。初诊：2011年3月25日。

症状：双足麻木蚁行感、右足掌疼痛年余，疲乏无力，胃胀纳差，寐可，二便正常。辅助检查：肌电图示神经源性损害。查体：血压140/85mmHg。既往史：糖尿病。

处方：当归15g，桂枝15g，通草7g，赤芍10g，干姜15g，生黄芪30g，红花10g，川芎15g，地龙10g天麻10g，吴茱萸5g，金银花15g，玄参15g，丹参15g，广木香7g(后下)，陈皮15g，砂仁15g(后下)，茯苓20g，炒白术15g，炙甘草15g。5剂。

用法：每剂药物水煎至450ml，每次150ml，于早、晚饭后10分钟温服。

二诊：4月4日。双足麻木蚁行感、胃胀、纳差好转。

处方：用3月25日方，5剂，用法同前。

三诊：4月13日。双足麻木蚁行感、胃胀及疲乏无力明显减轻。

处方：用3月25日方，5剂，用法同前。

案4：文某，男，50岁。初诊：2014年5月5日。

症状：糖尿病周围神经病变，腰痛，间歇性跛行，口干口渴，纳寐可，小便正常，大便溏、3~4次/d。辅助检查：肌电图示神经源性损害。既往史：糖尿病16年。

处方：当归15g，肉桂7g，通草7g，赤芍7g，干姜15g，生黄芪30g，红花10g，川芎15g，地龙10g补骨脂10g，杜仲15g，桑寄生20g，金银花15g，玄参10g，乌药15g，柴胡15g，茯苓20g，石斛15g，天花粉15g，知母15g，炙甘草

15g。5 剂。

用法：每剂药物水煎至 450ml,每次 150ml,于早、晚饭后 10 分钟温服。

二诊：5 月 14 日。手足麻木灼热感及腰痛、间歇性跛行、口干口渴好转。

处方：用 5 月 5 日方,5 剂,用法同前。

三诊：5 月 23 日。诸症均明显减轻。

处方：用 5 月 5 日方,5 剂,用法同前,以巩固疗效。

案 5:刘某,男,80 岁。初诊:2014 年 5 月 26 日。

症状：双手足麻 2 年余,手脚凉,纳寐可,二便正常。查体:血压 125/80mmHg。辅助检查:肌电图示末梢神经炎。既往史:糖尿病 8 年。

处方：当归 15g,桂枝 10g,通草 7g,赤芍 10g,干姜 15g,生黄芪 25g,红花 10g,川芎 15g,地龙 10g 天麻 10g,吴茱萸 5g,金银花 15g,玄参 10g,茯苓 20g,炒白术 15g,炙甘草 15g。5 剂。

用法：每剂药物水煎至 450ml,每次 150ml,于早、晚饭后 10 分钟温服。

二诊：6 月 4 日。双手足麻凉好转。

处方：用 5 月 26 日方,5 剂,用法同前。

三诊：6 月 11 日。双手足麻凉较前明显改善。

处方：用 5 月 26 日方,5 剂,用法同前。

案 6:林某,男,56 岁。初诊:2014 年 12 月 8 日。

症状：手足麻木、凉,腰痛,右蹈趾胀痛,偶咳嗽,纳寐可,二便正常。查体:血压 170/95mmHg。辅助检查:心电图示 V_4~V_6 ST 段下移。肌电图示末梢神经炎。既往史:糖尿病 20 年。

处方：当归 15g,肉桂 7g,通草 7g,赤芍 10g,干姜 15g,生黄芪 25g,川芎 15g,地龙 10g,延胡索 15g,柴胡 15g,羌活 15g,秦艽 15g,川牛膝 15g,补骨脂 10g,杜仲 15g,桑寄生 20g,桑椹 15g,金银花 15g,玄参 10g,瓜蒌 10g,炙甘草 15g。5 剂。

用法：每剂药物水煎至 450ml,每次 150ml,于早、晚饭后 10 分钟温服。

二诊：12 月 17 日。手足麻木、凉及腰痛较前好转。

处方：用 12 月 8 日方,5 剂,用法同前。

三诊：12 月 26 日。手足麻木、凉明显减轻。

处方：用 12 月 8 日方,5 剂,用法同前。

(二)下肢冷痛

案 1:李某,女,43 岁。初诊:2008 年 10 月 31 日。

症状：双下肢冷、胀痛,腰酸痛,胃胀纳差,大便干、2 日一行,寐可,小便正常。

处方：当归 15g，白芍 15g，桂枝 15g，细辛 5g，干姜 15g，通草 10g，延胡索 15g，吴茱萸 5g，黑顺片 7g(先煎)，红花 15g，川牛膝 15g，决明子 15g，土鳖虫 10g，香附 15g，砂仁 15g(后下)，炙甘草 15g。5 剂。

用法：每剂药物水煎至 450ml，每次 150ml，于早、晚饭后 10 分钟温服。

二诊：11 月 10 日。仍双下肢胀痛、胃胀纳差。

处方：用 10 月 31 日方，加羌活 15g、秦艽 15g、独活 10g、陈皮 15g，5 剂，用法同前。

三诊：11 月 21 日。诸症好转。

处方：用 11 月 10 日方，7 剂，用法同前。

案 2：张某，男，45 岁。初诊：**2010 年 12 月 8 日**。

症状：双小腿及膝关节凉痛 2 年，冬季加重，腰酸痛，纳寐可，二便正常。既往史：糖尿病 20 年。

处方：当归 15g，炒白芍 7g，桂枝 10g，干姜 15g，通草 10g，炙甘草 15g，延胡索 15g，柴胡 15g，川芎 15g，羌活 15g，秦艽 15g，独活 10g，川牛膝 10g，补骨脂 10g，杜仲 15g，穿山龙 15g。5 剂。

用法：每剂药物水煎至 450ml，每次 150ml，于早、晚饭后 10 分钟温服。

二诊：12 月 17 日。症状稍好转，左膝关节肿胀疼痛。

处方：用 12 月 8 日方，加苍术 15g、黄柏 10g，5 剂，用法同前。

三诊：12 月 27 日。双小腿、膝关节凉痛及左膝肿痛、腰痛均改善。

处方：用 12 月 17 日方，7 剂，用法同前。

案 3：郭某，女，33 岁。初诊：**2013 年 11 月 18 日**。

症状：腰以下凉，双足较甚，小腹凉痛，周身乏力，胃胀打嗝，纳差寐可，二便正常。既往史：自然流产后 23 天。

处方：当归 15g，炒白芍 10g，肉桂 7g，干姜 15g，通草 10g，小茴香 15g，五灵脂 15g(包煎)，延胡索 15g，蒲黄 10g(包煎)，川芎 15g，广木香 7g(后下)，陈皮 15g，砂仁 15g(后下)，吴茱萸 3g，丁香 7g，柿蒂 10g，炙甘草 15g。5 剂。

用法：每剂药物水煎至 450ml，每次 150ml，于早、晚饭后 10 分钟温服。

二诊：11 月 27 日。症状好转，仍双足凉，小腹凉痛。

处方：用 11 月 18 日方，去肉桂，改吴茱萸为 5g，加桂枝 15g、川楝子 10g，5 剂，用法同前。

三诊：12 月 6 日。双足冷、小腹凉改善，仍感觉乏力。

处方：用 11 月 27 日方，加人参 10g，7 剂，用法同前。

案 4：周某,男,55 岁。初诊：2014 年 5 月 21 日。

症状：腿及踝关节凉痛,周身关节疼痛,膝关节疼痛明显,胃胀纳差,寐可,二便正常。查体：血压 125/80mmHg。

处方：当归 15g,炒白芍 10g,桂枝 10g,干姜 15g,通草 10g,延胡索 15g,熟地黄 15g,山药 15g,泽泻 10g,茯苓 15g,川芎 15g,柴胡 15g,广木香 7g(后下),砂仁 15g(后下),吴茱萸 5g,羌活 15g,秦艽 15g,独活 10g,威灵仙 10g,川牛膝 10g,炙甘草 15g。5 剂。

用法：每剂药物水煎至 450ml,每次 150ml,于早、晚饭后 10 分钟温服。

二诊：5 月 28 日。周身关节疼痛较前好转。

处方：用 5 月 21 日方,5 剂,用法同前。

三诊：6 月 6 日。腿及踝关节凉痛、周身关节疼痛及胃胀明显改善。

处方：用 5 月 21 日方,5 剂,用法同前。

案 5：赵某,女,48 岁。初诊：2014 年 12 月 3 日。

症状：右下肢凉痛 1 年,受寒后加重,腰酸痛,胃胀烧心,纳差寐可,二便正常。

处方：当归 15g,炒白芍 10g,桂枝 10g,干姜 15g,通草 10g,延胡索 15g,熟地黄 15g,山药 15g,泽泻 10g,茯苓 15g,牡丹皮 15g,川芎 15g,广木香 7g(后下),陈皮 15g,砂仁 15g(后下),吴茱萸 5g,羌活 15g,秦艽 15g,独活 10g,炙甘草 15g。5 剂。

用法：每剂药物水煎至 450ml,每次 150ml,于早、晚饭后 10 分钟温服。

二诊：12 月 12 日。右下肢凉痛及腰酸减轻,但烧心,大便溏、日 1 次。

处方：用 12 月 3 日方,去炒白芍、吴茱萸,加黄连 5g,5 剂,用法同前。

三诊：12 月 22 日。症状好转,大便正常,仍烧心。

处方：用 12 月 12 日方,加紫花地丁 10g,7 剂,用法同前。

案 6：卢某,男,51 岁。初诊：2017 年 5 月 10 日。

症状：双足凉,足底痛,腰酸,纳寐可,二便正常。辅助检查：尿常规正常。既往史：痛风。

处方：当归 15g,炒白芍 10g,桂枝 10g,干姜 15g,通草 10g,延胡索 15g,威灵仙 10g,茯苓 15g,川芎 15g,柴胡 15g,羌活 15g,秦艽 15g,草薢 10g,忍冬藤 20g,生薏苡仁 20g,车前子 15g(包煎),防己 10g,炙甘草 15g。5 剂。

用法：日 1 剂,水煎至 450ml,每次 150ml,于早、晚饭后 10 分钟温服。

二诊：5 月 24 日。双足凉及足底痛好转,现咳嗽、腰酸。

处方：用 5 月 10 日方,去威灵仙、薏苡仁、防己、羌活、秦艽,加熟地黄

15g、山药 15g、牡丹皮 15g、蜜百部 15g、白前 15g、鱼腥草 20g,5 剂,用法同前。

三诊:6 月 5 日。无咳嗽,仍足凉、足底痛。

处方:用 5 月 24 日方,去蜜百部、白前、鱼腥草,加黑顺片 7g(先煎)、藿香 15g、山慈菇 10g,5 剂,用法同前。

按:山慈菇有一定毒性,不宜久服。

四、方论选录

尤怡:"手足厥寒,脉微欲绝者,阳之虚也,宜四逆辈。脉细欲绝者,血虚不能温于四末,并不能荣于脉中也。夫脉为血之府,而阳为阴之先,故欲续其脉必益其血,欲益其血必温其经。方用当归、芍药之润以滋之,甘草、大枣之甘以养之,桂枝、细辛之温以行之,而尤借通草之入经通脉,以续其绝而止其厥。"(《伤寒贯珠集》)

王子接:"当归四逆不用姜附者,阴血虚微,恐重劫其阴也,且四逆虽寒,而不至于冷,亦惟有调和厥阴,温经复营而已,故用酸甘以缓中,则营气得至太阴而脉生,辛甘以温表,则卫气得行而四末温,不失辛甘发散之理。仍寓治肝四法,如桂枝之辛以温肝阳,细辛之辛以通肝阴,当归之辛以补肝,甘枣之甘以缓肝,白芍之酸以泻肝,复以通草利阴阳之气、开厥阴之络。"(《绛雪园古方选注》)

成无己:"《内经》曰:脉者,血之府也。诸血者,皆属心。通脉者,必先补心益血。苦先入心,当归之苦,以助心血;心苦缓,急食酸以收之,芍药之酸,以收心气;肝苦急,急食甘以缓之,大枣、甘草、通草之甘,以缓阴血。"(《注解伤寒论》)

五、原方方歌与趣味记忆

【方歌】当归四逆桂芍枣,细辛甘草与通草;
　　　　血虚肝寒手足冷,煎服此方乐陶陶。

【趣味记忆】当通知要找心肝。

【对照】　　当通枝药枣辛甘。

六、原方证治方解

【证治分析】

血虚寒厥证

　　　　手足厥寒——肝血不足,血亏寒客,寒客经脉,不能温煦四末

　　　　　　舌淡——肝血虚,心血不足

　　　　　　苔白——寒邪内客

脉沉细或细而欲绝——血虚经脉不充,又加寒邪阻滞,经脉不利

　或腰股腿足疼痛——血虚寒入经络,血涩不通之故

血虚寒客经脉,经脉不利

【方解】

温经散寒　养血通脉

君——当归——补血和血,为温补肝经要药

　　　桂枝——温经散寒通脉

臣——芍药——养血和营,与当归相合,补益营血,与桂枝伍用,内和气血

　　　细辛——外温经脉,内温脏腑,通达表里以散寒邪,助桂枝温经散寒

佐——通草——通经脉

使——甘草、大枣——益气健脾,调和诸药。重用大枣,既助归芍补血,又

　　　　　　　　防桂辛之燥烈太过,免伤阴血

七、现代药理研究

1. 对血液循环的作用　当归四逆汤可扩张血管,降低血液黏稠度,抑制血栓形成,降低血小板聚集性,促进血肿吸收。

2. 抗炎镇痛作用　当归四逆汤具有明显的抗炎、镇痛作用。

八、一般临床运用

1. 用方要点　本方为素体血虚,经脉受寒,手足厥冷者而设。临证以手足厥冷,舌淡苔白,脉沉细或脉细欲绝为辨证要点。

2. 现代运用

(1)妇科疾病:产后肢体疼痛、慢性盆腔炎、闭经、子宫内膜异位症。

(2)外科疾病:血栓闭塞性脉管炎、肩周炎、坐骨神经痛、冻疮。

(3)风湿免疫疾病:雷诺病、风湿性关节炎。

(4)神经精神系统疾病:顽固性头痛、偏头痛、神经性头痛、血管性头痛、多发性末梢神经炎。

(5)其他:术后肠粘连、癌性疼痛、急性苯中毒等。

九、附方

当归四逆加吴茱萸生姜汤(《伤寒论》):手足厥寒,脉细欲绝者,当归四逆汤主之。……若其人内有久寒者,宜当归四逆加吴茱萸生姜汤主之。

当归三两　芍药三两　甘草二两,炙　通草二两　桂枝三两,去皮　细辛三

两　生姜半斤,切　吴茱萸二升　大枣二十五枚,擘

上九味,以水六升,清酒六升和,煮取五升,去滓,温分五服(一方,水酒各四升)。

黄芪桂枝五物汤(《金匮要略》):血痹阴阳俱微,寸口关上微,尺中小紧,外证身体不仁,如风痹状,黄芪桂枝五物汤主之。

黄芪三两　芍药三两　桂枝三两　生姜六两　大枣十二枚

上五味,以水六升,煮取二升,温服七合,日三服。一方有人参。

按:血痹或因阴阳俱微,是营卫气血的不足。血痹的症状主要以局部肌肉麻木为特征,如受邪较重亦可有酸痛者,所以说"如风痹状"。但血痹与风痹的症状有一定的区别,前者以麻木为主,后者则以疼痛为主。本方具有温阳行痹之功效,主治血痹,症见肌肤麻木不仁,脉微而涩紧。

四妙勇安汤

一、原方

四妙勇安汤(《验方新编》):脱骨疽。此症生手足各指(或云生手足第四指者是),或生指头、或生指节、指缝。初生或白色痛极,或如粟米起一黄泡,其皮或如煮熟红枣,黑色不退,久则溃烂,节节脱落,延至手足背腐烂黑陷,痛不可忍。古方有截去指头一法,断不可用。宜用顶大甘草,研极细末,用香麻油调敷。要敷极厚,一日一换,不可间断。忌食发物。不出十日必愈,真神方也。

再用:金银花 元参各三钱 当归二两 甘草一两

水煎服。一连十剂,永无后患。药味不可减少,减则不效,并忌抓擦为要。

二、原方加减金鉴

(一)静脉炎(深部静脉炎/浅静脉炎)

主症:

1. 浅静脉炎 初期患肢局部红肿、疼痛,可触及痛性索状硬条或串珠样结节。累及深静脉,出现患肢凹陷性肿胀,行走时肿痛加重,静卧后减轻,皮肤呈暗红色,后期伴有瘀积性皮炎、色素沉着或浅表性溃疡。

2. 深部静脉炎 患肢肿胀疼痛,伴局部皮肤红肿等,劳累后加重。

主方:当归15g,玄参10g,金银花20g,生甘草15g,生黄芪20g,川芎15g,红花10g,赤芍10g,地龙10g,桃仁10g,蒲公英10g,紫花地丁10g,丹参10g,茯苓20g。

按:四妙勇安汤,清热解毒,活血止痛;当归四逆汤,温经散寒,养血通脉;补阳还五汤,补气活血通络。

加减变化:

1. 膝关节肿者,加车前子15g(包煎)、苍术15g、黄柏7g、生薏苡仁20g、川牛膝15g。

2. 红肿热痛者,加鱼腥草 20g、连翘 15g。

3. 疼痛严重者,加秦艽 15g、羌活 15g、独活 10g、延胡索 15g、郁金 10g。

4. 便干胃胀者,加香附 15g、怀牛膝 15g、槐花 10g。

5. 胃胀痛者,加延胡索 15g、郁金 10g、川楝子 7~10g。

6. 颈硬不适者,加秦艽 15g、葛根 15g、羌活 15g。

按:

1. 在晚上睡觉时,可抬高患肢,促进静脉血液回流。

2. 日常生活中,避免久站、久坐等。

(二)脱疽

按:相当于血栓闭塞性脉管炎。

主症:好发于四肢末端,尤以下肢为多,早期四肢怕冷、麻木,足部和小腿疼痛,伴有间歇性跛行。中期患肢温度显著降低,皮肤苍白或紫红,并见持续性疼痛,以夜间为甚。后期疼痛逐渐加重,足趾发生溃疡或坏死,全身发热。查体:足背动脉及腘动脉搏动逐渐微弱消失。

主方:当归 20g,玄参 10g,金银花 15g,生甘草 15g,赤芍 15g,桂枝 10g,通草 10g,干姜 15g,生黄芪 30g,川芎 20g,红花 10g,地龙 15g,桃仁 15g,丹参 10g。

加减变化:

1. 肢冷者,加吴茱萸 7~10g、黑顺片 10g(先煎)、小茴香 15g。

2. 下肢水肿者,加车前子 15g(先煎)、瞿麦 15g、萹蓄 15g、大腹皮 10g、茯苓 15g、白术 15g。

3. 疼痛重者,加延胡索 15g、柴胡 15g、秦艽 15g、羌活 15g、独活 10g。

4. 膝关节肿者,加苍术 15g、黄柏 7g、生薏苡仁 20g、川牛膝 10g。

5. 足背紫红者,加水蛭 10g。

6. 患肢不红肿者,去玄参、金银花。

三、临床应用举例

(一)静脉炎(深部静脉炎/浅静脉炎)

案 1:胡某,女,67 岁。初诊:2008 年 5 月 17 日。

症状:下肢红肿疼痛 1 年,偶胃胀痛,项强不适,纳寐可,二便正常。辅助检查:下肢静脉彩超示深部静脉炎。既往史:腔隙性脑梗死 3 年。

处方:金银花 20g,玄参 10g,当归 15g,生甘草 25g,生黄芪 20g,川芎 15g,红花 10g,炒白芍 7g,地龙 15g,紫花地丁 10g,瓜蒌 10g,檀香 5g(后下),香附 15g,延胡索 15g,郁金 10g,通草 10g,川楝子 10g,葛根 15g,茯苓 20g,白术 15g。3 剂。

用法:日 1 剂,水煎至 450ml,每次 150ml,于早、晚饭后 10 分钟温服。

二诊:5 月 22 日。胃胀痛及项强不适减轻,仍下肢红肿疼痛。

处方:用 5 月 17 日方,加连翘 15g,5 剂,用法同前。

三诊:5 月 29 日。症状好转,仍感觉下肢疼痛。

处方:用 5 月 22 日方,去郁金、川楝子,加威灵仙 10g,5 剂,用法同前。

案 2:张某,男,68 岁。初诊:2008 年 5 月 31 日。

症状:右下肢下 1/4 红肿疼痛 1 年。辅助检查:下肢静脉彩超示深部静脉炎。

处方:金银花 15g,玄参 10g,当归 15g,生甘草 15g,生黄芪 25g,川芎 15g,红花 10g,赤芍 10g,地龙 10g,蒲公英 10g,紫花地丁 10g,鱼腥草 20g,香附 15g,川牛膝 15g,秦艽 15g,羌活 15g,独活 10g,苍术 15g,黄柏 7g,生薏苡仁 20g,车前子 15g(包煎)。6 剂。

用法:每剂药物水煎至 450ml,每次 150ml,于早、晚饭后 10 分钟温服。

二诊:6 月 10 日。右下肢疼痛好转。

处方:用 5 月 31 日方,5 剂,用法同前。

三诊:6 月 17 日。右下肢疼痛减轻,轻度水肿。

处方:用 5 月 31 日方,去鱼腥草、秦艽、羌活、独活,5 剂,用法同前。

四诊:6 月 24 日。症状好转,仍水肿。

处方:用 5 月 31 日方,加通草 10g,5 剂,用法同前。

五诊:7 月 1 日。右下肢红肿疼痛好转。

处方:用 5 月 31 日方,5 剂,用法同前。

六诊:7 月 8 日。右下肢肿痛明显减轻。

处方:用 5 月 31 日方,去生薏苡仁,5 剂,用法同前。

七诊:7 月 15 日。右下肢下 1/4 红肿疼痛基本痊愈。

处方:用 7 月 8 日方,去红花,5 剂,用法同前。

案 3:廖某,男,66 岁。初诊:2008 年 11 月 17 日。

症状:下肢皮肤红肿疼痛 3 年,偶胸闷气短,后背痛,活动后加重,胃胀纳差,寐可,二便正常。辅助检查:下肢静脉彩超示深部静脉炎。心电图示窦性心律,T 波改变。

处方:金银花 20g,玄参 10g,生甘草 15g,当归 15g,川芎 15g,红花 10g,炒白芍 7g,地龙 15g,紫花地丁 10g,瓜蒌 10g,檀香 5g(后下),生黄芪 20g,香附

15g,延胡索15g,郁金10g,通草10g,葛根15g,茯苓20g,白术15g。5剂。

用法:每剂药物水煎至450ml,每次150ml,于早、晚饭后10分钟温服。

二诊:11月24日。下肢皮肤红肿疼痛好转,胸闷气短及后背痛减轻。

处方:用11月17日方,5剂,用法同前。

三诊:12月3日。胸闷气短,胃胀已好,下肢红肿疼痛减轻。

处方:11月24日方,去郁金,续用5剂,用法同前。

案4:环某,女,82岁。初诊:2010年6月26日。

症状:近2年左下肢及膝关节红肿疼痛,行走困难,胃胀纳差,寐可,二便正常。辅助检查:下肢静脉彩超示深部静脉炎。

处方:金银花20g,玄参10g,当归15g,生甘草15g,生黄芪20g,川芎15g,红花10g,赤芍10g,地龙10g,蒲公英10g,紫花地丁10g,干姜15g,桂枝10g,通草7g,茯苓20g,川牛膝10g。3剂。

用法:每剂药物水煎至450ml,每次150ml,于早、晚饭后10分钟温服。

二诊:7月1日。下肢红肿减轻,但膝关节疼痛,行走困难,胃胀。

处方:用6月26日方,去蒲公英、干姜、通草、茯苓,加秦艽15g、羌活15g、独活10g、香附15g、延胡索15g,5剂,用法同前。

三诊:7月8日。下肢红肿及膝关节疼痛、活动改善,但仍红肿。

处方:用6月26日方,5剂,用法同前。

案5:孙某,男,66岁。初诊:2017年5月26日。

症状:左小腿红肿疼痛、活动时疼痛加重年余,纳寐可,二便正常。查体:血压150/80mmHg。辅助检查:下肢静脉彩超示深部静脉炎。

处方:金银花15g,玄参15g,当归15g,生甘草15g,生黄芪20g,川芎15g,红花10g,赤芍10g,地龙10g,延胡索15g,柴胡15g,秦艽15g,羌活15g,瞿麦15g,车前子15g(包煎),紫花地丁15g,连翘15g。5剂。

用法:每剂药物水煎至450ml,每次150ml,于早、晚饭后10分钟温服。

二诊:6月2日。左小腿红肿疼痛稍好转。

处方:用5月26日方,5剂,用法同前。

三诊:6月12日。左小腿红肿疼痛较前改善。

处方:用5月26日方,5剂,用法同前。

四诊:6月19日。小腿红肿疼痛明显减轻。

处方:用5月26日方,5剂,用法同前。

案6:那某,男,61岁。初诊:2017年6月30日。

症状:双下肢红肿疼痛半年,胸闷气短,活动后加重,腰痛,夜尿频,4~5次/夜,寐差,纳可,大便干、2~3 天一行。查体:血压 150/100mmHg。辅助检查:下肢静脉彩超示深部静脉炎。

处方:金银花 15g,玄参 15g,当归 15g,生甘草 15g,连翘 15g,生黄芪 25g,川芎 15g,赤芍 15g,地龙 10g,紫花地丁 10g,干姜 15g,补骨脂 10g,杜仲 15g,茯苓 20g,桑螵蛸 15g,车前子 15g(包煎),乌药 15g,山药 15g,土茯苓 20g。3 剂。

用法:每剂药物水煎至 450ml,每次 150ml,于早、晚饭后 10 分钟温服。

二诊:7 月 3 日。下肢红肿疼痛好转,大便仍干、2~3 天一行。

处方:用 6 月 30 日方,去茯苓,加香附 15g、川牛膝 15g、槐花 10g,3 剂,用法同前。

三诊:7 月 7 日。下肢红肿疼痛及大便干较前改善。

处方:用 7 月 3 日方,5 剂,用法同前。

（二）脱疽

案 1:于某,男,68 岁。初诊:2003 年 1 月 15 日。

症状:左下肢凉痛,夜间加重,足背紫红,胸闷痛气短,活动后加重,后背疼痛,有期前收缩,纳可寐差,二便正常。辅助检查:心电图示 ST 段压低。下肢血管彩超示下肢动脉血流减弱。查体:心率 72 次 /min,血压 130/85mmHg,口唇发绀。触诊:足凉,足背动脉搏动微弱。

处方:当归 15g,生甘草 15g,赤芍 10g,金银花 15g,玄参 10g,川芎 20g,红花 20g,桃仁 15g,细辛 5g,桂枝 25g,通草 10g,干姜 15g,吴茱萸 10g,丹参 20g,瓜蒌 15g,延胡索 15g,水蛭 10g,炒白术 15g,广木香 10g(后下),苦参 15g,沙参 15g,陈皮 15g,茯苓 20g。5 剂。

用法:每剂药物水煎至 450ml,每次 150ml,于早、晚饭后 10 分钟温服。

二诊:1 月 22 日。胸闷气短减轻,但足仍痛,有期前收缩。

处方:用 1 月 15 日方,5 剂,用法同前。

三诊:1 月 29 日。胸闷痛气短、后背疼痛均不明显,期前收缩消失,足冷痛缓解。

处方:用 1 月 22 日方,5 剂,用法同前。

案 2:谭某,女,71 岁。初诊:2004 年 11 月 19 日。

症状:左下肢麻木凉痛 2 年,夜间疼痛加重,纳可寐差,二便正常。辅助检查:下肢动脉彩超示左下肢动脉血流减弱,左下肢动脉硬化,斑块形成。

处方:玄参 10g,金银花 20g,生甘草 15g,当归 15g,红花 10g,桃仁 10g,赤芍 10g,生黄芪 20g,川芎 15g,地龙 10g,桂枝 10g,丹参 10g,干姜 15g,延胡索

15g,柴胡 15g。7 剂。

用法：每剂药物水煎至 450ml,每次 150ml,于早、晚饭后 10 分钟温服。

二诊：12 月 3 日。左下肢麻木凉痛改善,大便溏。

处方：用 11 月 19 日方,加茯苓 15g、炒白术 15g,10 剂,用法同前。

三诊：12 月 29 日。症状好转,左下肢仍有凉感。

处方：用 12 月 3 日方,去丹参,加吴茱萸 7g,5 剂,用法同前。

四诊：2005 年 1 月 14 日。左下肢麻凉痛改善,大便可。

处方：用 2004 年 12 月 29 日方,5 剂,用法同前。

五诊：4 月 14 日。症状好转,仍下肢水肿。

处方：用 2004 年 11 月 19 日方,去干姜、延胡索、柴胡,加茯苓 15g、炒白术 15g、车前子 15g(包煎)、瞿麦 15g、萹蓄 15g,5 剂,用法同前。

案 3：张某,男,56 岁。初诊：2005 年 2 月 16 日。

症状：双下肢行走无力 1 年,左下肢较重,纳寐可,二便正常。辅助检查：下肢动脉彩超示左下肢动脉硬化斑块形成。

处方：当归 15g,生甘草 15g,生黄芪 20g,玄参 10g,金银花 20g,川芎 15g,红花 10g,赤芍 10g,水蛭 10g,地龙 10g,桃仁 10g,桂枝 10g,细辛 5g,通草 5g,干姜 15g,杜仲 15g,补骨脂 10g,川牛膝 10g,苍术 15g,黄柏 10g,丹参 10g。5 剂。

用法：每剂药物水煎至 450ml,每次 150ml,于早、晚饭后 10 分钟温服。

二诊：2 月 23 日。双下肢行走无力改善,现下肢凉。

处方：用 2 月 16 日方,去玄参、金银花,7 剂,用法同前。

三诊：3 月 4 日。双下肢行走无力明显减轻。

处方：用 2 月 23 日方,5 剂,用法同前。

案 4：高某,男,68 岁。初诊：2005 年 3 月 18 日。

症状：膝关节以下、足麻木凉 2 年,纳寐可,二便正常。查体：膝至足凉,足背动脉搏动明显减弱。辅助检查：下肢动脉彩超示下肢动脉血流减弱。

处方：当归 15g,生甘草 15g,生黄芪 20g,川芎 15g,红花 10g,赤芍 10g,玄参 10g,金银花 20g,地龙 10g,桃仁 10g,桂枝 10g,细辛 5g,通草 10g,干姜 15g,吴茱萸 7g,黑顺片 7g(先煎),延胡索 15g,香附 15g。7 剂。

用法：每剂药物水煎至 450ml,每次 150ml,于早、晚饭后 10 分钟温服。

二诊：3 月 28 日。麻木好转,仍膝关节以下及足冷。

处方：用 3 月 18 日方,去玄参、金银花,加茯苓 15g,5 剂,用法同前。

三诊：4 月 4 日。膝以下麻木凉均明显改善。

处方：用 3 月 28 日方,5 剂,用法同前。

案 5：刘某,男,58 岁。**初诊**：2005 年 11 月 18 日。

症状：双膝及足冷痛伴麻木、酸胀、刺痛 1 年,纳寐可,二便正常。查体：足背动脉搏动微弱。辅助检查：下肢动脉彩超示下肢动脉血流缓慢,动脉血管壁欠光滑。

处方：玄参 10g,金银花 20g,当归 15g,生甘草 15g,红花 10g,赤芍 10g,桂枝 10g,细辛 5g,通草 10g,干姜 15g,吴茱萸 7g,黑顺片 7g(先煎),川芎 15g,小茴香 15g,川牛膝 10g,生黄芪 20g,延胡索 15g,香附 15g。5 剂。

用法：每剂药物水煎至 450ml,每次 150ml,于早、晚饭后 10 分钟温服。

二诊：11 月 25 日。足冷伴麻木、酸胀好转。

处方：用 11 月 18 日方,5 剂,用法同前。

三诊：12 月 2 日。膝足异常感觉明显好转。

处方：用 11 月 18 日方,5 剂,用法同前。

案 6：吕某,女,75 岁。**初诊**：2014 年 8 月 15 日。

症状：双下肢麻木凉痛 2 年,夜间疼痛加重,走路无力,腰酸,纳可,寐差,二便正常。辅助检查：下肢动脉彩超示左下肢动脉硬化斑块,动脉血流减弱。

处方：玄参 10g,金银花 20g,当归 15g,生甘草 15g,赤芍 10g,通草 7g,桂枝 15g,干姜 15g,生黄芪 25g,川芎 15g,红花 10g,地龙 10g,川牛膝 10g,杜仲 15g,补骨脂 10g,桑寄生 20g,苍术 15g。5 剂。

用法：每剂药物水煎至 450ml,每次 150ml,于早、晚饭后 10 分钟温服。

二诊：8 月 25 日。症状好转,夜间仍疼痛较重。

处方：用 8 月 15 日方,加延胡索 15g、羌活 15g、独活 10g,5 剂,用法同前。

三诊：9 月 3 日。双下肢麻木凉痛明显改善。

处方：用 8 月 25 日方,5 剂,用法同前。

四、方论选录

上海中医学院："本方用大剂量玄参、银花、甘草以清热解毒,其中玄参兼有滋阴作用。再加当归活血和营。药味简少,量大力专。用治脱疽溃烂,热毒正盛,而阴血耗伤者最为适宜。但对痛剧者须加用乳香、没药等活血止痛药。还须指出,脱疽有各种不同症候表现,并非概用此一方。如瘀血显著,治宜着重活血祛瘀;寒证显著者治宜侧重温经散寒;虚证显著者治宜着重通补气血;如桃仁、红花、赤芍、丹参、乳香、没药、桂枝、附子、黄芪、党参、熟地、鹿角胶等药,都可随症选用,但也须兼顾清热解毒,其剂量都应较大。"(《中医方剂临床

手册》))

五、原方方歌与趣味记忆

【方歌】四妙勇安用当归,玄参甘草银花随;

清热解毒兼活血,脉管炎者此方推。

【趣味记忆】银圆当草。

【对照】 银元当草。

六、原方证治方解

【证治分析】

脱疽

患肢红肿,灼热且痛,溃烂腐臭,发热口渴,舌红,脉数——热毒化火,火毒内阻,血行不畅,瘀滞筋脉

热毒炽盛

【方解】

清热解毒 活血止痛

君——金银花——(重用)清热解毒

臣——玄参——泻火解毒

佐——当归——活血散瘀

使——甘草——配金银花,加强清热解毒之功

七、现代药理研究

1. **抗炎作用** 四妙勇安汤通过调节细胞因子信号传送阻抑物 -1(SOCS-1)、SOCS-3、细胞间黏附分子 -1(ICAM-1)和基质金属蛋白酶 -9(MMP-9)的表达,发挥抗炎作用。

2. **保护血管内皮细胞作用** 四妙勇安汤可消除或减轻炎症反应,抑制炎症因子浸润血管。

3. **调节血管新生作用** 四妙勇安汤可减少 p38 丝裂原激活的蛋白激酶(p38MAPK)、血管内皮细胞生长因子(VEGF)的表达,抑制斑块内病理性血管新生。

4. **抑制血栓形成作用** 四妙勇安汤通过控制蛋白质的生成,延长血液凝固时间,降低血液黏度,发挥抑制血栓形成的作用。

5. **抗氧化应激作用** 四妙勇安汤可恢复超氧化物歧化酶(SOD)和

NADPH 氧化酶 2（Nox2）之间的平衡，抑制心肌氧化应激反应。

6. 调节血脂作用 四妙勇安汤可降低甘油三酯、低密度脂蛋白，稳定动脉粥样硬化（AS）斑块。

八、一般临床运用

1. 用方要点 本方适用于热毒炽盛，瘀阻经脉之证。临床应用当以患处红肿痛甚，或溃烂流脓水，烦热口渴，舌红脉数为辨证要点。

2. 现代运用 外科疾病：血栓闭塞性脉管炎、血栓性静脉炎、丹毒、坐骨神经痛。

九、附方

顾步汤（《外科真诠》）：脱疽之生，正四余之末，气血不能周到，非虚而何？大补气血，益之泻毒之品，自可奏功如响，但宜治之早耳。初起内服顾步汤，外用大粟米煮饭拌芙蓉叶、菊花叶各五钱贴之。……

黄芪一两　人参三钱　金钗一两　当归一两　银花三两　牛膝一两　菊花五钱　甘草三钱　公英五钱　紫花地丁一两　口渴者加天花粉三钱

按：本方具有益气养阴，和营清热功效。主治脱疽，热毒型，症见局部皮色暗红而肿，趾（指）如煮熟红枣，渐变紫黑，浸润蔓延，五趾（指）相传，多呈干性坏死，剧痛难忍，日夜不能安睡，或伴有发热口渴。舌质红、苔黄，或鲜红无苔，脉弦数或细数。

独活寄生汤

一、原方

独活寄生汤(《备急千金要方》):夫腰背痛者,皆犹肾气虚弱,卧冷湿地,当风所得也,不时速治,喜流入脚膝,为偏枯冷痹,缓弱疼重,或腰痛挛脚重痹,宜急服此方。

独活三两　寄生《古今录验》用续断　杜仲　牛膝　细辛　秦艽　茯苓　桂心　防风　芎䓖　人参　甘草　当归　芍药　干地黄各二两

上十五味,㕮咀,以水一斗,煮取三升,分三服,温身勿冷也。

二、原方加减金鉴

(一) 膝痹

主症:膝关节疼痛,屈伸不利,或伴腰痛、倦怠乏力。

主方:独活 10g,桑寄生 15g,秦艽 15g,防风 15g,当归 15g,威灵仙 10g,炒白芍 7g,川芎 15g,杜仲 15g,炙黄芪 20g,川牛膝 10g,党参 20g,羌活 15g,姜黄 10g,桂枝 10g,炙甘草 15g。

加减变化:

1. 膝关节红肿严重者,加黄柏 7g、生薏苡仁 20g、苍术 15g。

2. 腰痛者,加补骨脂 10g、续断 15g、穿山龙 15g。

3. 肢体麻木疼痛者,加天麻 10g、延胡索 15g、柴胡 15g、红花 10g、三七粉 4.5g(分 3 次冲服)。

4. 寒重冷痛者,加黑顺片 7~10g(先煎)、干姜 15g。

5. 尿频者,加桑螵蛸 10g。

6. 胃胀不适者,加广木香 7g(后下)、陈皮 15g、砂仁 15g(后下)。

(二) 产后身痛

主症:妇人产后出现肢体或关节酸痛、胀痛、麻木、重着,畏寒恶风,汗多,关节活动不利。

主方：独活 10g，桑寄生 15g，秦艽 15g，防风 15g，当归 15g，炒白芍 7g，川芎 15g，熟地黄 15g，杜仲 15g，怀牛膝 10g，党参 20g，茯苓 20g，肉桂 7g，炙甘草 15g。

加减变化：

1. 腰痛者，加补骨脂 10g、续断 15g、穿山龙 15g。

2. 后背痛者，加葛根 15g。

3. 肢体麻木疼痛者，加天麻 10g、延胡索 15g、柴胡 15g、威灵仙 10g、羌活 15g。

4. 寒重、腰腹冷者，加黑顺片 7~10g（先煎）、干姜 15g、小茴香 15g、吴茱萸 5~7g。

5. 胃胀大便可者，加广木香 7g（后下）、陈皮 15g、砂仁 15g（后下）。

6. 胃胀大便干者，加香附 15g、陈皮 15g、砂仁 15g（后下）。

7. 不寐者，加炒酸枣仁 30g、首乌藤 20g。

(三) 腰痹

按：腰肌劳损、腰椎间盘病变。

主症：腰部疼痛，转侧不利，可伴下肢麻木疼痛。辅助检查：腰椎 CT 示腰椎间盘或骨未见异常。诊断为腰肌劳损，即腰背肌筋膜炎。

主方：独活 10g，桑寄生 15g，羌活 15g，秦艽 15g，防风 15g，当归 15g，炒白芍 7g，党参 20g，红花 10g，延胡索 15g，柴胡 15g，威灵仙 10~15g，补骨脂 10g，杜仲 15g，川牛膝 10g，肉桂 7g，炙甘草 15g。

加减变化：

1. 后背痛者，加葛根 15g。

2. 腰痛重者，加续断 15g、穿山龙 15g。

3. 肢体麻木疼痛者，加天麻 10g、川芎 15g、地枫 15g、姜黄 10g、三七粉 4.5g（分 3 次冲服）、土鳖虫 10g。

4. 寒重冷痛者，加黑顺片 7~10g（先煎）、干姜 15g。

5. 膝关节滑膜炎或退行性病变，疼痛伴有肿胀者，去桑寄生，加苍术 15g、黄柏 7g、生薏苡仁 20g。

6. 胃胀不适者，加广木香 7g（后下）、陈皮 15g、砂仁 15g（后下）。

按：

1. 疲乏无力重者，去党参，改用生晒参。

2. 血压高者，用党参，不用生晒参。

附:腿痛外用熏洗剂

处方:透骨草 30g,伸筋草 30g,川乌 15g,细辛 10g,红花 30g,没药 30g,千年健 30g,地枫 30g,威灵仙 30g。

使用方法:每剂加水 2~3L,浸泡 15~20 分钟后煎沸,小火续煎 15~20 分钟,煎好沥出药液,先熏蒸(距离肢体约 30cm,以不烫伤皮肤为宜),待冷却至 40~50℃再敷洗病变关节/患处,每日 1~2 次,每次约 20 分钟。每剂连续煎洗 2~3 次(一剂药可连续使用 2 天,用过的药液不要倒掉,可倒回药缸内和药渣重复煎,如水不够可适当添加清水),3 剂为 1 个疗程。

三、临床应用举例

(一) 膝痹

案 1:王某,女,50 岁。初诊:**2009 年 5 月 8 日**。

症状:近 1 年左膝关节肿胀疼痛、屈伸不利,活动后加重,腰痛,纳寐可,二便正常。

处方:独活 10g,桑寄生 15g,秦艽 15g,防风 15g,当归 15g,威灵仙 15g,炒白芍 7g,川芎 15g,杜仲 15g,党参 20g,炙黄芪 20g,川牛膝 10g,羌活 15g,姜黄 10g,桂枝 10g,黄柏 7g,生薏苡仁 20g,苍术 15g,红花 10g,炙甘草 15g。5 剂。

用法:每剂药物水煎至 450ml,每次 150ml,于早、晚饭后 10 分钟温服。

二诊:5 月 18 日。左膝关节肿胀疼痛减轻。

处方:用 5 月 8 日方,5 剂,用法同前。

三诊:5 月 27 日。左膝肿痛及腰痛改善。

处方:用 5 月 8 日方,5 剂,用法同前。

案 2:吴某,男,52 岁。初诊:**2014 年 3 月 26 日**。

症状:膝关节屈伸不利,腰膝冷痛,寒冷阴雨天加重,周身关节疼痛,偶腿麻,胃胀纳差,寐可,二便正常。

处方:独活 10g,桑寄生 15g,秦艽 15g,防风 15g,当归 15g,炒白芍 7g,川芎 15g,熟地黄 15g,杜仲 15g,怀牛膝 10g,人参 10g,茯苓 20g,肉桂 7g,补骨脂 10g,穿山龙 15g,天麻 10g,广木香 7g(后下),砂仁 15g(后下),炙甘草 15g。5 剂。

用法:每剂药物水煎至 450ml,每次 150ml,于早、晚饭后 10 分钟温服。

二诊:4 月 2 日。诸症稍减轻,仍怕冷。

处方:用 3 月 26 日方,5 剂,用法同前。

三诊:4 月 9 日。腰膝痛、腿麻改善,无胃胀。

处方:用3月26日方,去木香、砂仁,5剂,用法同前。

四诊:4月16日。诸症明显好转。

处方:用4月9日方,5剂,用法同前,以巩固疗效。

案3:刘某,女,60岁。初诊:**2014年6月23日**。

症状:双膝疼痛,蹲起加重,双下肢疼痛,屈髋时髂部疼痛,纳寐可,二便正常。

处方:独活10g,桑寄生15g,秦艽15g,防风15g,当归15g,炒白芍7g,羌活15g,姜黄10g,川芎15g,炙黄芪20g,杜仲15g,延胡索15g,柴胡15g,苍术15g,川牛膝10g,补骨脂10g,炙甘草15g。5剂。

用法:每剂药物水煎至450ml,每次150ml,于早、晚饭后10分钟温服。

二诊:6月30日。双膝疼痛稍减轻。

处方:用6月23日方,5剂,用法同前。

三诊:7月7日。双膝蹲起仍疼痛。

处方:用6月23日方,去炒白芍,加穿山龙15g、威灵仙10g、红花10g,5剂,用法同前。

案4:李某,男,30岁。初诊:**2014年12月17日**。

症状:膝关节肿痛,下肢疼痛,着凉后加重,纳寐可,二便正常。

处方:防风15g,当归15g,炒白芍7g,独活10g,桑寄生20g,秦艽15g,川芎15g,炙黄芪20g,杜仲15g,怀牛膝10g,威灵仙10g,延胡索15g,柴胡15g,姜黄10g,苍术15g,黄柏7g,生薏苡仁20g,炙甘草15g。5剂。

用法:每剂药物水煎至450ml,每次150ml,于早、晚饭后10分钟温服。

二诊:2015年1月7日。膝关节肿痛减轻。

处方:用2014年12月17日方,5剂,用法同前。

三诊:1月14日。诸症明显好转。

处方:用2014年12月17日方,5剂,用法同前,以巩固疗效。

案5:詹某,男,68岁。初诊:**2015年1月2日**。

症状:膝关节冷痛多年,着凉后加重,腰痛,关节屈伸不利,胃胀纳差,寐可,二便正常。

处方:独活10g,熟地黄15g,杜仲15g,怀牛膝10g,人参10g,桑寄生15g,秦艽15g,防风15g,当归15g,炒白芍7g,川芎15g,茯苓20g,炙甘草15g,肉桂7g,补骨脂10g,穿山龙15g,广木香7g(后下),砂仁15g(后下)。5剂。

用法:日1剂,水煎至450ml,每次150ml,于早、晚饭后10分钟温服。

二诊:1月9日。诸症稍减轻,仍怕冷。

处方：用 1 月 2 日方,加黑顺片 10g(先煎)、干姜 15g,5 剂,用法同前。

三诊：1 月 16 日。膝关节冷痛明显好转,无胃胀。

处方：用 1 月 9 日方,去砂仁,5 剂,用法同前,以巩固疗效。

案 6: 唐某,女,62 岁。初诊: 2015 年 9 月 25 日。

症状：膝关节疼痛多年,着凉后加重,颈肩腰酸痛,怕冷,纳寐可,小便频,大便正常。

处方：独活 10g,桑寄生 15g,秦艽 15g,防风 15g,当归 15g,炒白芍 7g,川芎 15g,熟地黄 15g,杜仲 15g,怀牛膝 10g,人参 10g,茯苓 20g,炙甘草 15g,肉桂 7g,穿山龙 15g,葛根 15g,桑螵蛸 10g。3 剂。

用法：每剂药物水煎至 450ml,每次 150ml,于早、晚饭后 10 分钟温服。

二诊：9 月 30 日。膝关节及颈肩腰痛减轻,仍怕冷。

处方：用 9 月 25 日方,5 剂,用法同前。

三诊：10 月 9 日。诸症明显好转,尿频明显减轻。

处方：用 9 月 25 日方,去桑螵蛸,5 剂,用法同前,以巩固疗效。

(二) 产后身痛

案 1: 朱某,女,28 岁。初诊: 2008 年 11 月 12 日。

症状：近 2 年产后腿痛,腰膝酸软无力,周身关节酸痛,月经正常,纳可寐差,二便正常。

处方：独活 10g,桑寄生 15g,秦艽 15g,防风 15g,当归 15g,炒白芍 7g,川芎 15g,熟地黄 15g,杜仲 15g,怀牛膝 10g,党参 20g,茯苓 20g,威灵仙 15g,肉桂 7g,穿山龙 15g,首乌藤 20g,炙甘草 15g。5 剂。

用法：每剂药物水煎至 450ml,每次 150ml,于早、晚饭后 10 分钟温服。

二诊：11 月 19 日。腿痛、关节酸痛减轻。

处方：用 11 月 12 日方,5 剂,用法同前。

三诊：11 月 28 日。诸症明显改善。

处方：用 11 月 12 日方,5 剂,用法同前。

案 2: 李某,女,23 岁。初诊: 2009 年 4 月 3 日。

症状：产后 3 个月,肩及上肢怕风,游走性疼痛,四肢、后背怕凉,腰痛,时头皮发麻,纳可寐差,二便正常。

处方：独活 10g,桑寄生 15g,熟地黄 15g,杜仲 15g,秦艽 15g,防风 15g,当归 15g,炒白芍 7g,川芎 15g,怀牛膝 10g,党参 20g,葛根 15g,茯苓 20g,肉桂 7g,炙甘草 15g。5 剂。

用法：每剂药物水煎至 450ml,每次 150ml,于早、晚饭后 10 分钟温服。

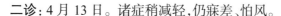

二诊：4月13日。诸症稍减轻，仍寐差、怕风。

处方：用4月3日方，去茯苓，加威灵仙15g、穿山龙15g、炙黄芪20g，炒白术15g、炒酸枣仁20g，5剂，用法同前。

三诊：4月22日。诸症明显好转。

处方：用4月13日方，5剂，用法同前。

案3：季某，女，23岁。初诊：2009年9月7日。

症状：产后怕冷、两腿肌肉痛半年，下肢、双足及小腹发凉，腰酸软乏力，月经正常，偶胃胀纳差，寐可，二便正常。

处方：独活10g，当归15g，炒白芍7g，桑寄生15g，秦艽15g，防风15g，川芎15g，熟地黄15g，杜仲15g，怀牛膝10g，党参20g，茯苓20g，肉桂7g，补骨脂10g，穿山龙15g，广木香7g(后下)，砂仁15g(后下)，炙甘草15g。5剂。

用法：每剂药物水煎至450ml，每次150ml，于早、晚饭后10分钟温服。

二诊：9月16日。诸症减轻，仍双足及小腹发凉。

处方：用9月7日方，去肉桂、补骨脂，加威灵仙15g、干姜15g、通草7g、桂枝15g，5剂，用法同前。

三诊：9月23日。怕冷诸症明显好转。

处方：用9月16日方，5剂，用法同前。

案4：杨某，女，32岁。初诊：2010年5月10日。

症状：产后周身关节疼痛3年，四肢关节疼痛明显，腕、踝、跖、指关节疼痛尤甚，遇寒加重，月经正常，寐差纳可，二便正常。

处方：桑寄生15g，秦艽15g，防风15g，川芎15g，独活10g，熟地黄15g，杜仲15g，怀牛膝10g，党参20g，当归15g，炒白芍7g，茯苓20g，肉桂7g，穿山龙15g，首乌藤20g，干姜15g，延胡索15g，柴胡15g，羌活15g，炙甘草15g。5剂。

用法：每剂药物水煎至450ml，每次150ml，于早、晚饭后10分钟温服。

二诊：5月19日。诸症减轻，寐可，仍关节疼痛。

处方：用5月10日方，去首乌藤，加威灵仙10g，5剂，用法同前。

三诊：5月28日。关节疼痛均明显好转。

处方：用5月19日方，5剂，用法同前。

案5：于某，女，24岁。初诊：2014年12月12日。

症状：产后恶寒怕风13个月，双手冰凉，手指关节疼痛遇冷加重，遇热痛减，腰酸乏力，月经正常，寐差纳可，二便正常。

处方：独活10g，桑寄生15g，人参10g，秦艽15g，炒白芍7g，川芎15g，熟地黄 15g,杜仲 15g,怀牛膝 10g,茯苓 20g,防风 15g,当归 15g,炙甘草 15g,肉桂 7g,补骨脂 10g,穿山龙 15g,首乌藤 20g。5 剂。

用法:日 1 剂,水煎至 450ml,每次 150ml,于早、晚饭后 10 分钟温服。

二诊:12 月 19 日。诸症减轻,仍双手冰凉。

处方:用 12 月 12 日方,去肉桂,加威灵仙 15g、干姜 15g、通草 7g、桂枝 15g,5 剂,用法同前。

三诊:12 月 26 日。怕风手冷较前好转。

处方:用 12 月 19 日方,5 剂,用法同前。

案 6:张某,女,35 岁。初诊:2015 年 11 月 13 日。

症状:产后怕风、易出汗半年,四肢、颈肩、后背发凉,腰痛,月经正常,寐差纳可,二便正常。

处方:人参 10g,川芎 15g,熟地黄 15g,杜仲 15g,怀牛膝 10g,独活 10g,桑寄生 15g,秦艽 15g,防风 15g,当归 15g,炒白芍 7g,茯苓 20g,炙甘草 15g,肉桂 7g,补骨脂 10g,穿山龙 15g,首乌藤 20g。5 剂。

用法:每剂药物水煎至 450ml,每次 150ml,于早、晚饭后 10 分钟温服。

二诊:11 月 20 日。诸症减轻,仍四肢、后背发凉,汗多。

处方:用 11 月 13 日方,去人参,加党参 20g、黑顺片 7g(先煎)、干姜 15g,5 剂,用法同前。

三诊:11 月 27 日。汗出怕风,周身冷感好转。

处方:用 11 月 20 日方,5 剂,用法同前。

(三) 腰痹

案 1:张某,女,54 岁。初诊:2002 年 10 月 11 日。

症状:腰痛伴右下肢麻沉,时有脚尖麻,纳寐可,二便正常。辅助检查:腰椎 CT 示 L5-S1 椎间盘脱出。

处方:独活 10g,秦艽 15g,羌活 15g,桑寄生 20g,白芍 20g,肉桂 7g,桃仁 10g,红花 10g,柴胡 15g,延胡索 15g,川牛膝 10g,党参 20g,补骨脂 10g,杜仲 15g,地枫 10g,千年健 10g,威灵仙 10g,土鳖虫 10g,乌梢蛇 7g,三七粉 4.5g(分 3 次冲服),炙甘草 15g。5 剂。

用法:每剂药物水煎至 450ml,每次 150ml,于早、晚饭后 10 分钟温服。

二诊:10 月 18 日。腰痛好转,仍下肢麻痛。

处方:用 10 月 11 日方,5 剂,用法同前。

三诊:10 月 25 日。腰痛明显好转,下肢麻痛减轻。

处方:用 10 月 11 日方,5 剂,用法同前。

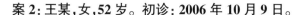

案 2:王某,女,52 岁。初诊:2006 年 10 月 9 日。

症状:腰痛伴左下肢疼痛 2 年,颈部不适,寐纳可,二便正常。辅助检查:腰椎 CT 示 L3-4 椎间盘膨出、L4-5 椎间盘脱出。

处方:独活 10g,秦艽 15g,羌活 15g,防风 15g,炒白芍 7g,葛根 15g,桂枝 10g,红花 10g,桑寄生 20g,党参 20g,柴胡 15g,延胡索 15g,川牛膝 10g,补骨脂 10g,杜仲 15g,地枫 10g,威灵仙 10g,炙甘草 15g。5 剂。

用法:每剂药物水煎至 450ml,每次 150ml,于早、晚饭后 10 分钟温服。

二诊:10 月 16 日。腰腿痛较前好转。

处方:用 10 月 9 日方,5 剂,用法同前。

三诊:10 月 23 日。颈部不适、腰痛及下肢疼痛明显减轻。

处方:用 10 月 16 日方,5 剂,用法同前。

案 3:潘某,女,72 岁。初诊:2008 年 10 月 9 日。

症状:腰痛伴左下肢麻痛,阴雨天加重,偶胃胀,纳尚可,寐可,二便正常。辅助检查:腰椎 CT 示 L3-4、L4-5 椎间盘膨出。

处方:独活 10g,秦艽 15g,川牛膝 10g,杜仲 15g,羌活 15g,桑寄生 20g,防风 15g,炒白芍 7g,党参 20g,肉桂 7g,红花 10g,柴胡 15g,延胡索 15g,补骨脂 10g,地枫 10g,威灵仙 10g,三七粉 4.5g(分 3 次冲服),香附 15g,川楝子 10g,炙甘草 15g。3 剂。

用法:每剂药物水煎至 450ml,每次 150ml,于早、晚饭后 10 分钟温服。

二诊:10 月 14 日。腰痛、左下肢麻痛较前好转,仍胃胀不适,大便溏。

处方:用 10 月 9 日方,去桑寄生、川楝子、香附,加白芷 20g、苍术 15g、广木香 7g(后下)、生薏苡仁 20g,5 剂,用法同前。

三诊:10 月 21 日。腰痛、左下肢麻痛明显改善,胃胀减轻,大便正常。

处方:用 10 月 14 日方,5 剂,用法同前。

案 4:张某,女,29 岁。初诊:2015 年 6 月 5 日。

症状:每逢阴雨天腰膝疼痛 1 年,偶胃胀,纳尚可,寐可,二便正常。自 5 月 17 日流产后夜里汗多,乏力。辅助检查:腰椎 CT 未见异常。

处方:独活 10g,秦艽 15g,羌活 15g,桑寄生 20g,防风 15g,炒白芍 7g,肉桂 7g,人参 10g,茯苓 20g,柴胡 15g,延胡索 15g,川芎 15g,川牛膝 10g,补骨脂 10g,杜仲 15g,首乌藤 20g,炙甘草 15g。5 剂。

用法:每剂药物水煎至 450ml,每次 150ml,于早、晚饭后 10 分钟温服。

二诊:6 月 26 日。腰膝疼痛好转,仍胃胀不适。

处方:用 6 月 5 日方,加广木香 7g(后下)、砂仁 15g(后下),5 剂,用法同前。

三诊：7 月 3 日。腰膝疼痛明显改善,胃胀减轻,大便正常。

处方：用 6 月 26 日方,5 剂,用法同前。

案 5：张某,女,59 岁。初诊：2017 年 8 月 11 日。

症状：腰及膝关节疼痛 2 年,腰以下凉,上肢无力,倦怠乏力,寐可,偶胃胀,尿频,大便正常。辅助检查：腰椎 CT 正常。

处方：独活 10g,党参 20g,秦艽 15g,羌活 15g,桑寄生 20g,防风 15g,炒白芍 7g,肉桂 7g,炙黄芪 20g,茯苓 20g,当归 15g,熟地黄 15g,炒白术 15g,延胡索 15g,川芎 15g,川牛膝 10g,补骨脂 10g,杜仲 15g,炙甘草 15g。5 剂。

用法：每剂药物水煎至 450ml,每次 150ml,于早、晚饭后 10 分钟温服。

二诊：8 月 21 日。腰、膝关节疼痛好转,仍尿频。

处方：用 8 月 11 日方,加桑螵蛸 10g,5 剂,用法同前。

三诊：8 月 30 日。腰、膝关节疼痛明显好转,偶胃胀,大便正常。

处方：用 8 月 21 日方,去肉桂,加广木香 7g(后下),5 剂,用法同前。

案 6：宋某,女,35 岁。初诊：2017 年 10 月 11 日。

症状：腰痛,周身关节痛,怕凉乏力,纳寐可,二便正常。辅助检查：腰椎 CT 未见异常。

处方：独活 10g,桑寄生 15g,秦艽 15g,防风 15g,当归 15g,炒白芍 7g,川芎 15g,熟地黄 15g,杜仲 15g,怀牛膝 10g,人参 10g,炙黄芪 20g,延胡索 15g,柴胡 15g,威灵仙 15g,茯苓 20g,肉桂 7g,补骨脂 10g,苍术 15g,车前子 15g(包煎),炙甘草 15g。5 剂。

用法：每剂药物水煎至 450ml,每次 150ml,于早、晚饭后 10 分钟温服。

二诊：10 月 20 日。腰痛、关节痛好转,仍怕凉。

处方：用 10 月 11 日方,去补骨脂、肉桂,加桂枝 10g、穿山龙 15g,5 剂,用法同前。

三诊：11 月 1 日。腰痛、关节痛及怕凉乏力改善。

处方：用 10 月 20 日方,5 剂,用法同前。

四、方论选录

汪昂："此足少阴厥阴药也。独活、细辛入少阴,通血脉,偕秦艽、防风疏经升阳以祛风。桑寄生益气血,祛风湿,偕杜仲、牛膝健骨强筋而固下。芎、归、芍、地所以活血而补阴,参、桂、苓、草所以益气而补阳。辛温以散之、甘温以补之,使血气足而风湿除,则肝肾强而痹痛愈矣。"(《医方集解》)

张秉成："此亦肝肾虚而三气乘袭也。故以熟地、牛膝、杜仲、寄生,补肝益肾,壮骨强筋;归、芍、川芎,和营养血,所谓治风先活血,血行风自灭也;参、苓、甘草,益气扶脾,又所谓祛邪先补正,正旺则邪自除也。然病因肝肾先虚,其邪必乘虚深入,故以独活、细辛之入肾经,能搜伏风,使之外出;桂心能入肝肾血分而祛寒;秦艽、防风为风药卒徒,周行肌表,且又风能胜湿耳。"(《成方便读》)

吴崑："肾气虚弱,肝脾之气袭之,令人腰膝作痛,屈伸不便,冷痹无力者,此方主之。肾,水藏也,虚则肝脾之气凑之,故令腰膝实而作痛,屈伸不便者,筋骨俱病也。《灵枢经》曰:能屈而不能伸者病在筋,能伸而不能屈者病在骨。故知屈伸不便,为筋骨俱病也。冷痹者,阴邪实也。无力者,气血虚也。是方也,独活、寄生、细辛、秦艽、防风、桂心,辛温之品也,可以升举肝脾之气,肝脾之气升,则腰膝弗痛矣。当归、熟地、白芍、川芎、杜仲、牛膝者,养阴之品也,可以滋补肝肾之阴,肝肾之阴补,则足得血而能步矣。人参、茯苓、甘草者,益气之品也,可以长养诸藏之阳,诸藏之阳生,则冷痹去而有力矣。"(《医方考》)

五、原方方歌与趣味记忆

【方歌】独活寄生艽防辛,芎归地芍桂苓均;
杜仲牛膝人参草,冷风顽痹屈能伸。

【趣味记忆】牛肉细饺寄独女,八珍方中无白术。

【对照】　　牛肉细艽寄独一,八珍防仲无白术。

六、原方证治方解

【证治分析】

痹证日久　肝肾亏虚　气血不足证

腰膝疼痛——风寒湿邪客于腰膝,又兼肝肾亏虚

肢节屈伸不利——筋骨失养

或麻木不仁,心悸气短,畏寒喜温,舌淡苔白,脉细弱——肝肾亏虚,气血不足,又有风寒湿邪内客,"痹在于骨则重,在于脉则血凝而不流,在于筋则屈不伸,在于肉则不仁"

风寒湿邪侵袭　肝肾亏虚　气血不足

【方解】

祛风湿　止痹痛　益肝肾　补气血

君——独活——祛下焦风寒湿,蠲痹止痛

臣——防风、秦艽——祛风胜湿

肉桂——温里祛寒,通利血脉

细辛——辛温发散,祛寒止痛

上四味药配伍,可祛风寒湿。

佐——桑寄生、牛膝、杜仲——补益肝肾,强壮筋骨

当归、芍药、熟地黄、川芎——养血活血

人参、茯苓——补气健脾,扶助正气

使——甘草——调和诸药

七、现代药理研究

1. 抗炎、镇痛作用　独活寄生汤可明显抑制炎症早期引起的组织水肿和渗出并镇痛。

2. 扩张血管作用　独活寄生汤可扩大毛细血管管径,增加毛细血管开放数,延长肾上腺素引起血管收缩的潜伏期,对抗肾上腺素引起的毛细血管闭合。

3. 免疫调节作用　独活寄生汤可调节免疫器官功能,增强巨噬细胞吞噬功能,抑制迟发性皮肤过敏反应。

4. 对滑膜组织的作用　独活寄生汤可有效抑制病变周围组织炎症细胞的浸润和纤维组织增生。

八、一般临床运用

1. 用方要点　本方乃治痹证日久,正虚邪实者。本方以腰膝冷痛、舌淡苔白、脉细弱为辨证要点。

2. 现代运用

(1)骨科疾病:骨关节炎、坐骨神经痛、骨质增生、颈椎病、腰椎间盘突出症。

(2)妇科疾病:闭经、痛经、带下病。

九、附方

三痹汤(《妇人大全良方》):治血气凝滞,手足拘挛、风痹、气痹等疾皆疗。

川续断　杜仲去皮,切,姜汁炒　防风　桂心　华阴细辛　人参　白茯苓　当归　白芍药　甘草各一两　秦艽　生地黄　川芎　川独活各半两　黄芪　川牛膝各一两

上咬咀为末,每服五钱。水二盏,姜三片,枣一枚,煎至一盏,去滓热服,无时候,但腹稍空服。

按:本方具有益气养血,祛风胜湿之效。主治血气凝滞,手足拘挛,风痹等。

痛风自拟方

一、原方

略

二、原方加减金鉴

痛风

主症: 关节局部红肿热痛,疼痛呈撕裂样或刀割样,夜间加重,疼痛高峰期多在红肿后24~48小时。第1跖趾关节、足背、踝关节、膝关节及手指关节多发,重者伴发热。辅助检查:血尿酸、血沉升高,或可伴有关节损害或痛风石(X线检查)。

主方: 生薏苡仁20g,车前子15g(包煎),滑石25g(包煎),炒白术20g,萆薢10g,木瓜10g,防己10g,威灵仙10g,土茯苓20g,玄参10g,金银花15g,山慈菇10g,茯苓15g,红花10g,当归15g,川芎15g,川牛膝15g,忍冬藤20g,生甘草15g。

按:

1. 肝功能异常者,禁用山慈菇。

2. 山慈菇有毒,不宜久服。

加减变化:

1. 疼痛重者,加延胡索15g、柴胡15g、独活10g、秦艽15g、羌活15g。

2. 胃胀不适者,加广木香7g(后下)、陈皮15g、砂仁15g(后下)。

3. 寐差者,加炒酸枣仁20~30g、首乌藤20g、石菖蒲7g、远志15g。

4. 大便稀溏者,加山药20g、苍术10~15g。

三、临床应用举例

痛风

案1: 吴某,男,51岁。初诊:**2013年12月6日。**

症状: 右跖趾关节肿痛5天,纳寐可,二便正常。辅助检查:血尿酸

600μmol/L,心电图大致正常。既往史:高甘油三酯血症 2 年。

处方:生薏苡仁 20g,车前子 15g(包煎),滑石 25g(包煎),萆薢 10g,木瓜 10g,防己 10g,威灵仙 10g,土茯苓 20g,玄参 10g,金银花 15g,山慈菇 10g,当归 15g,生山楂 15g,决明子 15g,枸杞子 15g,制何首乌 10g,川牛膝 15g,忍冬藤 20g,茯苓 15g,生甘草 15g。5 剂。

用法:每剂药物水煎至 450ml,每次 150ml,于早、晚饭后 10 分钟温服。

二诊:12 月 18 日。右跖趾关节肿痛缓解。

处方:用 12 月 6 日方,5 剂,用法同前。

三诊:12 月 27 日。右跖趾关节肿痛明显减轻。

处方:用 12 月 6 日方,5 剂,用法同前,以巩固疗效。

案 2:矫某,男,60 岁。初诊:**2014 年 2 月 17 日**。

症状:左膝关节痛、活动受限 2 天,足跟及足底疼痛,纳寐可,大便正常。辅助检查:血尿酸 526μmol/L。

处方:生薏苡仁 20g,车前子 15g(包煎),滑石 25g(包煎),威灵仙 10g,土茯苓 20g,玄参 10g,金银花 15g,山慈菇 10g,当归 15g,川芎 15g,萆薢 10g,木瓜 10g,防己 10g,川牛膝 15g,忍冬藤 20g,羌活 15g,独活 10g,延胡索 15g,柴胡 15g,茯苓 15g,生甘草 15g。5 剂。

用法:每剂药物水煎至 450ml,每次 150ml,于早、晚饭后 10 分钟温服。

二诊:2 月 26 日。左膝、足跟及足底疼痛减轻。

处方:用 2 月 17 日方,5 剂,用法同前。

三诊:3 月 7 日。左膝、足跟及足底疼痛明显好转。

处方:用 2 月 17 日方,5 剂,用法同前,以巩固疗效。

案 3:庄某,男,40 岁。初诊:**2015 年 12 月 9 日**。

症状:手指、足趾关节肿痛 2 年,加重 2 天,夜间痛甚,饮酒后发作,纳可寐差,二便正常。辅助检查:血尿酸 620μmol/L。

处方:生薏苡仁 20g,萆薢 10g,木瓜 10g,防己 10g,威灵仙 10g,土茯苓 20g,玄参 10g,金银花 15g,山慈菇 10g,车前子 15g(包煎),滑石 25g(包煎),当归 15g,茯苓 20g,川芎 15g,川牛膝 15g,忍冬藤 20g,延胡索 15g,生甘草 15g。5 剂。

用法:每剂药物水煎至 450ml,每次 150ml,于早、晚饭后 10 分钟温服。

二诊:12 月 16 日。仍寐差,手指、足趾关节夜间痛甚。

处方:用 12 月 9 日方,加首乌藤 20g、羌活 15g、独活 10g,5 剂,用法同前。

三诊:12 月 23 日。关节肿痛明显改善,寐可。

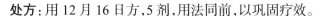

处方：用 12 月 16 日方,5 剂,用法同前,以巩固疗效。

案 4：李某,男,45 岁。初诊：2017 年 8 月 16 日。

症状：足底痛 3 天,跖趾关节红肿疼痛,纳寐可,小便正常,大便溏、日 3~4 次。辅助检查：血尿酸 560μmol/L。

处方：萆薢 10g,广木香 7g(后下),防己 10g,土茯苓 20g,玄参 10g,山慈菇 10g,当归 15g,生薏苡仁 20g,车前子 15g(包煎),滑石 25g(包煎),茯苓 20g,焦山楂 20g,石榴皮 15g,防风 15g,莲子 15g,忍冬藤 20g,炒白术 20g,苍术 15g,党参 20g,生甘草 15g。3 剂。

用法：每剂药物水煎至 450ml,每次 150ml,于早、晚饭后 10 分钟温服。

二诊：8 月 21 日。足底及跖趾关节疼痛改善,但胃胀。

处方：用 8 月 16 日方,加砂仁 15g(后下),5 剂,用法同前。

三诊：8 月 30 日。足底及跖趾关节疼痛改善,无胃胀,大便成形。

处方：用 8 月 21 日方,5 剂,用法同前,以巩固疗效。

案 5：刘某,男,41 岁。初诊：2017 年 9 月 13 日。

症状：跖趾关节肿痛 2 天,纳寐可,小便正常,大便不成形、日 1 次。辅助检查：血尿酸 590μmol/L。

处方：生薏苡仁 20g,车前子 15g(包煎),滑石 25g(包煎),威灵仙 10g,土茯苓 20g,玄参 10g,金银花 15g,山慈菇 10g,当归 15g,萆薢 10g,木瓜 10g,防己 10g,茯苓 20g,川芎 15g,川牛膝 15g,忍冬藤 20g,炒白术 20g,延胡索 15g,羌活 15g,独活 10g,生甘草 15g。5 剂。

用法：每剂药物水煎至 450ml,每次 150ml,于早、晚饭后 10 分钟温服。

二诊：9 月 22 日。跖趾关节肿痛减轻。

处方：用 9 月 13 日方,5 剂,用法同前。

三诊：9 月 29 日。跖趾关节肿痛明显好转,大便成形。

处方：用 9 月 13 日方,5 剂,用法同前,以巩固疗效。

案 6：李某,男,35 岁。初诊：2017 年 10 月 30 日。

症状：左侧踇趾及跟腱疼痛 1 周,活动受限,胃胀纳差,寐可,二便正常。辅助检查：血尿酸 550μmol/L。

处方：生薏苡仁 20g,车前子 15g(包煎),滑石 25g(包煎),萆薢 10g,木瓜 10g,防己 10g,威灵仙 10g,土茯苓 20g,玄参 10g,金银花 15g,山慈菇 10g,当归 15g,川芎 15g,川牛膝 15g,忍冬藤 20g,炒白术 20g,广木香 7g(后下),生甘草 15g。5 剂。

用法：每剂药物水煎至 450ml,每次 150ml,于早、晚饭后 10 分钟温服。

二诊：11月8日。左侧蹞趾及跟腱仍疼痛。

处方：用10月30日方，加羌活15g、独活10g，5剂，用法同前。

三诊：11月17日。左侧蹞趾及跟腱疼痛明显改善。

处方：用11月8日方，5剂，用法同前，以巩固疗效。

按：

1. 注意戒酒，白酒、啤酒、黄酒均戒，戒含糖饮料。

2. 低嘌呤饮食。禁食鱼虾蟹、动物内脏、高汤。禁食或少食红肉，可食少量白肉。

3. 多饮水，多食蔬菜，建议食含果糖低的水果。

4. 肥胖者，减少总热量摄入，减轻体重。

四、方论选录

略

五、原方方歌与趣味记忆

【方歌】痛风薏车白术滑，金银威归草萆艽；

红菇防己膝忍土，木瓜玄参茯苓甘。

【趣味记忆】金银未归红菇忍，一车西瓜必防滑，二苓主审川芎生。

【对照】　　金银威归红菇忍，薏车膝瓜草防滑，二苓术参川芎生。

六、原方证治方解

【证治分析】

痰瘀互结，筋骨经络痹阻，气血运行不畅，不通则痛

关节红肿热痛，疼痛如刀割，夜间加重，行动不利——湿热久羁筋骨关节，气血不得宣通，留而为瘀，瘀血与湿热痰浊相合，故疼痛剧烈，甚则如刀割针刺，活动严重受限。

【方解】

清利湿热，通络止痛

君——山慈菇、木瓜、防己、土茯苓——清利湿热

　　　玄参、金银花、忍冬藤——清热解毒

臣——车前子、滑石、萆薢——清热利尿

　　　威灵仙、红花、当归、川芎、川牛膝——活血通络止痛

佐——生薏苡仁、炒白术、茯苓——健脾渗湿

使——生甘草——调和诸药,兼以清热

七、现代药理研究

略

八、一般临床应用

1. 用方要点 本方用于痰瘀互结,筋骨经络痹阻引起的关节、筋骨疼痛病证。临床应用以关节红肿热痛,疼痛如刀割,夜间加重,行动不利为辨证要点。

2. 现代运用 痛风性关节炎、高尿酸血症。

九、附方

四妙丸(《成方便读》):以邪之所凑,其气必虚,若肝肾不虚,湿热决不流入筋骨。牛膝补肝肾、强筋骨,领苍术、黄柏入下焦而祛湿热也,再加苡仁,为四妙丸。因《内经》有云:治痿独取阳明。阳明者,主润宗筋,宗筋主束筋骨而利机关也。苡仁独入阳明,祛湿热而利筋络。故四味合而用之,为治痿之妙药也。

血府逐瘀汤

一、原方

血府逐瘀汤（《医林改错》）：所治之病，开列于后。

头痛　……查患头痛者，无表症，无里症，无气虚、痰饮等症，忽犯忽好，百方不效，用此方一剂而愈。

胸痛　胸痛在前面，用木金散可愈；后通背亦痛，用瓜蒌薤白白酒汤可愈。在伤寒，用瓜蒌、陷胸、柴胡等，皆可愈。有忽然胸痛，前方皆不应，用此方一付，痛立止。

胸不任物……

胸任重物……

天亮出汗　……竟有用补气、固表、滋阴、降火，服之不效，而反加重者，不知血瘀亦令人自汗、盗汗，用血府逐瘀汤，一两付而汗止。

食自胸右下　……血府有瘀血，将胃管挤靠于右。轻则易治，无碍饮食也；重则难治，挤靠胃管弯而细，有碍饮食也。此方可效，全愈难。

心里热(名曰灯笼病)　身外凉，心里热，故名灯笼病，内有血瘀。认为虚热，愈补愈瘀；认为实火，愈凉愈凝。三两付血活热退。

瞀闷　即小事不能开展，即是血瘀，三付可好。

急躁　平素和平，有病急躁，是血瘀，一二付必好。

夜睡梦多　夜睡梦多是血瘀，此方一两付痊愈，外无良方。

呃逆(俗名打咯忒)　因血府血瘀，将通左气门、右气门归并心上一根气管从外挤严，吸气不能下行，随上出，故呃气。若血瘀甚，气管闭塞，出入之气不通，闷绝而死。……无论伤寒、瘟疫、杂症，一见呃逆，速用此方，无论轻重，一付即效。……

饮水即呛　饮水即呛乃会厌有血滞，用此方极效。……

不眠　夜不能睡，用安神养血药治之不效者，此方若神。

小儿夜啼 何得白日不啼？夜啼者,血瘀也。此方一两付痊愈。

心跳心忙 心跳心忙用归脾安神等方不效,用此方百发百中。

夜不安 夜不安者,将卧则起,坐未稳,又欲睡,一夜无宁刻,重者满床乱滚,此血府血瘀。……

俗言肝气病 无故爱生气,是血府血瘀,不可以气治,此方应手效。

干呕 无他症,惟干呕,血瘀之症。用此方化血,而呕立止。

晚发一阵热 每晚内热,兼皮肤热一时,此方一付可愈,重者两付。

血府逐瘀汤方:当归三钱 生地三钱 桃仁四钱 红花三钱 枳壳二钱 赤芍二钱 柴胡一钱 甘草二钱 桔梗一钱半 川芎一钱半 牛膝三钱

水煎服。

二、原方加减金鉴

(一) 胸痹心痛病

主症:胸部闷痛,患者多见膻中或心前区憋闷疼痛,甚则放射至左肩背、左上臂内侧等部位,呈反复发作性,一般持续几分钟到几十分钟,休息或用药后可缓解。辅助检查:心电图呈现 ST 段压低、T 波低平或倒置。

主方:柴胡 15g,当归 15g,乌药 15g,延胡索 15g,川芎 15g,郁金 10g,桔梗 15g,瓜蒌 10g,檀香 5g(后下),茯苓 20g,炒白术 15g,山药 20g,炙甘草 15g。

加减变化:

1. 胸闷痛甚者,加三七粉 4.5g(分 3 次冲服)。

2. 项背强硬者,加葛根 15g、羌活 15g。

3. 心律不齐,期前收缩者,加甘松 10g、苦参 7g、沙参 10g。

4. 心率慢者,加桂枝 10g、薤白 15g,血压不高时再加人参 10g、红花 10g。

5. 气短者,加紫苏子 15g。

6. 高血压者,加钩藤 15g(后下)、菊花 10g、夏枯草 10g。

7. 心烦者,加栀子 15g。

8. 寐差者,加炒酸枣仁 30g、首乌藤 20g。

9. 汗出者,加煅牡蛎 25g(先煎)、麻黄根 15g、浮小麦 20g。

10. 胃胀者,加广木香 7g(后下)、陈皮 15g、砂仁 15g(后下)。

11. 乏力者,加炙黄芪 20g 或人参 10g。

12. 便秘者,去山药,加枳壳 15g、生白芍 20g;大便头干者,再加槐花 10g。

13. 便前腹痛者,加防风 15g。

按:心肌梗死不用此方。

（二）肋软骨炎

主症：胸前部疼痛，疼痛部位固定，疼痛可放射至背部或腹部，疼痛呈持续性。查体：肋软骨压痛（+）。

主方：柴胡 15g，当归 15g，乌药 15g，延胡索 15g，川芎 15g，郁金 10g，桔梗 15g，瓜蒌 10g，檀香 5g（后下），茯苓 20g，炒白术 15g，山药 20g，炙甘草 15g，三七粉 4.5g（分 3 次冲服）。

（三）心衰病

主症：胸闷气喘，动则喘甚，或端坐呼吸，心慌，夜间憋醒，周身乏力。

主方：柴胡 15g，当归 15g，乌药 15g，延胡索 15g，川芎 15g，郁金 10g，桔梗 15g，瓜蒌 10g，檀香 5g（后下），茯苓 20g，炒白术 15g，山药 20g，炙甘草 15g，党参 20g，炙黄芪 20g。

按：用于慢性心功能不全Ⅱ～Ⅲ级。

加减变化：

1. 水肿者，加萹蓄 20g、瞿麦 20g、车前子 15g（包煎）、大腹皮 15g。

2. 气短喘促者，加紫苏子 15g、蝉蜕 10g、葶苈子 10g。

3. 心律不齐者，加沙参 15g、苦参 7g、甘松 10g。

4. 寐差者，加炒酸枣仁 30g、首乌藤 20g。

5. 大便干者，加肉苁蓉 15g、黑芝麻 20g、火麻仁 15g、决明子 15g。

6. 夜间盗汗或多汗者，加煅牡蛎 25g（先煎）、麻黄根 15g、浮小麦 20g。

7. 咳嗽咳痰者，加蜜百部 15g、白前 15g。

8. 胃胀、纳差者，加广木香 7g（后下）、陈皮 15g、砂仁 15g（后下）、炒鸡内金 15g。

（四）肺心病

主症：咳嗽咳痰，多伴有胸闷气短，心悸，喘促。既往史：慢性支气管炎。

主方：柴胡 15g，当归 15g，乌药 15g，延胡索 15g，川芎 15g，郁金 10g，桔梗 15g，瓜蒌 10g，檀香 5g（后下），茯苓 20g，炒白术 15g，山药 20g，炙甘草 15g，紫苏子 15g，蝉蜕 10g，蜜百部 15g，白前 15g。

加减变化：

1. 黄痰者，加鱼腥草 20g、连翘 15g、金银花 15g。

2. 痰多不易咳出者，加远志 15g、清半夏 7g、陈皮 15g。

3. 咽痛者，加山豆根 10g、玄参 15g、金银花 15g、连翘 15g。

4. 有热者，加地骨皮 15g、鳖甲 20g（先煎）、知母 15g、银柴胡 15g。

5. 肺纤维化者，加红景天 15～20g。

6. 水肿者,加萹蓄 20g、瞿麦 20g、车前子 15g(包煎)、大腹皮 15g。

按:

1. 刘老用血府逐瘀汤治疗胸痹,发现原方生地、桃仁、赤芍、枳壳等易致腹泻,且原方中药物行气止痛力度不够,故临证时去掉上述 4 味药物,加郁金、延胡索、瓜蒌、乌药、檀香等增强行气止痛效果。

2. 血府逐瘀汤原方中红花常可使血压升高,故临证时去掉红花。

3. 在血府逐瘀汤中加入麸炒白术、茯苓、山药 3 味药,一则通过健脾利水减少循环血容量,二则能纠正大量行气活血药物导致的腹泻。

三、临床应用举例

(一) 胸痹心痛病

案 1:王某,女,76 岁。初诊:2009 年 6 月 30 日。

症状:胸闷痛,偶心慌,胃胀纳差,寐可,二便正常。既往史:室性期前收缩。辅助检查:心电图示窦性心动过缓,T 波低平。

处方:柴胡 15g,当归 15g,乌药 15g,红花 10g,炒白芍 7g,延胡索 15g,川芎 15g,郁金 10g,桔梗 15g,瓜蒌 10g,檀香 5g(后下),桂枝 15g,薤白 10g,茯苓 20g,炒白术 15g,山药 20g,广木香 7g(后下),陈皮 15g,砂仁 15g(后下),炙甘草 15g。5 剂。

用法:每剂药物水煎至 450ml,每次 150ml,于早、晚饭后 10 分钟温服。

二诊:7 月 14 日。胃胀减轻,食欲改善,仍胸闷、心慌,脉诊未触及早搏。

处方:用 7 月 7 日方,加苦参 7g,5 剂,用法同前。

三诊:7 月 21 日。胸闷痛改善,无胃胀,纳可,期前收缩未见。

处方:用 7 月 14 日方,去苦参、薤白、广木香、砂仁,5 剂,用法同前。

四诊:7 月 30 日。原有症状均消失,但口苦。

处方:用 7 月 21 日方,去桂枝,加茵陈 10g,5 剂,用法同前。

案 2:刘某,男,59 岁。初诊:2016 年 4 月 17 日。

症状:胸闷气短,后背痛,烦躁,纳可寐差,大便头干,小便正常。辅助检查:心电图示窦性心律,Ⅰ、aVL、V$_5$、V$_6$ T 波低平。

处方:柴胡 15g,当归 15g,乌药 15g,延胡索 15g,川芎 15g,郁金 10g,桔梗 15g,瓜蒌 10g,檀香 5g(后下),紫苏子 15g,蝉蜕 10g,茯苓 20g,炒白术 15g,炒酸枣仁 30g,首乌藤 20g,栀子 15g,葛根 15g,槐花 10g,炙甘草 15g。3 剂。

用法:每剂药物水煎至 450ml,每次 150ml,于早、晚饭后 10 分钟温服。

二诊：4 月 21 日。服药后诸症好转，仍大便干。

处方：用 4 月 17 日方，改瓜蒌为 15g，加炒白芍 7g，5 剂，用法同前。

案 3：何某，女，50 岁。初诊：2019 年 6 月 10 日。

症状：胸闷气短，后背痛，烦躁，胃胀纳可，寐差，大便不成形，小便可。辅助检查：心电图示窦性心律，T 波低平。

处方：柴胡 15g，当归 15g，乌药 15g，延胡索 15g，川芎 15g，郁金 10g，桔梗 15g，瓜蒌 10g，广木香 7g（后下），茯苓 20g，炒白术 15g，山药 20g，陈皮 15g，砂仁 15g（后下），葛根 15g，牡丹皮 15g，栀子 15g，首乌藤 20g，炒酸枣仁 30g，炙甘草 15g。5 剂。

用法：每剂药物水煎至 450ml，每次 150ml，于早、晚饭后 10 分钟温服。

二诊：6 月 17 日。服药后烦躁明显好转，余症改善，偶咳嗽咳痰。

处方：用 6 月 10 日方，去牡丹皮、栀子，加蜜百部 15g、白前 15g，5 剂，用法同前。

三诊：6 月 24 日。服药后诸症好转，仍偶有后背疼痛。

处方：用 6 月 17 日方，加三七粉 4.5g（分 3 次冲服），3 剂，用法同前。

案 4：林某，女，81 岁。初诊：2019 年 7 月 10 日。

症状：胸闷气短，胃痛，左侧腹痛，腹痛便前明显，纳差寐可，大便略干，便呈球状，小便可。查体：口唇发绀。辅助检查：心电图示窦性心律，前壁心肌缺血；胃镜示糜烂性胃炎。

处方：柴胡 15g，当归 15g，乌药 15g，延胡索 15g，川芎 15g，郁金 10g，桔梗 15g，瓜蒌 10g，檀香 5g（后下），广木香 7g（后下），陈皮 15g，砂仁 15g（后下），防风 15g，茯苓 20g，炒白术 15g，山药 20g，槐花 15g，黄连 5g，炙甘草 15g。3 剂。

用法：每剂药物水煎至 450ml，每次 150ml，于早、晚饭后 10 分钟温服。

二诊：7 月 15 日。胸闷气短、胃痛较前改善。

处方：用 7 月 10 日方，5 剂，用法同前。

三诊：7 月 24 日。服药后诸症好转，偶有胃痛。

处方：用 7 月 10 日方，加川楝子 10g，5 剂，用法同前。

四诊：8 月 2 日。服药后诸症改善，胃部不适明显减轻。

处方：用 7 月 24 日方，去黄连，5 剂，用法同前。

案 5：黄某，男，84 岁。初诊：2019 年 9 月 16 日。

症状：胸闷气短，胃胀打嗝，时有烧心，伴咽痒咳嗽，痰色黄白相间，不易咳出，寐可纳差，二便正常。

处方：柴胡 15g，当归 15g，乌药 15g，延胡索 15g，川芎 15g，桔梗 15g，瓜蒌

10g,檀香 5g(后下),广木香 7g(后下),陈皮 15g,砂仁 15g(后下),茯苓 20g,炒白术 15g,山药 20g,葛根 15g,蜜百部 15g,白前 15g,鱼腥草 20g,炙甘草 15g。3 剂。

用法：每剂药物水煎至 450ml,每次 150ml,于早、晚饭后 10 分钟温服。

二诊：9 月 20 日。服药后诸症好转,偶有大便干。

处方：用 9 月 16 日方,加炒白芍 7g,3 剂,用法同前。

三诊：9 月 25 日。胸闷气短、胃痛较前改善。

处方：用 9 月 20 日方,5 剂,用法同前。

案 6：丛某,女,55 岁。初诊：**2020 年 2 月 5 日**。

症状：胸闷痛、气短,纳可寐差,二便可。辅助检查：心电图示窦性心律,室性期前收缩(二联律、三联律),T 波低平。

处方：柴胡 15g,当归 15g,乌药 15g,延胡索 15g,川芎 15g,郁金 10g,桔梗 15g,瓜蒌 10g,檀香 5g(后下),茯苓 20g,炒白术 15g,山药 20g,甘松 10g,苦参 7g,沙参 10g,首乌藤 20g,葛根 15g,炙甘草 15g。5 剂。

用法：每剂药物水煎至 450ml,每次 150ml,于早、晚饭后 10 分钟温服。

二诊：2 月 12 日。服药后诸症好转,但寐差、心烦。

处方：用 2 月 5 日方,加栀子 15g、炒酸枣仁 30g,5 剂,用法同前。

三诊：2 月 19 日。服药后诸症好转,仍寐差。

处方：用 2 月 12 日方,加石菖蒲 7g、远志 15g,5 剂,用法同前。

(二) 肋软骨炎

案 1：徐某,男,36 岁。初诊：**2015 年 11 月 17 日**。

症状：胸闷气短,咳嗽咳痰,痰色黄白相间,喉间哮鸣音,胃胀烧心,纳寐差,二便可。查体：第 3、4 肋软骨压痛(+)。

处方：柴胡 15g,当归 15g,乌药 15g,延胡索 15g,川芎 15g,桔梗 15g,瓜蒌 10g,檀香 5g(后下),三七粉 4.5g(分 3 次冲服),茯苓 20g,炒白术 15g,山药 20g,蜜百部 15g,白前 15g,蝉蜕 10g,鱼腥草 20g,紫苏子 15g,黄连 5g,广木香 7g(后下),陈皮 15g,炙甘草 15g。5 剂。

用法：每剂药物水煎至 450ml,每次 150ml,于早、晚饭后 10 分钟温服。

二诊：11 月 26 日。服药后诸症好转。

处方：用 11 月 17 日方,5 剂,用法同前。

案 2：王某,男,45 岁。初诊：**2019 年 5 月 15 日**。

症状：胸闷气短,后背痛,项强,纳寐可,二便正常。查体：左侧第 3 肋软骨处突出伴压痛(+)。

处方：柴胡 15g，当归 15g，乌药 15g，延胡索 15g，川芎 15g，郁金 10g，桔梗 15g，瓜蒌 10g，檀香 5g(后下)，广木香 7g(后下)，茯苓 20g，炒白术 15g，山药 20g，葛根 15g，三七粉 4.5g(分 3 次冲服)，炙甘草 15g。5 剂。

用法：每剂药物水煎至 450ml，每次 150ml，于早、晚饭后 10 分钟温服。

二诊：5 月 22 日。诸症好转。

处方：用 5 月 15 日方，5 剂，用法同前。

案 3：董某，女，55 岁。初诊：2019 年 5 月 29 日。

症状：胸闷气短，后背痛，项强，心烦，寐差纳可，二便可。辅助检查：心电图示窦性心律，属正常心电图。查体：左侧肋软骨压痛(+)。

处方：柴胡 15g，当归 15g，乌药 15g，延胡索 15g，川芎 15g，郁金 10g，桔梗 15g，瓜蒌 10g，檀香 5g(后下)，茯苓 20g，炒白术 15g，山药 20g，葛根 15g，三七粉 4.5g(分 3 次冲服)，栀子 15g，首乌藤 20g，炒酸枣仁 30g，炙甘草 15g。5 剂。

用法：每剂药物水煎至 450ml，每次 150ml，于早、晚饭后 10 分钟温服。

二诊：6 月 5 日。服药后寐可，余症均好转。

处方：用 5 月 29 日方，去首乌藤、炒酸枣仁，5 剂，用法同前。

案 4：季某，男，45 岁。初诊：2019 年 10 月 30 日。

症状：胸闷痛半年，咳嗽咳痰，痰色白，纳寐可，二便可。查体：左侧第 3、4 肋软骨压痛(+)。

处方：柴胡 15g，当归 15g，乌药 15g，延胡索 15g，川芎 15g，桔梗 15g，瓜蒌 10g，檀香 5g(后下)，茯苓 20g，炒白术 15g，山药 20g，蜜百部 15g，白前 15g，葛根 15g，三七粉 4.5g(分 3 次冲服)，炙甘草 15g。5 剂。

用法：每剂药物水煎至 450ml，每次 150ml，于早、晚饭后 10 分钟温服。

二诊：11 月 6 日。胸闷痛较前改善。

处方：用 10 月 30 日方，10 剂，用法同前。

三诊：11 月 20 日。诸症好转，仍咳嗽咳痰，痰色黄。

处方：用 11 月 6 日方，加鱼腥草 20g，5 剂，用法同前。

四诊：11 月 27 日。胸闷痛及咳嗽改善，但咽部不适。

处方：用 11 月 20 日方，加山豆根 10g，5 剂，用法同前。

案 5：宋某，女，45 岁。初诊：2019 年 12 月 20 日。

症状：胸闷气短，项强，打嗝，纳寐可，二便正常。查体：左侧第 3 肋软骨压痛(+)。

处方：柴胡 15g，当归 15g，乌药 15g，延胡索 15g，川芎 15g，桔梗 15g，瓜蒌 10g，檀香 5g(后下)，郁金 10g，广木香 7g(后下)，陈皮 15g，砂仁 15g(后下)，

茯苓 20g,炒白术 15g,山药 20g,葛根 15g,三七粉 4.5g(分 3 次冲服),炙甘草 15g。7 剂。

用法:每剂药物水煎至 450ml,每次 150ml,于早、晚饭后 10 分钟温服。

二诊:12 月 30 日。服药后诸症好转,伴烦躁。

处方:用 12 月 20 日方,加牡丹皮 15g、栀子 15g,5 剂,用法同前。

案 6:周某,男,61 岁。初诊:**2020 年 5 月 12 日**。

症状:左胸痛,后背痛,纳寐可,二便可。辅助检查:心电图正常。查体:左侧第 2~4 肋软骨压痛(+)。

处方:柴胡 15g,当归 15g,乌药 15g,延胡索 15g,川芎 15g,桔梗 15g,瓜蒌 10g,檀香 5g(后下),郁金 10g,茯苓 20g,炒白术 15g,山药 20g,葛根 15g,三七粉 4.5g(分 3 次冲服),炙甘草 15g。5 剂。

用法:每剂药物水煎至 450ml,每次 150ml,于早、晚饭后 10 分钟温服。

二诊:5 月 19 日。左胸痛、后背痛较前改善。

处方:用 5 月 12 日方,5 剂,用法同前。

(三) 心衰病

案 1:刘某,女,46 岁。初诊:**2015 年 10 月 10 日**。

症状:胸闷气短,喘促乏力,活动后加重,双下肢水肿,纳可寐差,小便短少,大便可。查体:唇发绀,双下肢凹陷性水肿。既往史:先天性心脏病;否认高血压、糖尿病。

处方:柴胡 15g,当归 15g,乌药 15g,延胡索 15g,川芎 15g,桔梗 15g,瓜蒌 10g,檀香 5g(后下),茯苓 20g,炒白术 15g,山药 20g,紫苏子 15g,葶苈子 10g(包煎),车前子 15g(包煎),瞿麦 15g,萹蓄 15g,炙甘草 15g。3 剂。

用法:每剂药物水煎至 450ml,每次 150ml,于早、晚饭后 10 分钟温服。

二诊:10 月 15 日。服药后诸症好转。查体:心率 53 次/min。

处方:用 10 月 10 日方,加红花 10g、桂枝 10g,5 剂,用法同前。

案 2:李某,女,85 岁。初诊:**2016 年 5 月 7 日**。

症状:胸闷气促,心慌乏力,活动后加重,双下肢水肿,项强,胃胀纳差,寐可,大便不成形,小便可。查体:双下肢凹陷性水肿。

处方:柴胡 15g,当归 15g,乌药 15g,延胡索 15g,郁金 10g,川芎 15g,桔梗 15g,瓜蒌 10g,檀香 5g(后下),茯苓 20g,山药 20g,炒白术 15g,车前子 15g(包煎),瞿麦 20g,陈皮 15g,广木香 7g(后下),砂仁 15g(后下),甘松 10g,苦参 7g,炒白芍 7g,炙甘草 15g。3 剂。

用法:每剂药物水煎至 450ml,每次 150ml,于早、晚饭后 10 分钟温服。

二诊：5月12日。服药后诸症好转，仍有下肢轻度水肿。

处方：用5月7日方，加萹蓄15g，5剂，用法同前。

三诊：5月26日。服药后诸症好转，无心慌发作。

处方：用5月12日方，去甘松、苦参，5剂，用法同前。

案3：丁某，女，83岁。初诊：2016年7月4日。

症状：胸闷气短，喘促，双下肢水肿，咳嗽咳痰，痰色黄，纳寐可，二便尚可。查体：双下肢凹陷性水肿。

处方：柴胡15g，当归15g，桔梗15g，川芎15g，瓜蒌10g，蜜紫菀15g，炒苦杏仁15g，蜜百部15g，白前15g，陈皮15g，金银花15g，川贝母6g（分3次冲服），蜜枇杷叶10g，紫苏子15g，蝉蜕10g，茯苓20g，炒白术15g，车前子15g（包煎），瞿麦20g，炙甘草15g。3剂。

用法：每剂药物水煎至450ml，每次150ml，于早、晚饭后10分钟温服。

二诊：7月11日。服药后诸症好转，双下肢水肿缓解不明显。

处方：用7月4日方，去蝉蜕，加猪苓10g、葶苈子10g（包煎）、桑白皮10g、大腹皮10g，5剂，用法同前。

三诊：7月18日。胸闷气短、喘促、双下肢水肿、咳嗽均明显改善。

处方：用7月11日方，5剂，用法同前。

案4：徐某，女，85岁。初诊：2017年10月21日。

症状：胸闷气短，喘促，不能平卧，心慌乏力，活动后加重，喉间哮鸣音，双下肢轻度水肿，寐差纳可，二便正常。查体：双下肢凹陷性水肿。

处方：柴胡15g，当归15g，乌药15g，延胡索15g，郁金10g，川芎15g，桔梗15g，瓜蒌10g，檀香5g（后下），紫苏子15g，蝉蜕10g，茯苓20g，炒白术15g，山药20g，车前子15g（包煎），瞿麦20g，炒酸枣仁30g，首乌藤20g，沙参10g，苦参7g，炙甘草15g。5剂。

用法：每剂药物水煎至450ml，每次150ml，于早、晚饭后10分钟温服。

二诊：10月28日。上述症状明显缓解。

处方：用10月21日方，5剂，用法同前。

案5：周某，女，59岁。初诊：2019年11月3日。

症状：胸闷气短，咳嗽喘促，周身乏力，活动后加重，纳可寐差，大便3~4天1次，大便头干，小便可。查体：双下肢无水肿。既往史：22年前行心脏二尖瓣更换术，平素长期服用利尿剂。

处方：柴胡15g，当归15g，乌药15g，延胡索15g，川芎15g，桔梗15g，瓜蒌10g，檀香5g（后下），茯苓15g，炒白术15g，香附15g，砂仁15g（后下），陈皮

15g,槐花 10g,紫苏子 15g,蝉蜕 10g,炒酸枣仁 30g,首乌藤 20g,车前子 15g
(包煎),瞿麦 20g,炙甘草 15g。3 剂。

用法：每剂药物水煎至 450ml,每次 150ml,于早、晚饭后 10 分钟温服。

二诊：11 月 6 日。上述症状明显改善。

处方：用 11 月 3 日方,3 剂,用法同前。

案 6：林某,女,66 岁。初诊：2020 年 3 月 21 日。

症状：胸闷气短,活动后加重,不能平卧,双下肢水肿,口唇发绀,纳差寐欠
佳,二便可。查体：双下肢凹陷性水肿。既往史：2 型糖尿病、冠心病、冠心病
支架术后(7 枚支架)、心脏起搏器术后。

处方：柴胡 15g,当归 15g,乌药 15g,延胡索 15g,川芎 15g,桔梗 15g,瓜蒌
10g,檀香 5g(后下),茯苓 20g,炒白术 15g,山药 20g,紫苏子 15g,车前子 15g
(包煎),萹蓄 15g,瞿麦 20g,陈皮 15g,广木香 7g(后下),砂仁 15g(后下),炙甘
草 15g。3 剂。

用法：每剂药物水煎至 450ml,每次 150ml,于早、晚饭后 10 分钟温服。

二诊：3 月 24 日。诸症好转。

处方：用 3 月 21 日方,5 剂,用法同前。

(四) 肺心病

案 1：刘某,女,83 岁。初诊：2016 年 3 月 24 日。

症状：胸闷气短,喘促,活动后加重,咳嗽咳痰,痰色黄,喉间哮鸣音,纳寐
尚可,二便可。既往史：慢性支气管炎 30 余年。

处方：柴胡 15g,乌药 15g,当归 15g,延胡索 15g,川芎 15g,桔梗 15g,瓜
蒌 10g,广木香 7g(后下),紫苏子 15g,茯苓 20g,炒白术 15g,山药 20g,蜜百部
15g,白前 15g,蝉蜕 10g,鱼腥草 20g,蜜枇杷叶 10g,炙甘草 15g。3 剂。

用法：每剂药物水煎至 450ml,每次 150ml,于早、晚饭后 10 分钟温服。

二诊：3 月 29 日。胸闷气短、咳嗽均改善。

处方：用 3 月 24 日方,5 剂,用法同前。

案 2：赵某,女,56 岁。初诊：2016 年 4 月 12 日。

症状：胸闷气短,喘促,活动后加重,喉间哮鸣音,纳差寐可,大便溏,小便
可。辅助检查：心电图示窦性心律不齐。既往史：支气管哮喘。

处方：柴胡 15g,当归 15g,乌药 15g,延胡索 15g,郁金 10g,桔梗 15g,瓜
蒌 10g,檀香 5g(后下),川芎 15g,紫苏子 15g,蝉蜕 10g,广木香 7g(后下),陈皮
15g,砂仁 15g(后下),茯苓 20g,炒白术 15g,山药 20g,炙甘草 15g。3 剂。

用法：每剂药物水煎至 450ml,每次 150ml,于早、晚饭后 10 分钟温服。

二诊：4月24日。诸症好转，大便仍不成形。

处方：用4月12日方，加苍术10g、干姜15g，3剂，用法同前。

三诊：4月27日。诸症好转，但大便仍不成形。

处方：用4月24日方，改炒白术为20g，改苍术为15g，5剂，用法同前。

案3：李某，女，63岁。初诊：2017年4月28日。

症状：胸闷气短，咳嗽咳痰，痰色黄白相间，喉间哮鸣音，纳寐可，二便正常。既往史：支气管哮喘10余年。

处方：柴胡15g，当归15g，乌药15g，延胡索15g，郁金10g，桔梗15g，瓜蒌10g，檀香5g(后下)，川芎15g，紫苏子15g，蝉蜕10g，蜜百部15g，白前15g，广木香7g(后下)，陈皮15g，茯苓20g，炒白术15g，山药20g，炙甘草15g。5剂。

用法：每剂药物水煎至450ml，每次150ml，于早、晚饭后10分钟温服。

二诊：5月5日。胸闷气短、咳嗽改善。

处方：用4月28日方，5剂，用法同前。

案4：吴某，男，74岁。初诊：2019年11月24日。

症状：胸闷气短，咳嗽咳痰，痰色黄，纳寐可，二便正常。既往史：肺纤维化。

处方：柴胡15g，当归15g，乌药15g，延胡索15g，郁金10g，桔梗15g，瓜蒌10g，川芎15g，紫苏子15g，蝉蜕10g，茯苓20g，炒白术20g，山药20g，鱼腥草20g，红景天15g，蜜百部15g，白前15g，炙甘草15g。5剂。

用法：每剂药物水煎至450ml，每次150ml，于早、晚饭后10分钟温服。

二诊：12月1日。胸闷气短改善，仍咳嗽。

处方：用11月24日方，7剂，用法同前。

三诊：12月12日。胸闷气短减轻，但咳嗽，痰多不易咳出。

处方：用11月24日方，加清半夏7g、远志15g，5剂，用法同前。

四诊：12月19日。胸闷气短、咳嗽均改善。

处方：用12月12日方，5剂，用法同前。

案5：宋某，女，57岁。初诊：2020年3月24日。

症状：胸闷气短，喘促，喉间哮鸣音，口苦，纳寐可，大便干、便头尤甚、3~4天1次，小便可。既往史：支气管哮喘10余年。

处方：柴胡15g，当归15g，乌药15g，延胡索15g，郁金10g，桔梗15g，瓜蒌10g，檀香5g(后下)，川芎15g，紫苏子15g，蝉蜕10g，茯苓20g，炒白术15g，茵陈10g，蜜麻黄3g，生石膏15g(先煎)，炒苦杏仁15g，红景天10g，香附15g，槐花10g，炙甘草15g。5剂。

用法：每剂药物水煎至 450ml，每次 150ml，于早、晚饭后 10 分钟温服。

二诊：3 月 31 日。胸闷气短、喘促、口苦、大便干均改善，但胃胀。

处方：用 3 月 24 日方，去香附、槐花，加广木香 7g（后下），5 剂，用法同前。

案 6：田某，男，77 岁。初诊：2020 年 5 月 23 日。

症状：胸闷气短，心慌喘促，喉间哮鸣音，咳嗽咳痰，纳寐可，大便干，小便可。既往史：支气管哮喘 30 余年。

处方：柴胡 15g，当归 15g，乌药 15g，延胡索 15g，郁金 10g，桔梗 15g，瓜蒌 10g，川芎 15g，紫苏子 15g，蝉蜕 10g，茯苓 15g，炒白术 15g，沙参 10g，甘松 10g，苦参 7g，蜜百部 15g，白前 15g，炒苦杏仁 15g，陈皮 15g，炙甘草 15g。5 剂。

用法：每剂药物水煎至 450ml，每次 150ml，于早、晚饭后 10 分钟温服。

二诊：5 月 30 日。诸症好转，现寐差。

处方：用 5 月 23 日方，去柴胡，加炒酸枣仁 30g、首乌藤 20g，5 剂，用法同前。

三诊：6 月 6 日。胸闷气短、心慌喘促、咳嗽、寐差改善。

处方：用 5 月 30 日方，5 剂，用法同前。

四诊：6 月 13 日。诸症好转，寐可。

处方：用 5 月 30 日方，5 剂，用法同前。

四、方论选录

唐宗海："王清任著《医林改错》，论多粗舛，惟治瘀血最长。所立三方，乃治瘀活套方也。一书中惟此汤歌诀'血化下行不作痨'句，颇有见识。凡痨所由成，多是瘀血为害，吾于血症诸门，言之綦详，并采此语以为印证。"（《血证论》）

陕西省中医研究所："血府逐瘀汤用桃仁、红花、川芎、赤芍活血去瘀，配合当归、生地活血养血，使瘀血去而又不伤血；柴胡、枳壳疏肝理气，使气行则血行；牛膝破瘀通经，引瘀血下行；桔梗入肺经，载药上行，使药力发挥于胸（血府）；甘草缓急，通百脉以调和诸药。参考古方分析，此方乃由四逆散、桃红四物汤共同加味组成，功能活血祛瘀、行气止痛。"（《〈医林改错〉评注》）

山东中医学院（现山东中医药大学）："全方是以桃红四物与四逆散（枳壳易枳实）合方，再加桔梗、牛膝而成。桃红四物汤活血祛瘀；四逆散疏肝解郁；加桔梗开胸膈之气（与枳壳、柴胡同用，尤善开胸散结），牛膝引瘀血下行，一升一降，促使气血更易于运行。配合成方，不仅适用于血瘀所致的上述病症，并

可作为通治一切气滞血瘀之方。"(《中药方剂学》)

五、原方方歌与趣味记忆

【方歌】血府当归生地桃,红花甘草壳赤芍;
　　　　柴胡芎桔牛膝等,血化下行不作劳。

【趣味记忆】陶姐吃穿花的干,只当喜财汉。

【对照】　　桃桔赤川花地甘,枳当膝柴一。

六、原方证治方解

【证治分析】

胸中血瘀证

胸痛或头痛,日久不愈,痛如针刺,且有定处——瘀血阻滞胸中,气血运行不畅,或清阳不得上升

或呃逆日久——瘀热上冲动膈

或内热烦闷——血瘀化热,瘀热内扰

或心悸失眠——瘀热上扰心神

急躁善怒——气滞不畅,肝失条达

入暮渐热——瘀血为患,病在阴血

唇暗或两目暗黑,脉涩或弦紧——瘀血内阻之体征

瘀血阻于胸中　气滞不畅

【方解】

活血祛瘀　行气止痛

君——当归、桃仁、川芎、红花、赤芍——活血祛瘀

臣——牛膝——祛瘀血而通血脉,并引瘀血下行

佐——柴胡——疏肝解郁,升达清阳

　　　枳壳——开胸行气,使气行血行

　　　桔梗——开宣肺气,载药上行;与枳壳合用,一升一降,宣达气血

　　　生地——凉血清热;与当归合用,养血润燥,使祛瘀而不伤阴

使——甘草——调和诸药

七、现代药理研究

1. 改善微循环作用　血府逐瘀汤可增加组织灌流量,减轻微循环障碍,防止因微循环功能紊乱造成的血压急剧下降,并清除形成弥散性血管内凝血

的触发因子。

2. 对血液流变学的作用 血府逐瘀汤可增强红细胞变形能力,降低全血黏度,抑制二磷酸腺苷所致的血小板聚集,并促进血小板解聚。

3. 对心血管的作用 血府逐瘀汤可抑制心率和心肌收缩,对外周血管有收缩和舒张的双重效应;并能抗缺氧和抗室颤,改善高血压患者血管胶原重构。

4. 调节代谢作用 血府逐瘀汤可调节载脂蛋白、血脂代谢,抑制动脉粥样硬化的形成;降低血清中肌酸激酶、乳酸脱氢酶的活性,降低丙二醛含量;能升高一氧化氮含量,降低内皮素含量,调节心肌血管内存在的收缩平衡和自由基紊乱。

5. 保护心肌作用 血府逐瘀汤可抑制脂质过氧化反应,有效防护心肌缺血再灌注损伤;抑制心肌细胞坏死凋亡,进而保护缺血心肌;抑制心肌成纤维细胞增殖,以及抑制心肌成纤维细胞分泌胶原纤维。

6. 调节脂类代谢作用 血府逐瘀汤可降低血清胆固醇、甘油三酯含量,升高高密度脂蛋白含量。

7. 调节免疫作用 血府逐瘀汤可增强巨噬细胞吞噬作用,活化T、B细胞功能;显著抑制慢性肉芽肿生成,升高肾上腺指数,降低胸腺指数;提高小鼠免疫细胞对肌红细胞的吞噬清除作用。

8. 对内分泌的作用 血府逐瘀汤可提高人体下丘脑 - 垂体 - 肾上腺皮质轴的功能,并使之正常化。

9. 其他 血府逐瘀汤可提高 PaO_2,改善肺微循环障碍;血府逐瘀汤含铁量较高,临床用于治疗血瘀证有较好功效。

八、一般临床运用

1. 用方要点 本方用于胸中血瘀而引起的多种病证。临床应用以胸痛、头痛、痛有定处、舌暗红或有瘀斑、脉涩或弦紧为辨证要点。

2. 现代运用

(1)神经精神系统疾病:血管性头痛、神经性头痛、三叉神经痛、脑震荡、颅脑损伤后综合征、脑动脉硬化症、精神分裂症、失眠。

(2)心血管疾病:冠心病、心律失常、高血压、高脂血症、休克、胆心综合征、风湿性心脏病、病毒性心肌炎。

(3)消化系统疾病:慢性肝炎、肝硬化、慢性胰腺炎、呃逆。

(4)泌尿、生殖系统疾病:肾病综合征、乳糜尿、性功能障碍、尿毒症、水肿。

(5)外科疾病：粘连性肠梗阻、肋软骨炎、胸部挫伤。

(6)妇科疾病：痛经、盆腔炎、子宫内膜异位症、乳腺增生、月经性气胸、流产后闭经、围绝经期综合征、经前偏头痛。

(7)外周血管疾病：血栓闭塞性脉管炎、静脉炎。

(8)五官科疾病：视网膜病变、慢性咽炎、慢性喉炎。

(9)其他：过敏性紫癜、甲状腺功能亢进症、哮喘、黄褐斑、术后不明原因发热、痤疮、慢性荨麻疹、皮炎、湿疹、颧骨瘤等。

九、附方

通窍活血汤（《医林改错》）：主治头面瘀阻证。头痛昏晕，或耳聋年久，或头发脱落，面色青紫，或酒渣鼻，或白癜风以及妇女干血痨，小儿疳积而见肌肉消瘦、腹大青筋、潮热、舌暗，或有瘀斑、瘀点。

赤芍一钱　川芎一钱　桃仁三钱,研泥　红花三钱　老葱三根,切碎　鲜姜三钱,切碎　红枣七个,去核　麝香五厘,绢包

用黄酒半斤，将前七味煎一盅，去渣，将麝香入酒内，再煎二沸，临卧服。……大人一连三晚，吃三付，隔一日再吃三付。若七八岁小儿，两晚吃一付；三两岁小儿，三晚吃一付。麝香可煎三次，再换新的（现代用法：水煎服，麝香冲服）。

按：本方辛香通窍作用较好，重在活血通窍。方中麝香药缺价昂，可用白芷代，因白芷亦能芳香宣窍，功同麝香而价廉。现代用于治疗脑震荡、乙脑、流脑等病的后遗症，以及内分泌功能紊乱、脱发等。

膈下逐瘀汤（《医林改错》）：主治膈下瘀血证。肚腹积块，痛处不移，或卧则腹坠，或小儿痞块，肚大青筋，舌暗红或有瘀斑，脉弦。

灵脂二钱,炒　当归三钱　川芎二钱　桃仁三钱,研泥　丹皮二钱　赤芍二钱　乌药二钱　元胡一钱　甘草三钱　香附钱半　红花三钱　枳壳钱半

水煎服。

按：膈下逐瘀汤根据《古今医鉴》消瘀饮、《寿世保元》活血汤化裁而成。本方行气止痛作用较好，偏于逐瘀破结。李时珍曾指出，活血祛瘀药物"少用则活血，多用则破血"。膈下逐瘀汤重在逐瘀破结，故方中赤芍、川芎的用量大于其他逐瘀汤。本方针对病位在上腹（膈下）的病证，主治膈膜以下、上腹部血瘀的积块，以及肾泻、久泻等。其特点：①有积块；②痛处不移；③拒按。现代用于治疗过敏性结肠炎、肠结核等。方中药物对肿瘤细胞有抑制作用，并能扩张血管、改善微循环等。

少腹逐瘀汤(《医林改错》)：主治少腹寒凝血瘀证。少腹疼痛，胀满，或有积块；或经行腰酸少腹胀；或经行一月三五次，血色暗黑，或有块；或崩漏兼少腹疼痛；或久不受孕。小腹凉，四肢不温，舌暗苔白，脉沉弦而涩。

小茴香七粒，炒　干姜二分，炒　元胡一钱　没药二钱，研　当归三钱　川芎二钱　官桂一钱　赤芍二钱　蒲黄三钱，生　灵脂二钱，炒

水煎服。

按：少腹逐瘀汤是取《金匮要略》温经汤之意，合失笑散化裁而成。少腹逐瘀汤在活血祛瘀止痛药物的基础上配伍温散里寒之小茴香、官桂、干姜，故温经止痛作用较优。现代用于治疗痛经、慢性附件炎、慢性盆腔炎、肿瘤、习惯性流产等。

身痛逐瘀汤(《医林改错》)：主治血瘀痹证。肩痛、臂痛、腰痛、腿痛或周身疼痛，痛如针刺，经久不愈。

秦艽一钱　川芎二钱　桃仁三钱　红花三钱　甘草二钱　羌活一钱　没药二钱　当归三钱　灵脂二钱，炒　香附一钱　牛膝三钱　地龙二钱，去土

若微热，加苍术、黄柏；若虚弱，量加黄芪一二两。

按：身痛逐瘀汤把逐瘀活血与祛风除湿药物结合运用，通络利痹止痛力强，重在祛瘀通络。本方针对病位在躯干四肢的病证，主治肩痛、臂痛、腰痛、腿痛、或周身疼痛，总名曰痹证。痹证经久治不愈者选用此方。现代用于治疗风湿性关节炎、类风湿关节炎、风湿热等。

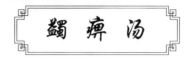

蠲痹汤

一、原方

蠲痹汤（《杨氏家藏方》）：治风湿相搏，身体烦疼，项臂痛重，举动艰难，及手足冷痹，腰腿沉重，筋脉无力。

当归去土,酒浸一宿　羌活去芦头　姜黄　白芍药　黄芪蜜炙　防风去芦头。已上六味各一两半　甘草半两,炙

上件㕮咀。每服半两,水二盏,生姜五片,同煎至一盏,去滓温服,不拘时候。

二、原方加减金鉴

肢体疼痛

主症：肢体关节疼痛，屈伸不利，或疼痛游走不定，甚则关节剧痛、肿大、强硬、变形。

主方：羌活 15g,独活 7g,秦艽 15g,防风 15g,姜黄 10g,炙黄芪 20g,当归 15g,炒白芍 7g,柴胡 15g,延胡索 15g,威灵仙 10g,穿山龙 15g,川芎 15g,炙甘草 15g。

加减变化：

1. 腰痛者,加杜仲 15g、补骨脂 10g。

2. 下肢凉者,加桂枝 15g、通草 7g、干姜 15g。

3. 项强、肩背痛者,加葛根 15g、桂枝 10g、桑枝 10g。

4. 手、足麻者,加天麻 10g。

5. 头痛者,加白芷 15g。

6. 膝关节疼痛者,加川牛膝 15g、苍术 10g。

7. 膝关节红肿者,加生薏苡仁 15g、黄柏 7g。

8. 痛甚者,加三七粉 4.5g(分 3 次冲服)。

9. 胃胀者,加广木香 7g(后下)、陈皮 15g、砂仁 15g(后下)。

10. 骨蒸潮热者,加生地 15g、知母 15g、醋鳖甲 15g(先煎)、银柴胡 15g。

11. 疼痛影响睡眠者,加炒酸枣仁 30g、首乌藤 20g。

三、临床应用举例

肢体疼痛

案 1:王某,女,44 岁。初诊:2015 年 6 月 18 日。

症状:颈项强痛,肩背痛,手麻,头痛,纳寐可,二便正常。既往史:颈椎病。

处方:羌活 15g,独活 7g,秦艽 15g,防风 15g,姜黄 10g,炙黄芪 20g,当归 15g,炒白芍 7g,柴胡 15g,延胡索 15g,威灵仙 10g,葛根 15g,白芷 15g,川芎 15g,桂枝 10g,天麻 10g,炙甘草 15g。5 剂。

用法:每剂药物水煎至 450ml,每次 150ml,于早、晚饭后 10 分钟温服。

二诊:6 月 25 日。上述症状较前好转,睡眠欠佳。

处方:用 6 月 18 日方,加炒酸枣仁 30g、首乌藤 20g,5 剂,用法同前。

三诊:7 月 2 日。颈项强痛、肩背痛好转,寐可。

处方:用 6 月 25 日方,5 剂,用法同前。

案 2:夏某,女,60 岁。初诊:2015 年 7 月 23 日。

症状:腰腿痛,蹈趾痛,颈项强痛,肩痛,面部麻木,纳可,偶寐差,二便正常。

处方:羌活 15g,独活 7g,秦艽 15g,防风 15g,姜黄 10g,炙黄芪 20g,当归 15g,炒白芍 7g,柴胡 15g,延胡索 15g,威灵仙 10g,葛根 15g,川芎 15g,桂枝 10g,天麻 10g,补骨脂 10g,杜仲 15g,首乌藤 20g,炙甘草 15g。5 剂。

用法:每剂药物水煎至 450ml,每次 150ml,于早、晚饭后 10 分钟温服。

二诊:7 月 30 日。上述症状均较前好转,大便干、2 天一次。

处方:用 7 月 23 日方,改炒白芍为 15g,5 剂,用法同前。

案 3:陈某,女,31 岁。初诊:2015 年 8 月 18 日。

症状:双手指间关节疼痛,周身关节痛 7~8 年,腰痛,心烦,胸闷气短,纳可,寐差多梦,二便正常。

处方:羌活 15g,独活 7g,秦艽 15g,炙黄芪 20g,当归 15g,柴胡 15g,延胡索 15g,川芎 15g,川牛膝 10g,地龙 10g,香附 15g,红花 10g,人参 10g,首乌藤 20g,生龙骨 25g(先煎),炙甘草 15g,补骨脂 10g,杜仲 15g。5 剂。

用法:每剂药物水煎至 450ml,每次 150ml,于早、晚饭后 10 分钟温服。

二诊：8月25日。上述症状均较前好转。

处方：用8月18日方，5剂，用法同前。

案4：张某，女，52岁。初诊：**2015年8月25日**。

症状：颈肩强痛，右手麻，腰痛，脚麻凉，小腹凉，下坠感，白带不多，纳寐可，二便正常。既往史：颈椎病。

处方：羌活15g，独活7g，秦艽15g，防风15g，姜黄10g，炙黄芪20g，当归15g，炒白芍7g，柴胡15g，延胡索15g，葛根15g，白芷15g，川芎15g，补骨脂10g，杜仲15g，桂枝10g，干姜15g，通草7g，炙甘草15g。5剂。

用法：每剂药物水煎至450ml，每次150ml，于早、晚饭后10分钟温服。

二诊：9月1日。颈肩强痛、右手麻、腰痛、脚麻凉、小腹凉均好转。

处方：用8月25日方，5剂，用法同前。

三诊：9月10日。小腹凉改善欠佳，余症明显减轻。

处方：用8月25日方，加吴茱萸5g，5剂，用法同前。

四诊：9月17日。小腹仍凉，余症改善。

处方：用9月10日方，加黑顺片7g(先煎)，5剂，用法同前。

五诊：9月29日。以上诸症好转，现膝关节疼痛。

处方：用9月17日方，去葛根、通草，加苍术15g、川牛膝10g，5剂，用法同前。

六诊：10月15日。以上诸症好转，膝关节疼痛改善。

处方：用9月29日方，5剂，用法同前，巩固疗效。

案5：赵某，女，76岁。初诊：**2015年8月27日**。

症状：双膝关节红肿、疼痛，腰膝酸软，纳寐可，小便可，大便干。辅助检查：膝关节彩超示双膝关节腔积液。

处方：羌活15g，独活7g，秦艽15g，防风15g，姜黄10g，炙黄芪20g，当归15g，炒白芍10g，柴胡15g，延胡索15g，补骨脂10g，杜仲15g，怀牛膝15g，薏苡仁20g，苍术10g，穿山龙15g，黄柏5g，炙甘草15g。5剂。

用法：每剂药物水煎至450ml，每次150ml，于早、晚饭后10分钟温服。

二诊：9月3日。双膝关节痛、腰膝酸软、便干好转。

处方：用8月27日方，5剂，用法同前。

案6：凌某，男，45岁。初诊：**2019年7月2日**。

症状：腰、臀部伴右下肢麻木疼痛，纳寐可，大便溏，小便正常。既往史：腰椎间盘突出症。

处方：羌活15g，独活7g，秦艽15g，防风15g，姜黄10g，炙黄芪20g，当归15g，炒白芍7g，柴胡15g，延胡索15g，威灵仙10g，桂枝10g，补骨脂10g，杜仲

15g,苍术 15g,炒白术 15g,茯苓 20g,天麻 10g,炙甘草 15g,三七粉 4.5g(分 3
次冲服)。5 剂。

用法：每剂药物水煎至 450ml,每次 150ml,于早、晚饭后 10 分钟温服。

二诊：7 月 9 日。腰臀部、右下肢麻木疼痛改善,现夜尿较多。

处方：用 7 月 2 日方,加桑螵蛸 10g,5 剂,用法同前。

案 7:王某,女,42 岁。初诊:2019 年 7 月 21 日。

症状：腰痛难忍,下肢麻,纳寐、大便可,小便不畅。既往史:腰椎间盘突
出症。

处方：羌活 15g,独活 7g,秦艽 15g,防风 15g,姜黄 10g,炙黄芪 20g,当归
15g,炒白芍 7g,柴胡 15g,延胡索 15g,威灵仙 10g,补骨脂 10g,杜仲 15g,川牛
膝 10g,川芎 15g,炙甘草 15g,穿山龙 15g,三七粉 4.5g(分 3 次冲服),车前子
15g(包煎)。5 剂。

用法：每剂药物水煎至 450ml,每次 150ml,于早、晚饭后 10 分钟温服。

二诊：7 月 28 日。腰痛、下肢麻、小便不畅好转,现双下肢凉。

处方：用 7 月 21 日方,加桂枝 15g、通草 7g、干姜 15g,5 剂,用法同前。

案 8:孙某,女,48 岁。初诊:2019 年 8 月 15 日。

症状：腰及下肢疼痛,胃胀纳差,寐可,小便正常。既往史:腰椎间盘突出症。

处方：羌活 15g,独活 7g,秦艽 15g,防风 15g,姜黄 10g,炙黄芪 20g,当归
15g,炒白芍 7g,柴胡 15g,延胡索 15g,补骨脂 10g,杜仲 15g,川牛膝 10g,苍术
15g,肉桂 7g,广木香 7g(后下),砂仁 15g(后下),炙甘草 15g,穿山龙 15g。5 剂。

用法：每剂药物水煎至 450ml,每次 150ml,于早、晚饭后 10 分钟温服。

二诊：8 月 22 日。腰及下肢疼痛好转,胃胀、纳差改善。

处方：用 8 月 15 日方,5 剂,用法同前。

案 9:孙某,男,58 岁。初诊:2020 年 10 月 13 日。

症状：四肢关节痛,项强,手麻,头晕,纳寐可,二便正常。

处方：羌活 15g,独活 7g,秦艽 15g,防风 15g,姜黄 10g,炙黄芪 20g,当归
15g,炒白芍 7g,柴胡 15g,延胡索 15g,威灵仙 10g,川芎 15g,穿山龙 15g,葛根
15g,天麻 10g,炙甘草 15g。5 剂。

用法：每剂药物水煎至 450ml,每次 150ml,于早、晚饭后 10 分钟温服。

二诊：10 月 20 日。四肢关节痛、项强、头晕、手麻均较前好转。

处方：用 10 月 13 日方,5 剂,用法同前。

案 10:陈某,女,61 岁。初诊:2020 年 11 月 17 日。

症状：双膝关节痛,遇冷加重,腿部肌肉疼痛,纳寐可,二便正常。既往史:

膝骨关节炎。

处方：羌活 15g，独活 7g，秦艽 15g，防风 15g，姜黄 10g，炙黄芪 20g，当归 15g，炒白芍 7g，柴胡 15g，延胡索 15g，威灵仙 10g，穿山龙 15g，川芎 15g，补骨脂 10g，杜仲 15g，怀牛膝 10g，苍术 15g，肉桂 7g，炙甘草 15g。5 剂。

用法：每剂药物水煎至 450ml，每次 150ml，于早、晚饭后 10 分钟温服。

二诊：11 月 24 日。腿部肌肉疼痛及双膝关节痛好转。

处方：用 11 月 17 日方，5 剂，用法同前。

案 11：刘某，女，64 岁。**初诊**：**2021 年 8 月 5 日**。

症状：周身关节痛 10 余年，右手关节畸形，活动受限，心烦，手心热，后背骨蒸潮热，便秘，长期应用开塞露但效果不理想，纳可，寐欠佳，小便可。既往史：类风湿关节炎。

处方：羌活 15g，独活 7g，秦艽 15g，防风 15g，姜黄 10g，炒白芍 20g，炙黄芪 20g，当归 15g，柴胡 15g，延胡索 15g，威灵仙 10g，穿山龙 15g，川芎 15g，生地黄 20g，知母 15g，青蒿 15g，醋鳖甲 25g(先煎)，银柴胡 15g，玄参 15g，麦冬 15g，炙甘草 15g。5 剂。

用法：每剂药物水煎至 450ml，每次 150ml，于早、晚饭后 10 分钟温服。

二诊：8 月 12 日。周身关节痛、心烦、手心热、后背骨蒸潮热、睡眠、便秘较前略好转。

处方：用 8 月 5 日方，5 剂，用法同前。

案 12：曲某，女，54 岁。**初诊**：**2020 年 11 月 14 日**。

症状：四肢关节痛，项强头晕，腰腿冷痛，纳寐可，二便正常。

处方：羌活 15g，独活 7g，秦艽 15g，防风 15g，姜黄 10g，炙黄芪 20g，当归 15g，炒白芍 7g，柴胡 15g，延胡索 15g，威灵仙 10g，葛根 15g，川芎 15g，桂枝 10g，穿山龙 15g，炙甘草 15g。5 剂。

用法：每剂药物水煎至 450ml，每次 150ml，于早、晚饭后 10 分钟温服。

二诊：11 月 21 日。四肢关节痛、项强头晕、腰腿冷痛好转，现夜尿频多、排尿略疼痛。

处方：用 11 月 14 日方，加紫花地丁 15g、土茯苓 20g、桑螵蛸 10g，5 剂，用法同前。

四、方论选要

吴崐："中风表虚，手足顽痹者，此方主之。《内经》曰：荣气虚则不仁，卫气虚则不用，故用黄芪以实表气。然黄芪与防风相畏，用之者何？洁古云：黄芪得防风而功愈速,故并用之,欲其相畏而相使耳。羌活驱散风邪,得当归不至燥血;姜黄能攻痹血,得赤芍足以和肝。复用甘草调之,取其味平也。"(《医方考》)

王子接:"蠲,去之疾速也;痹,湿病也,又言痛也。痹分三气杂至,风胜为行痹,寒胜为痛痹,湿胜为着痹。余谓三者兼内外因而言,非独言外因也。盖有肝虚生风,肾虚生寒,脾虚生湿,抑或有诸内因而兼外邪为痹。即《经》言邪之所凑,其气必虚耳。蠲痹汤为治痹祖方,黄芪实卫,防风祛风,当归和营,羌活散寒,赤芍通脉络之痹,片子姜黄通经隧之痹,甘草和药性,姜、枣和营卫。其义从营虚则不仁、卫虚则不用立法,岂非痹属内外因也乎?"(《绛雪园古方选注》)

汪绂:"治中风身体烦痛,项背拘急,手足冷痹,腰膝沉重,举动艰难。按此风而兼湿,然痹证虽有风寒湿热之不同,而要皆主于风。其本则必以荣卫不足周身,而后贼风得以乘之,故治痹以补气血为本。黄芪以补卫气,《经》云卫虚则不用,盖卫虚而风乘之,则气不充体,而手足不为人用。当归以滋荣血,《经》云荣虚则不仁,盖荣虚而风乘之,则血不荣筋,而皮肤不知痛痒。甘草补脾和胃以助卫气。姜黄辛苦温,行肝气于脾,以理血中之气。赤芍酸寒,泻肝邪以去血中之热。羌活、防风,此二味乃以治风;加生姜助胃以行气,大枣助脾以滋血。此亦补养气血而略加风药,与易老胃风汤同意。而痹证多所兼夹,则宜审证加减用之。"(《医林纂要探源》)

张秉成:"夫风痹一证,有痹于筋骨、肌肉、经络、营卫种种之不同。其痹于筋骨者,另已论之矣。然邪之所入,无不先自营卫、经络、肌肉而及于筋骨也。故当乘其初入之时,和营卫,通经络,散风启闭,则痹着之邪自可涣然解释矣。此方用黄芪益卫气,而以防风、羌活之善走者辅之,使之补而不滞,行而不泄,且两功并建,相得益彰。归、芍和营血,而以片子姜黄之走血行气、能除寒而燥湿者佐之,然后三气之邪自无留着之处。甘草和诸药而缓中补虚,姜、枣通营卫而生津达腠。故此方之治痹,非关肝肾虚、筋骨为病者服之,效如桴鼓。立方之意,真所谓尽美耳。"(《成方便读》)

五、原方方歌与趣味记忆

【方歌】蠲痹汤医风气痹,羌防归芍共黄芪;
　　　　姜黄甘草姜煎服,体痛筋挛一并祛。

【趣味记忆】二黄嫂当防草被抢。

【对照】　　姜芪芍当防草姜羌。

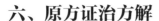

六、原方证治方解

【证治分析】

风寒湿痹

肢体关节酸痛——风寒湿邪,痹阻经络

畏寒——寒湿内侵,阳气受损

手足麻木——风寒湿邪阻闭经络,气血不行

风寒湿邪　痹阻经络　气血不行

【方解】

祛风除湿　散寒活血

君——羌活、防风——祛周身之风寒湿邪

臣——当归、白芍——养血和营

　　　姜黄——活血行气

佐——黄芪——益气实卫

使——炙甘草——调药和中

七、现代药理研究

1. **抗炎作用**　蠲痹汤可显著抑制毛细血管通透性。

2. **镇痛作用**　蠲痹汤对乙酸所致疼痛有极显著的镇痛作用。

八、一般临床运用

1. **用方要点**　本方证治以营卫两虚,风寒湿三气乘袭,痹着肌肉、经络为主要病机,故临床以身体烦疼、项背拘急、肩臂肘痛、手足麻痹为辨证要点。

2. **现代运用**

(1)骨科疾病:肩周炎、颈椎病。

(2)风湿免疫疾病:类风湿关节炎等。

九、附方

羌活胜湿汤(《内外伤辨惑论》)

羌活　独活已上各一钱　藁本　防风　甘草炙　川芎已上各五分　蔓荆子三分

上㕮咀,都作一服,水二盏,煎至一盏,去渣,大温服,空心食前。

按:本方具有祛风胜湿之效,主治风湿在表,肩背痛不可回顾,头痛身重,或腰脊疼痛,难以转侧,苔白脉浮。

半夏白术天麻汤

一、原方

眩,谓眼黑;晕者,头旋也。古称头眩眼花是也。其中有肝火内动者,《经》云诸风掉眩皆属肝木是也,逍遥散主之。有湿痰壅而遏者,书云头旋眼花非天麻、半夏不除是也,**半夏白术天麻汤**主之。(《医学心悟》)

半夏一钱五分　天麻　茯苓　橘红各二钱　白术三钱　甘草五分

生姜一片,大枣二枚,水煎服。

二、原方加减金鉴

眩晕

主症:头晕目眩,视物旋转,轻者闭目即止,重者如坐车船,甚则仆倒,可伴有耳鸣、耳聋。

主方:天麻10g,清半夏7g,茯苓20g,陈皮15g,炒白术15g,柴胡15g,当归15g,炒白芍7g,牡丹皮15g,栀子15g,炙甘草15g。

加减变化:

1. 肝阳上亢者,加钩藤15g(后下)、菊花15g、夏枯草15g、杜仲15g、石决明15g(先煎)。

2. 颈强者,加葛根15g、羌活15g。

3. 耳鸣者,加磁石20g(先煎)、通草7g、车前子15g(包煎)。

4. 头痛者,加白芷15g、川芎15g。

5. 失眠者,加炒酸枣仁30g、首乌藤20g。

6. 腰痛者,加杜仲15g、补骨脂10g。

7. 双目干涩者,加枸杞子15g、菊花10g。

8. 乏力者,加党参20g、炙黄芪20g。

9. 恶心者,将清半夏改为姜半夏7g。

三、临床应用举例

眩晕

案 1：刘某,女,49 岁。初诊：2015 年 6 月 23 日。

症状：头晕头痛,耳鸣耳聋,烦躁易怒,胃胀纳差,寐可,二便正常。

处方：天麻 10g,茯苓 20g,陈皮 15g,炒白术 15g,钩藤 15g(后下),柴胡 15g,炒白芍 7g,栀子 15g,牡丹皮 15g,车前子 15g(包煎),通草 7g,磁石 20g (先煎),广木香 7g(后下),砂仁 15g(后下),炙甘草 15g,川芎 15g,白芷 15g。 3 剂。

用法：每剂药物水煎至 450ml,每次 150ml,于早、晚饭后 10 分钟 温服。

二诊：6 月 27 日。头晕头痛、耳鸣、烦躁易怒等症均好转。

处方：用 6 月 23 日方,5 剂,用法同前。

三诊：7 月 4 日。诸症好转,近日睡眠欠佳、多梦。

处方：用 6 月 27 日方,加生龙骨 25g(先煎),5 剂,用法同前。

案 2：孙某,女,78 岁。初诊：2015 年 6 月 25 日。

症状：眩晕,体位变化时加重,烦躁耳鸣,返酸烧心,纳差,大便溏,小便可。

处方：天麻 10g,清半夏 7g,茯苓 20g,陈皮 15g,炒白术 15g,钩藤 15g(后下),菊花 15g,当归 15g,炒白芍 7g,柴胡 15g,栀子 15g,牡丹皮 15g,川芎 15g,白芷 15g,连翘 15g,黄连 5g,车前子 15g(包煎),磁石 20g(先煎),通草 7g,炒酸枣仁 30g,首乌藤 20g,炙甘草 15g。5 剂。

用法：每剂药物水煎至 450ml,每次 150ml,于早、晚饭后 10 分钟温服。

二诊：7 月 2 日。上述症状好转,现伴有咽痛。

处方：用 6 月 25 日方,去车前子,加山豆根 10g,5 剂,用法同前。

案 3：李某,女,61 岁。初诊：2015 年 7 月 4 日。

症状：眩晕头痛,耳胀,偶晨起耳鸣,心烦易怒,胸闷气短,后背痛,恶心呕吐,伴胃胀,纳寐差,二便可。

处方：姜半夏 7g,茯苓 20g,陈皮 15g,炒白术 15g,天麻 10g,钩藤 15g (后下),当归 15g,炒白芍 7g,柴胡 15g,栀子 15g,牡丹皮 15g,菊花 10g,川芎 15g,白芷 15g,车前子 15g(包煎),磁石 20g(先煎),通草 7g,炒酸枣仁 30g,首乌藤 20g,广木香 7g(后下),砂仁 15g(后下),葛根 15g,炙甘草 15g。 5 剂。

用法：每剂药物水煎至 450ml,每次 150ml,于早、晚饭后 10 分钟温服。

二诊：7月11日。上述症状好转,无呕吐。

处方：用7月4日方,5剂,用法同前。

案4：李某,女,65岁。初诊：2015年8月18日。

症状：眩晕头痛,心烦恶心,纳寐差,二便可。

处方：天麻10g,炒白术15g,陈皮15g,竹茹15g,茯苓20g,栀子15g,牡丹皮15g,当归15g,钩藤15g(后下),菊花10g,白芷15g,川芎15g,首乌藤20g,炙甘草15g。5剂。

用法：每剂药物水煎至450ml,每次150ml,于早、晚饭后10分钟温服。

二诊：8月25日。眩晕头痛、心烦恶心、纳寐差均好转。

处方：用8月18日方,5剂,用法同前。

案5：曲某,女,62岁。初诊：2015年8月27日。

症状：头晕头痛,耳鸣,烦躁易怒,时有恶心,纳稍差,寐差,二便可。

处方：姜半夏7g,天麻10g,茯苓20g,陈皮15g,炒白术15g,钩藤15g(后下),柴胡15g,炒白芍7g,栀子15g,牡丹皮15g,车前子15g(包煎),通草7g,磁石20g(先煎),炙甘草15g,川芎15g,白芷15g,炒酸枣仁30g,首乌藤20g,当归15g。5剂。

用法：每剂药物水煎至450ml,每次150ml,于早、晚饭后10分钟温服。

二诊：9月3日。头晕头痛、耳鸣等症状好转,无恶心,现眼睛干涩。

处方：用8月27日方,加枸杞子15g、菊花10g,5剂,用法同前。

案6：李某,女,51岁。初诊：2015年9月8日。

症状：头晕头痛,耳鸣,心烦易怒,纳寐可,二便正常。

处方：清半夏7g,天麻10g,茯苓20g,陈皮15g,炒白术15g,钩藤15g(后下),柴胡15g,炒白芍7g,栀子15g,牡丹皮15g,车前子15g(包煎),通草7g,磁石20g(先煎),炙甘草15g,川芎15g,白芷15g,当归15g。5剂。

用法：每剂药物水煎至450ml,每次150ml,于早、晚饭后10分钟温服。

二诊：9月15日。诸症好转,近日腰痛,乏力。

处方：用9月8日方,加补骨脂10g、杜仲15g、炙黄芪20g,5剂,用法同前。

三诊：10月13日。诸症明显改善。

处方：用9月15日方,5剂,用法同前。

案7：高某,女,56岁。初诊：2017年10月10日。

症状：眩晕头痛,心烦易怒,目赤,纳寐可,二便可。查体:血压160/100mmHg。

处方：天麻10g,清半夏15g,当归15g,炒白术15g,陈皮15g,茯苓20g,

栀子 15g,牡丹皮 15g,白芷 15g,川芎 15g,炙甘草 15g,钩藤 15g(后下),菊花 10g,夏枯草 15g,杜仲 15g,石决明 15g(先煎)。5 剂。

用法:每剂药物水煎至 450ml,每次 150ml,于早、晚饭后 10 分钟温服。

二诊:10 月 17 日。眩晕头痛、心烦目赤好转,睡眠欠佳。

处方:用 10 月 10 日方,加炒酸枣仁 30g,首乌藤 20g,5 剂,用法同前。

案 8:赵某,女,65 岁。初诊:2017 年 10 月 17 日。

症状:眩晕头痛,眼干,颈强肩痛,胃胀纳差,寐可,二便正常。

处方:天麻 10g,清半夏 7g,茯苓 20g,陈皮 15g,炒白术 15g,钩藤 15g(后下),菊花 10g,川芎 15g,广木香 7g(后下),砂仁 15g(后下),白芷 15g,葛根 15g,羌活 15g,炙甘草 15g。5 剂。

用法:每剂药物水煎至 450ml,每次 150ml,于早、晚饭后 10 分钟温服。

二诊:10 月 24 日。诸症均好转。

处方:用 10 月 17 日方,5 剂,用法同前。

案 9:杨某,男,52 岁。初诊:2020 年 3 月 10 日。

症状:头晕头痛,耳鸣目赤,多梦,纳可,二便正常。查体:血压 150/100mmHg。

处方:清半夏 7g,天麻 10g,茯苓 20g,陈皮 15g,炒白术 15g,车前子 15g(包煎),通草 7g,磁石 20g(先煎),广木香 7g(后下),砂仁 15g(后下),川芎 15g,白芷 15g,炙甘草 15g,首乌藤 15g,钩藤 15g(后下),菊花 15g,夏枯草 15g,杜仲 15g,石决明 15g(先煎),珍珠母 25g(先煎)。5 剂。

用法:每剂药物水煎至 450ml,每次 150ml,于早、晚饭后 10 分钟温服。

二诊:3 月 17 日。头晕头痛、耳鸣目赤、多梦均改善。

处方:用 3 月 10 日方,5 剂,用法同前。

四、方论选录

冉先德:"诸风掉眩,皆属于肝。肝风内动,痰浊上扰,故眩晕头痛;痰阻气滞,故胸膈痞闷。痰厥头痛,非半夏不能疗;眼黑头晕,风虚内作,非天麻不能除。故方中以半夏燥湿化痰,天麻熄风止眩晕,二药合用为主药,以治风痰眩晕头痛;白术、茯苓健脾祛湿,以治生痰之源,为辅药;橘红理气化痰,甘草、生姜、大枣调和脾胃,均为佐使药。诸药相合,方简力宏,共同体现化痰熄风、健脾祛湿之功。"(《历代名医良方注释》)

五、原方方歌与趣味记忆

【方歌】半夏白术天麻汤,苓草橘红大枣姜;

眩晕头痛风痰证,热盛阴亏切莫尝。

【趣味记忆】橘红令草找姜住半天。

【对照】 橘红苓草枣姜术半天。

六、原方证治方解

【证治分析】

风痰上扰证

眩晕,头重痛——脾湿生痰,痰浊蒙蔽清阳,肝风内动,风痰上扰

　　　呕恶——痰气交阻,浊阴不降

　　　胸闷——痰阻气滞

苔白腻,脉弦滑——风痰为患之体征

脾湿生痰　肝风内动　风痰上扰

【方解】

化痰熄风　健脾祛湿

君——半夏——燥湿化痰,降逆止呕

　　天麻——平肝息风止头眩

　　二者为治风痰眩晕之要药。

臣——白术——健脾燥湿,与半夏、天麻配伍,祛湿化痰止眩之功益佳

佐——茯苓——健脾渗湿;与白术伍用,尤治生痰之本

　　橘红——理气化痰,使气顺痰消

使——甘草——调药和中

　　生姜、大枣——调和脾胃

七、现代药理研究

1. **中枢抑制作用**　半夏白术天麻汤具有镇静、抗惊、镇痛作用。

2. **降压和扩张血管作用**　半夏白术天麻汤有显著的降压和扩张血管作用,并能强心和改善心功能。

3. **镇咳、祛痰、平喘作用**　半夏白术天麻汤具有祛痰、镇咳、扩张支气管和平喘作用。

4. **保肝、利胆作用**　半夏白术天麻汤可促进胆汁分泌,并能起保肝作用。

八、一般临床运用

1．用方要点　本方主治风痰眩晕、头痛、耳鸣。临床应用以眩晕、苔白腻、脉弦滑为辨证要点。

2．现代运用

(1)耳鼻喉科疾病：耳源性眩晕、口眼歪斜、鼻窦炎。

(2)神经系统疾病：神经性眩晕、痫病。

(3)循环系统疾病：高血压。

九、附方

加味二陈汤(《医宗金鉴》)

陈皮　半夏制　白茯苓　黄芩各八分　黄连　薄荷　甘草生,各五分

水二钟,姜三片,煎八分,食前服。

按：本方具有燥湿化痰之功效,主治舌下痰包。

金水六君煎(《景岳全书》)

当归二钱　熟地三五钱　陈皮一钱半　半夏二钱　茯苓二钱　炙甘草一钱

水二钟,生姜三五七片,煎七八分,食远温服。

按：本方具有养阴化痰之功效,主治肺肾虚寒,水泛为痰,或年迈阴虚,血气不足,外受风寒,咳嗽呕恶,喘逆多痰等。

桂枝茯苓丸

一、原方

妇人宿有癥病,经断未及三月,而得漏下不止,胎动在脐上者,为癥痼害。妊娠六月动者,前三月经水利时,胎也。下血者,后断三月衃也。所以血不止者,其癥不去故也,当下其癥,**桂枝茯苓丸**主之。(《金匮要略》)

桂枝　茯苓　牡丹去心　桃仁去皮尖,熬　芍药各等分

上五味,末之,炼蜜和丸,如兔屎大,每日食前服一丸。不知,加至三丸。

二、原方加减金鉴

癥瘕

1. 子宫肌瘤

主症:月经量多,周期缩短,经期延长,不规则阴道流血,白带增多,腹胀腹痛,腰酸,下腹坠胀。辅助检查:子宫及附件彩超可明确肌瘤大小、数目及部位。

2. 卵巢囊肿

主症:腹痛,腹胀,下腹坠胀,囊肿较大时可在附件区扪及肿块。辅助检查:子宫及附件彩超示卵巢囊肿。

主方:桂枝 15g,茯苓 15g,牡丹皮 15g,桃仁 15g,赤芍 15g,枳实 15g,生山楂 15g,莪术 7g,夏枯草 15g,鳖甲 20g(先煎),丹参 15g,香附 15g,川楝子 7g,延胡索 15g。

加减变化:

1. 小腹冷痛者,加小茴香 15g、干姜 15g、吴茱萸 5g。

2. 子宫肌瘤,小腹痛甚者,加蒲黄 10g(包煎)、五灵脂 15g、柴胡 15g、郁金 15g。(月经前 3~5 天不用蒲黄、五灵脂,否则痛甚)

3. 卵巢囊肿,小腹胀痛者,加乌药 15g、郁金 10g。

4. 腰痛者,加补骨脂 10g、杜仲 15g。

5. 白带多、下腹坠胀者,加紫花地丁 15g、土茯苓 20g。

三、临床应用举例

癥瘕

案 1：娄某,女,39 岁。初诊:1998 年 11 月 24 日。

症状:小腹痛,腰痛,月经量多,淋漓不尽,纳寐可,二便正常。辅助检查:子宫及附件彩超示子宫肌瘤。

处方:桂枝 15g,茯苓 20g,牡丹皮 15g,炒白芍 15g,桃仁 10g,生山楂 20g,延胡索 15g,鳖甲 20g(先煎),丹参 15g,莪术 7g,香附 15g,川楝子 7g,乌药 15g,广木香 7g(后下),槟榔 15g,炙甘草 15g,青皮 10g。5 剂。

用法:每剂药物水煎至 450ml,每次 150ml,于早、晚饭后 10 分钟温服。

二诊:12 月 8 日。仍腹痛、腰痛。

处方:用 11 月 24 日方,去鳖甲,加补骨脂 10g、杜仲 15g,5 剂,用法同前。

三诊:12 月 15 日。此次经期,量已减少,行经 4~5 天,腹痛、腰痛好转,纳差。

处方:用 12 月 8 日方,去广木香,加炒鸡内金 15g,5 剂,用法同前。

案 2：崔某,女,39 岁。初诊:2009 年 2 月 5 日。

症状:小腹冷痛,腰痛,白带多,纳寐可,二便正常。辅助检查:子宫及附件彩超示卵巢囊肿。

处方:桂枝 15g,茯苓 20g,赤芍 15g,牡丹皮 15g,桃仁 10g,丹参 15g,鳖甲 25g(先煎),枳实 15g,莪术 7g,香附 15g,川楝子 7g,紫花地丁 10g,黄柏 7g,土茯苓 20g,小茴香 15g,干姜 15g,炙甘草 15g。10 剂。

用法:每剂药物水煎至 450ml,每次 150ml,于早、晚饭后 10 分钟温服。

二诊:2 月 21 日。小腹冷痛、腰痛及白带多好转。

处方:用 2 月 5 日方,5 剂,用法同前。

案 3：李某,女,31 岁。初诊:2009 年 3 月 7 日。

症状:小腹冷痛,坠胀,纳寐可,二便正常。辅助检查:子宫及附件彩超示卵巢囊肿。

处方:桂枝 15g,茯苓 20g,牡丹皮 15g,赤芍 10g,桃仁 10g,鳖甲 25g(先煎),丹参 15g,紫花地丁 10g,枳实 15g,莪术 7g,香附 15g,川楝子 7g,黄柏 7g,土茯苓 20g,小茴香 15g,干姜 15g,炙甘草 15g。5 剂。

用法：每剂药物水煎至 450ml，每次 150ml，于早、晚饭后 10 分钟温服。

二诊：3 月 15 日。小腹冷痛、坠胀好转。

处方：用 3 月 7 日方，5 剂，用法同前。

案 4：左某，女，32 岁。初诊：2018 年 12 月 4 日。

症状：左侧小腹痛，怕凉，胃胀恶心，纳差寐可，二便正常。辅助检查：子宫及双附件彩超示左附件区高回声，左侧卵巢包块囊肿？盆腔积液；子宫内膜厚 0.7cm。

处方：桂枝 15g，茯苓 20g，牡丹皮 15g，赤芍 10g，当归 15g，桃仁 10g，川芎 15g，莪术 10g，延胡索 15g，川楝子 7g，五灵脂 15g，紫花地丁 10g，土茯苓 20g，炒白术 15g，小茴香 15g，干姜 15g，广木香 7g(后下)，砂仁 15g(后下)，姜半夏 7g，柴胡 15g，炙甘草 15g。5 剂。

用法：每剂药物水煎至 450ml，每次 150ml，于早、晚饭后 10 分钟温服。

二诊：12 月 18 日。小腹胀痛。

处方：用 12 月 4 日方，加乌药 15g、郁金 10g，5 剂，用法同前。

三诊：2019 年 1 月 15 日。小腹胀痛好转。

处方：用 2018 年 12 月 18 日方，7 剂，用法同前。

四诊：2019 年 5 月 21 日。因他病就诊。辅助检查：子宫及附件彩超示左侧卵巢囊肿消失。

四、方论选录

吴仪洛："桂枝、芍药，一阳一阴，茯苓、丹皮，一气一血，调其寒温，扶其正气。桃仁以之破恶血，消癥癖，而不嫌于伤胎血者，所谓有病则病当之也。且癥之初，必因寒，桂能化气而消本寒。癥之成，必挟湿热为窠囊，苓渗湿气，丹清血热，芍药敛肝血而扶脾，使能统血，则养正即所以去邪耳。然消癥方甚多，一举而两得，莫有若此方之巧矣。每服甚少而频更巧，要知癥不碍胎，其结原微，故以渐磨之。"(《成方切用》)

五、原方方歌与趣味记忆

【方歌】仲景桂枝茯苓丸，桃仁芍药和牡丹；
　　　　等分为末蜜丸服，缓消癥块胎可安。

【趣味记忆】人要灵芝皮。

【对照】　　仁药苓枝皮。

六、原方证治方解

【证治分析】

瘀阻胞宫证

　　　　　　　腹痛拒按——瘀血留结胞宫

或漏下不止,血色紫黑晦暗——瘀血内停,新血不安

　　　或妊娠胎动不安——瘀阻胞宫,经脉阻遏,胎失所养

瘀阻胞宫　经脉阻遏　胎元失养

【方解】

活血化瘀　缓消癥块

君——桂枝——味辛甘性温,能温通经脉,而行瘀滞

臣——桃仁——味苦甘性平,为化瘀消癥之要药

　　牡丹皮——味辛苦性微寒,能散血行瘀,又能消退瘀久所化之热

　　芍药——味苦酸性寒,能养血和血,与祛瘀药合用,有活血养血之功

佐——茯苓——味甘淡性平,消痰利水,渗湿健脾,以助消癥之力

使——白蜜——缓和诸药破泄之力

七、现代药理研究

1. 对血液的作用　桂枝茯苓丸可降低血液黏度,可明显改善高脂血症并改善周围微循环;抑制凝血酶活性,减少纤维蛋白原、纤维蛋白降解产物。

2. 抗血小板聚集作用　桂枝茯苓丸可减少血栓素生成,从而有抗血小板聚集作用。

3. 抗炎、镇痛、镇静作用　桂枝茯苓丸通过抗组胺作用和降低毛细血管通透性对原发或继发炎症有很强的抑制作用;明显延长致痛反应潜伏期而发挥镇痛作用;明显延长睡眠时间。

4. 调节内分泌和免疫作用　桂枝茯苓丸具有催乳素释放激素类似物的特性及弱抗雌激素作用;能激活对异体的吞噬活性,进而发挥调节免疫作用。

八、一般临床运用

1. 用方要点　本方为治疗瘀阻胞宫,妊娠胎动不安,漏下不止的常用方剂;临床应用以少腹有癥块,下血紫暗,腹痛拒按为辨证要点。

2. 现代运用

(1)妇科疾病:子宫肌瘤、子宫内膜炎、附件炎、卵巢囊肿、胎盘残留、子宫

内膜异位症、盆腔淤血综合征、产后恶露不尽、闭经、痛经、习惯性流产。

(2)泌尿系统疾病:前列腺肥大、肾炎后蛋白尿、难治性肾病。

(3)消化系统疾病:肠梗阻、阑尾炎、慢性肝炎。

(4)其他:黄褐斑、冠心病、甲状腺肿等。

九、附方

当归芍药散(《金匮要略》):妇人怀娠,腹中疞痛,当归芍药散主之。

当归三两　芍药一斤　茯苓四两　白术四两　泽泻半斤　芎劳半斤,一作三两

上六味,杵为散,取方寸匕,酒和,日三服。

按:本方具有养血调肝,健脾利湿之效;主治妇人妊娠或经期,肝脾两虚,腹中拘急,绵绵作痛,头晕心悸,或下肢水肿,小便不利,舌质淡、苔白腻者。

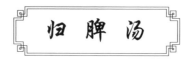

归 脾 汤

一、原方

归脾汤(《济生方》)：治思虑过度，劳伤心脾，健忘怔忡。

白术　茯苓去木　黄芪去芦　龙眼肉　酸枣仁炒,去壳,各一两　人参　木香不见火,各半两　甘草炙,二钱半　当归　远志（当归、远志二味,从《校注妇人良方》补入。《校注妇人良方》所载归脾汤：人参　白术炒　黄芪炒　白茯苓　龙眼肉　当归　远志　酸枣仁炒,各一钱　木香　甘草炙,各五分　上姜枣水煎服）

上咬咀,每服四钱,水一盏半,生姜五片,枣一枚,煎至七分,去滓温服,不拘时候。

二、原方加减金鉴

(一) 不寐

主症：入睡困难,多梦易醒,心悸健忘,倦怠乏力,头晕目眩,时有头痛,或伴胸闷气短、后背痛。

主方：党参 20g,炒白术 20g,茯苓 20g,炙黄芪 20g,当归 15g,远志 15g,炒酸枣仁 30g,广木香 7g(后下),龙眼肉 15g,炙甘草 15g。

加减变化：

1. 寐差较重者,加石菖蒲 7g、首乌藤 20g;多梦易醒者,加龙齿 25g(先煎)、珍珠母 25g(先煎)。

2. 伴头痛者,加白芷 15g、羌活 15g、柴胡 15g、延胡索 15g。

3. 伴心烦易怒者,加柴胡 15g、炒白芍 7g、栀子 15g。

4. 脱发者,加枸杞子 15g、菟丝子 15g、熟地黄 15g、制何首乌 15g(不能久用)。

5. 耳鸣者,加车前子 15g(包煎)、通草 7g、磁石 20g(先煎)。

6. 项背强硬者,加羌活 15g、葛根 15g。

7. 伴胸闷气短者,加瓜蒌 10g、丹参 10g。

8. 心律不齐者,加沙参 10g、苦参 7g、甘松 10g。

9. 心悸重者,加生牡蛎 25g(先煎)、麦冬 15g、五味子 10g 水煎服,同时再加朱砂 0.5~1g(分 3 次冲服)或琥珀 1.5g(分 3 次冲服)。

(二) 崩漏和月经先期

主症:妇女崩漏,月经提前,量多色淡,或淋漓不止。

主方:党参 20g,炒白术 20g,茯苓 20g,炙黄芪 20g,当归 15g,远志 15g,炒酸枣仁 30g,广木香 7g(后下),仙鹤草 20g,血余炭 15g,侧柏炭 15g,藕节 20g,炙甘草 15g。

加减变化:

1. 出血较多者,加煅龙骨、煅牡蛎各 25g(先煎),海螵蛸 20g。

按:归脾汤治疗崩漏时,多为子宫内膜较薄者,厚度一般在 0.8cm 以下。子宫内膜厚度在 0.7~0.8cm 者,加棕榈炭 15g,止血不留瘀。

2. 腰骶痛者,加补骨脂 10g、杜仲 15g。

3. 小腹凉者,加小茴香 15g、干姜 15g。

4. 白带多者,加紫花地丁 15g、土茯苓 20g。

(三) 血液系统疾病

主症:倦怠乏力,面色少华,周身瘀斑瘀点、牙龈出血等出血症状;早期可无症状,后期该症状可单独出现,亦可合并出现。

主方:党参 20g,茯苓 15g,炒白术 20g,炙黄芪 20g,川芎 15g,熟地黄 15g,当归 15g,炒白芍 7g,肉桂 7g,花生衣 10g,山茱萸 10g,山药 20g,制何首乌 15g,仙鹤草 20g,炒酸枣仁 20g,首乌藤 20g,阿胶 15g(烊化),炙甘草 15g。

加减变化:

1. 伴缺铁性贫血、粒细胞减少者,加鸡血藤 15g。

2. 合并再生障碍性贫血者,加小蓟 20g、白茅根 20g。

(四) 膀胱癌

主症:无痛血尿,长期会出现倦怠乏力、面色萎黄等贫血诸症。

主方:党参 20g,炒白术 15g,炙黄芪 20g,当归 15g,茯苓 15g,远志 15g,广木香 7g(后下),炒酸枣仁 20g,阿胶 15g(烊化),仙鹤草 20g,血余炭 15g,侧柏炭 15g,煅龙骨 25g(先煎),煅牡蛎 25g(先煎),海螵蛸 20g,炙甘草 15g。

加减变化:

1. 血尿减轻后,加半枝莲 20g、白花蛇舌草 20g、蜂房 7g。

2. 水肿者,加萹蓄 15g、车前子 15g(包煎)、瞿麦 20g、大腹皮 15g。

3. 血尿者,加小蓟 20g、白茅根 20g、藕节 20g、花生衣 10g。

按:

1. 人参不利于睡眠改善,甚至加重失眠,升压作用明显,故高血压且血压控制不佳者慎用。临证时以党参代替,因党参性平,补气平稳,价格易于接受,对血压、睡眠基本无不良影响,且在升高红细胞、血红蛋白及网织红细胞方面作用较好。临证时,血压偏低或正常者、重症或性功能减退者,视具体情况灵活选择。

2. 蜂房有毒,不可久服。

3. 临证治疗该病,早期以主方加止血药为主,后期血尿减轻后,加半枝莲、白花蛇舌草、蜂房。

4. 此类患者不能饮酒、食辣,否则会引起血尿增多。

三、临床应用举例

(一) 不寐

案 1: 董某,女,61 岁。初诊: 2009 年 5 月 16 日。

症状: 失眠,入睡难且易醒,头痛头晕,双手麻木,纳可,便秘,小便可。辅助检查:颈椎 DR 示颈椎退行性改变;彩超示双侧大脑后动脉供血不足。

处方: 党参 20g,炒白术 15g,茯苓 15g,炙黄芪 20g,当归 15g,石菖蒲 7g,远志 15g,炒酸枣仁 30g,广木香 7g(后下),首乌藤 20g,龙齿 25g(先煎),川芎 15g,香附 15g,钩藤 15g(后下),菊花 15g,炒白芍 7g,葛根 15g,白芷 15g,柴胡 15g,炙甘草 15g。5 剂。

用法: 每剂药物水煎至 450ml,每次 150ml,于早、晚饭后 10 分钟温服。

二诊: 5 月 23 日。睡眠改善,头晕头痛及手麻减轻。

处方: 用 5 月 16 日方,5 剂,用法同前。

案 2: 孙某,女,37 岁。初诊: 2010 年 9 月 27 日。

症状: 失眠,腰骶痛,小腹凉痛,白带多,纳可,大便干、2~4 天一行,小便可。

处方: 党参 20g,炒白术 15g,炙黄芪 20g,当归 15g,茯苓 15g,远志 15g,炒酸枣仁 30g,广木香 7g(后下),石菖蒲 7g,干姜 15g,首乌藤 20g,龙齿 25g(先煎),白芷 15g,紫花地丁 10g,土茯苓 20g,补骨脂 15g,杜仲 15g,延胡索 15g,生白芍 15g,炙甘草 15g。5 剂。

用法: 每剂药物水煎至 450ml,每次 150ml,于早、晚饭后 10 分钟温服。

二诊: 10 月 8 日。睡眠改善,小腹凉痛、白带多、大便干减轻。

处方: 用 9 月 27 日方,5 剂,用法同前。

案 3：姜某，男，72 岁。初诊：2012 年 4 月 6 日。

症状： 失眠，胸闷气短，头晕头痛，纳可，大便呈球样、2~3 天一行，小便可。查体：心率 108 次 /min。辅助检查：心电图示异位心律，心房颤动。

处方： 党参 20g，炙黄芪 20g，当归 15g，茯苓 15g，远志 15g，炒酸枣仁 20g，石菖蒲 7g，首乌藤 20g，龙齿 25g(先煎)，香附 15g，川芎 15g，生白芍 15g，苦参 7g，沙参 10g，瓜蒌 15g，白芷 15g，槐花 15g，生地黄 15g，麦冬 15g，炙甘草 15g。5 剂。

用法： 每剂药物水煎至 450ml，每次 150ml，于早、晚饭后 10 分钟温服。

二诊： 4 月 17 日。睡眠改善，胸闷气短、头晕头痛均减轻，大便干改善。

处方： 用 4 月 6 日方，7 剂，用法同前。

案 4：王某，男，43 岁。初诊：2015 年 11 月 17 日。

症状： 失眠乏力，腰膝酸软，性欲差，尿等待，纳尚可，便溏、2~3 次 /d。

处方： 党参 20g，炒白术 20g，炙黄芪 20g，当归 15g，茯苓 20g，远志 15g，炒酸枣仁 30g，广木香 7g(后下)，石菖蒲 7g，首乌藤 20g，龙齿 20g(先煎)，苍术 15g，淫羊藿 15g，菟丝子 15g，枸杞 15g，巴戟天 15g，韭菜子 15g，车前子 15g(包煎)，炙甘草 15g。5 剂。

用法： 每剂药物水煎至 450ml，每次 150ml，于早、晚饭后 10 分钟温服。

二诊： 11 月 23 日。性欲仍差，余症好转。

处方： 用 11 月 17 日方，加阳起石 10g，5 剂，用法同前。

案 5：杨某，女，40 岁。初诊：2020 年 2 月 9 日。

症状： 失眠乏力，头痛烦躁，项背强硬，纳可，二便正常。

处方： 党参 20g，炒白术 20g，炙黄芪 20g，当归 15g，茯苓 20g，远志 15g，炒酸枣仁 30g，广木香 7g(后下)，石菖蒲 7g，首乌藤 20g，柴胡 15g，白芷 15g，羌活 15g，葛根 15g，龙眼肉 15g，炒白芍 7g，栀子 15g，炙甘草 15g。5 剂。

用法： 每剂药物水煎至 450ml，每次 150ml，于早、晚饭后 10 分钟温服。

二诊： 2 月 20 日。大便干，诸症好转。

处方： 用 2 月 9 日方，去广木香，改炒白术为 15g，加香附 15g，5 剂，用法同前。

案 6：黎某，女，65 岁。初诊：2020 年 10 月 27 日。

症状： 失眠，胃胀，打嗝，烧心，纳差，二便可。查体：血压 160/100mmHg。

处方： 党参 20g，炒白术 20g，炙黄芪 20g，当归 15g，茯苓 20g，远志 15g，炒酸枣仁 30g，广木香 7g(后下)，石菖蒲 7g，首乌藤 20g，陈皮 15g，砂仁 15g(后下)，紫花地丁 15g，黄连 3g，钩藤 15g(后下)，菊花 15g，夏枯草 10g，杜仲 15g，白芷 15g,龙眼肉 15g,炙甘草 15g。5 剂。

用法: 每剂药物水煎至 450ml,每次 150ml,于早、晚饭后 10 分钟温服。

二诊: 11 月 3 日。诸症好转。

处方: 用 10 月 27 日方,5 剂,用法同前。

(二) 崩漏和月经先期

案 1:刘某,女,50 岁。初诊:2006 年 9 月 5 日。

症状: 月经淋漓不止 10 天,纳寐可,二便正常。辅助检查:子宫附件彩超示子宫腺肌瘤 4.2cm×3.8cm,子宫内膜厚度 0.67cm。

处方: 党参 20g,炒白术 15g,炙黄芪 20g,当归 15g,茯苓 15g,远志 15g,广木香 7g(后下),炒酸枣仁 20g,石菖蒲 7g,仙鹤草 20g,血余炭 15g,侧柏炭 15g,煅龙骨 25g(先煎),煅牡蛎 25g(先煎),藕节 20g,棕榈炭 15g,三七粉 4.5g(分 3 次冲服),炙甘草 15g。5 剂。

用法: 每剂药物水煎至 450ml,每次 150ml,于早、晚饭后 10 分钟温服。

二诊: 9 月 12 日。出血减少,但仍有少量血。

处方: 用 9 月 5 日方,加海螵蛸 20g,5 剂,用法同前。随访血止。

案 2:杨某,女,17 岁。初诊:2008 年 5 月 25 日。

症状: 月经淋漓不止 10 天,纳寐不佳,二便可。辅助检查:子宫及双附件彩超示子宫内膜厚度 0.69cm。

处方: 党参 20g,炒白术 15g,炙黄芪 20g,当归 15g,茯苓 15g,远志 15g,广木香 7g(后下),炒酸枣仁 20g,仙鹤草 20g,血余炭 15g,侧柏炭 15g,煅龙骨 25g(先煎),煅牡蛎 25g(先煎),阿胶 15g(烊化),棕榈炭 15g,炙甘草 15g。3 剂。

用法: 每剂药物水煎至 450ml,每次 150ml,于早、晚饭后 10 分钟温服。

二诊: 6 月 4 日。血止,胃胀,纳寐不佳。

处方: 用 5 月 25 日方,去棕榈炭,加首乌藤 20g、合欢皮 15g、陈皮 15g、砂仁 15g(后下),5 剂,用法同前。随访诸症好转。

案 3:吕某,女,22 岁。初诊:2011 年 12 月 7 日。

症状: 月经淋漓不止 20 余天,经色紫暗,纳寐可,二便正常。辅助检查:子宫附件彩超示子宫内膜厚度 0.7cm,右侧卵巢内有发育卵泡。

处方: 党参 20g,炒白术 15g,炙黄芪 20g,当归 15g,茯苓 15g,远志 15g,广木香 7g(后下),炒酸枣仁 20g,阿胶 15g(烊化),仙鹤草 20g,血余炭 15g,侧柏炭 15g,煅龙骨 25g(先煎),煅牡蛎 25g(先煎),海螵蛸 20g,炙甘草 15g。3 剂。

用法: 每剂药物水煎至 450ml,每次 150ml,于早、晚饭后 10 分钟温服。服药后血止。

案 4：孟某，女，42 岁。初诊：**2015 年 10 月 29 日**。

症状：月经淋漓不断 10 余天，纳可寐差，二便可。辅助检查：子宫附件彩超示子宫内膜厚度 0.77cm。

处方：党参 20g，炒白术 15g，炙黄芪 20g，当归 15g，茯苓 15g，远志 15g，广木香 7g（后下），炒酸枣仁 20g，阿胶 15g（烊化），仙鹤草 20g，血余炭 15g，侧柏炭 15g，煅龙骨 25g（先煎），煅牡蛎 25g（先煎），炙甘草 15g。5 剂。

用法：每剂药物水煎至 450ml，每次 150ml，于早、晚饭后 10 分钟温服。

二诊：11 月 12 日。血止，寐可。

处方：用 10 月 29 日方，5 剂，用法同前。

三诊：12 月 19 日。月经带血 11 天。辅助检查：子宫附件彩超示子宫内膜厚度 1.07cm。

处方：用 10 月 29 日方，加棕榈炭 15g，3 剂，用法同前。服药后血止。

案 5：张某，女，35 岁。初诊：**2019 年 12 月 4 日**。

症状：月经提前 10 余天，腰痛，白带多，经期小腹疼痛，烦躁易怒，头痛，末次月经日期为 11 月 21 日，纳寐可，二便正常。辅助检查：子宫附件彩超示子宫内膜厚度 0.82cm。

处方：党参 20g，炒白术 15g，炙黄芪 20g，当归 15g，茯苓 15g，远志 15g，广木香 7g（后下），炒酸枣仁 20g，补骨脂 10g，杜仲 15g，栀子 15g，柴胡 15g，白芷 15g，延胡索 15g，炙甘草 15g。5 剂。

用法：每剂药物水煎至 450ml，每次 150ml，于早、晚饭后 10 分钟温服。

二诊：12 月 11 日。诸症好转。

处方：用 12 月 2 日方，加阿胶 15g（烊化），5 剂，用法同前。

案 6：王某，女，28 岁。初诊：**2020 年 6 月 13 日**。

症状：月经淋漓半月余，偶有小腹痛，便前腹痛，纳寐可，小便可。辅助检查：子宫附件彩超示子宫内膜厚度 0.47cm。

处方：党参 20g，炒白术 20g，炙黄芪 20g，当归 15g，茯苓 15g，远志 15g，广木香 7g（后下），炒酸枣仁 20g，阿胶 15g（烊化），仙鹤草 20g，血余炭 15g，侧柏炭 15g，藕节 20g，煅龙骨 25g（先煎），煅牡蛎 25g（先煎），山药 20g，川楝子 7g，防风 15g，炙甘草 15g。5 剂。

用法：每剂药物水煎至 450ml，每次 150ml，于早、晚饭后 10 分钟温服。

二诊：6 月 20 日。血止，白带多。

处方：用 6 月 13 日方，加紫花地丁 15g、土茯苓 20g，5 剂，用法同前。

三诊：6 月 27 日。诸症好转，无便前腹痛。

处方：用 6 月 20 日方，5 剂，用法同前。

（三）血证

案 1：王某，女，53 岁。初诊：2015 年 6 月 5 日。

症状：头晕乏力，睡眠不佳，纳可，二便正常。辅助检查：血常规示白细胞计数 2.44×10^9/L，中性粒细胞计数 1.08×10^9/L；肾功能、血脂未见明显异常。西医诊断：粒细胞减少症。

处方：党参 20g，茯苓 15g，炒白术 20g，炙黄芪 20g，川芎 15g，熟地黄 15g，当归 15g，炒白芍 7g，肉桂 7g，花生衣 10g，山茱萸 10g，山药 20g，制何首乌 15g，广木香 7g(后下)，砂仁 15g(后下)，炒酸枣仁 20g，首乌藤 20g，阿胶 15g(烊化)，炙甘草 15g。5 剂。

用法：每剂药物水煎至 450ml，每次 150ml，于早、晚饭后 10 分钟温服。

二诊：6 月 12 日。头晕乏力、睡眠不佳改善。

处方：用 6 月 5 日方，5 剂，用法同前。

三诊：6 月 19 日。诸症较前好转。辅助检查：血常规示白细胞计数 3.6×10^9/L，中性粒细胞计数 2.16×10^9/L。

处方：用 6 月 5 日方，5 剂，用法同前。

按：此后多次就诊，白细胞、中性粒细胞计数基本维持在正常范围内。

案 2：孙某，女，31 岁。初诊：2015 年 7 月 26 日。

症状：牙龈出血，头晕、头沉、头痛，周身乏力，睡后易醒，纳可，二便正常。查体：四肢散在出血点。辅助检查：血常规示血小板计数 32×10^9/L。西医诊断：血小板减少性紫癜。

处方：党参 20g，茯苓 20g，炒白术 15g，炙黄芪 20g，远志 15g，熟地黄 15g，当归 15g，炒白芍 7g，肉桂 7g，花生衣 15g，鸡血藤 10g，仙鹤草 20g，广木香 7g(后下)，炒酸枣仁 30g，阿胶 15g(烊化)，栀子 15g，白芷 15g，炙甘草 15g。5 剂。

用法：每剂药物水煎至 450ml，每次 150ml，于早、晚饭后 10 分钟温服。

二诊：8 月 2 日。症状好转，现自觉排尿不畅，尿道灼热。

处方：用 7 月 26 日方，加车前子 15g(包煎)、瞿麦 20g、紫花地丁 10g、土茯苓 20g，7 剂，用法同前。

三诊：8 月 12 日。诸症好转。辅助检查：血常规示血小板计数 150×10^9/L。

处方：用 8 月 2 日方，去远志、炒酸枣仁、肉桂、白芷，5 剂，用法同前。

按：此后多次复诊，血小板计数维持在 $(130\sim150) \times 10^9$/L。

案 3：王某，女，36 岁。初诊：2015 年 9 月 8 日。

症状：乏力，困倦，咳嗽，纳寐尚可，二便正常。查体：颜面及口唇黏膜略显苍白。辅助检查：血常规示血红蛋白（Hb）89g/L。西医诊断：缺铁性贫血。

处方：党参 20g，炒白术 15g，茯苓 20g，当归 15g，炒白芍 7g，川芎 15g，熟地黄 15g，炙黄芪 20g，肉桂 7g，花生衣 10g，阿胶 15g（烊化），广木香 7g（后下），砂仁 15g（后下），陈皮 15g，制何首乌 15g，蜜百部 15g，白前 15g，炙甘草 15g。5 剂。

用法：每剂药物水煎至 450ml，每次 150ml，于早、晚饭后 10 分钟温服。

二诊：9 月 17 日。乏力、困倦减轻，咳嗽好转。

处方：用 9 月 8 日方，去蜜百部、白前，10 剂，用法同前。

三诊：2016 年 3 月 12 日。诸症好转。辅助检查：血常规示 Hb 108g/L。

处方：用 2015 年 9 月 17 日方，5 剂，用法同前。

案 4：蒋某，女，48 岁。初诊：2015 年 12 月 5 日。

症状：乏力，纳可，寐稍欠佳，大便溏，小便可。查体：贫血貌。辅助检查：血常规示血红蛋白 79g/L。西医诊断：缺铁性贫血。

处方：党参 20g，茯苓 20g，炒白术 15g，当归 15g，炒白芍 7g，川芎 15g，炙黄芪 20g，肉桂 7g，鸡血藤 15g，花生衣 10g，阿胶 15g（烊化），广木香 7g（后下），砂仁 15g（后下），陈皮 15g，苍术 7g，炙甘草 15g。5 剂。

用法：每剂药物水煎至 450ml，每次 150ml，于早、晚饭后 10 分钟温服。

二诊：12 月 12 日。乏力较前改善。

处方：用 12 月 5 日方，10 剂，用法同前。

三诊：12 月 27 日。乏力明显减轻，偶有便溏及便前腹痛。辅助检查：血常规示 Hb 107g/L。

处方：用 12 月 5 日方，去苍术，加防风 15g、山药 20g，5 剂，用法同前。

案 5：付某，男，58 岁。初诊：2015 年 11 月 17 日。

症状：乏力，睡眠差，纳可，二便正常。辅助检查：血常规示白细胞计数 2.3×10^9/L。西医诊断：粒细胞减少症。

处方：党参 20g，茯苓 20g，炒白术 15g，熟地黄 15g，当归 15g，炒白芍 7g，川芎 15g，炙黄芪 20g，肉桂 7g，花生衣 10g，阿胶 15g（烊化），广木香 7g（后下），砂仁 15g（后下），陈皮 15g，鸡血藤 15g，炙甘草 15g。5 剂。

用法：每剂药物水煎至 450ml，每次 150ml，于早、晚饭后 10 分钟温服。

二诊：11 月 24 日。乏力、睡眠好转。

处方：用 11 月 17 日方，5 剂，用法同前。

三诊：12 月 1 日。诸症较前好转。辅助检查：血常规示白细胞计数 3.8×10^9/L。

按：此后多次就诊，白细胞计数可维持在正常范围内。

案 6：唐某，男，62 岁。初诊：2019 年 10 月 17 日。

症状：乏力，纳寐可，二便正常。查体：贫血貌，皮肤散在瘀斑、瘀点。辅助检查：血常规示白细胞计数 3.4×10^9/L，红细胞计数 1.22×10^{12}/L，血细胞比容 13.4%，红细胞平均体积 110fl，血红蛋白 45g/L，血小板计数 59×10^9/L。西医诊断：再生障碍性贫血。

处方：党参 20g，茯苓 15g，炒白术 20g，炙黄芪 20g，熟地黄 15g，川芎 15g，当归 15g，炒白芍 7g，肉桂 7g，花生衣 10g，山茱萸 10g，山药 20g，制何首乌 15g，仙鹤草 20g，广木香 7g(后下)，砂仁 15g(后下)，炒酸枣仁 30g，首乌藤 20g，阿胶 15g(烊化)，炙甘草 15g。3 剂。

用法：每剂药物水煎至 450ml，每次 150ml，于早、晚饭后 10 分钟温服。

二诊：10 月 21 日。乏力较前好转，皮肤出血点减少。

处方：用 10 月 17 日方，7 剂，用法同前。

三诊：10 月 28 日。诸症较前好转。辅助检查：血常规示白细胞计数 3.79×10^9/L，红细胞计数 2.78×10^{12}/L，血细胞比容 21%，红细胞平均体积 106fl，血红蛋白 80g/L，血小板计数 79×10^9/L。

处方：用 10 月 17 日方，5 剂，用法同前。

按：此后多次就诊，病情控制良好，输血治疗次数减少，未发生出血事件。

(四) 膀胱癌

案 1：黄某，男，78 岁。初诊：1996 年 6 月 1 日。

症状：无痛血尿，乏力，纳寐可，大便正常。西医诊断：膀胱癌。

处方：党参 20g，炒白术 15g，炙黄芪 15g，当归 15g，茯苓 15g，五味子 20g，龙眼肉 20g，小蓟 30g，藕节炭 20g，蒲黄炭 20g(包煎)，槐花 20g，血余炭 20g，仙鹤草 30g，海螵蛸 20g，白花蛇舌草 30g，半枝莲 20g，山慈菇 10g，阿胶 15g(烊化)，白及 20g(分 3 次冲服)，三七粉 4.5g(分 3 次冲服)，琥珀 4.5g(分 3 次冲服)，炙甘草 15g。3 剂。

用法：每剂药物水煎至 450ml，每次 150ml，于早、晚饭后 10 分钟温服。

二诊：6 月 5 日。血止。

处方：用 6 月 1 日方，7 剂，用法同前。

三诊：6 月 15 日。血已止，周身有力。血压 165/75mmHg。

处方：用 6 月 1 日方，去龙眼肉，加白茅根 30g、夏枯草 25g，5 剂，用法同前。

按:此后多次服用 6 月 15 日方,84 岁时因衰老而亡。

案 2:刘某,男,85 岁。初诊:2005 年 8 月 1 日。

症状:无痛血尿,纳寐可,大便尚可。既往史:前列腺炎。西医诊断:膀胱癌。

处方:党参 20g,炒白术 15g,炙黄芪 20g,当归 15g,茯苓 15g,远志 15g,香附 15g,血余炭 20g,侧柏炭 15g,藕节 20g,仙鹤草 20g,半枝莲 20g,白花蛇舌草 20g,小蓟 15g,通草 7g,滑石 25g,栀子 15g,三七粉 4.5g(分 3 次冲服),阿胶 15g(烊化),炙甘草 15g。3 剂。

用法:每剂药物水煎至 450ml,每次 150ml,于早、晚饭后 10 分钟温服。

二诊:8 月 5 日。症状好转,便溏。

处方:用 8 月 1 日方,加苍术 15g、焦山楂 15g,5 剂,用法同前。

三诊:8 月 12 日。症状好转,血尿减轻。

处方:用 8 月 5 日方,10 剂,用法同前。

按:此后多次就诊续用 8 月 5 日方。

案 3:黄某,女,81 岁。初诊:2021 年 10 月 15 日。

症状:无痛血尿,寐差,偶有大便干,纳可。西医诊断:膀胱癌。

处方:党参 20g,炙黄芪 20g,当归 15g,茯苓 15g,柴胡 15g,香附 15g,槐花 15g,陈皮 15g,炒酸枣仁 20g,首乌藤 20g,龙眼肉 10g,珍珠母 30g(先煎),石菖蒲 7g,远志 15g,桑螵蛸 10g,生白芍 15g,川牛膝 15g,仙鹤草 20g,侧柏炭 15g,藕节 20g,小蓟 20g,白茅根 20g,炙甘草 15g。5 剂。

用法:每剂药物水煎至 450ml,每次 150ml,于早、晚饭后 10 分钟温服。

二诊:10 月 29 日。症状好转,血尿减轻。

处方:用 10 月 15 日方,加半枝莲 15g、白花蛇舌草 15g,5 剂,用法同前。

三诊:11 月 10 日。症状好转,血尿减轻。

处方:用 10 月 15 日方,去桑螵蛸、川牛膝,加瞿麦 20g,5 剂,用法同前。

四诊:11 月 26 日。尿道热痛。

处方:用 11 月 10 日方,加紫花地丁 15g、土茯苓 30g,5 剂,用法同前。

按:随诊,无肉眼血尿,乏力、睡眠均好转。

四、方论选录

罗东逸:"方中龙眼、枣仁、当归,所以补心也;参、芪、术、苓、草,所以补脾也。立斋加入远志,又以肾药之通乎心者补之,是两经兼肾合治矣。而特名

'归脾'何也？夫心藏神，其用为思；脾藏智，其出为意；是神智思意，火土合德者也。心以经营之久而伤，脾以意虑之郁而伤，则母病必传诸子，子又能令母虚，所必然也。其症则怔忡、怵惕、烦躁之征见于心；饮食倦怠，不能运思，手足无力，耳目昏眊之症见于脾。故脾阳苟不运，心肾必不交。彼黄婆者若不为之媒合，则已不能摄肾归心，而心阴何所赖以养？此取坎填离者，所以必归之脾也。其药一滋心阴，一养脾阳，取乎健者，以壮子益母，然恐脾郁之久，伤之特甚，故有取木香之辛且散者，以阖气醒脾，使能急通脾气以上行心阴。脾之所归，正在斯耳。"（《古今名医方论》）

张秉成："治思虑过度，劳伤心脾，以致血不归经，而为健忘、不寐、怔忡等证。夫心为生血之脏而藏神，劳则气散，阳气外张而神不宁，故用枣仁之酸以收之，茯神之静以宁之，远志泄心热而宁心神。思则脾气结，故用木香行气滞、舒脾郁，流利上中二焦，清宫除道，然后参、芪、术、草、龙眼等大队补益心脾之品，以成厥功。继之以当归，引诸血各归其所当归之经也。原方有生姜、大枣，似与此方未合，切庵《集解》中亦未解出，故删之。"（《成方便读》）

汪昂："此手少阴足太阴药也。血不归脾则妄行，参、术、黄芪、甘草之甘温，所以补脾；茯神、远志、枣仁、龙眼之甘温酸苦，所以补心。远志苦泄心热，枣仁酸敛心气。心者脾之母也，当归滋阴而养血，木香行气而舒脾，既以行血中之滞，又以助参、芪而补气。汪机曰：木香与补药为佐则补，与泄药为君则泄。气壮则能摄血，血自归经，而诸证悉除矣。"（《医方集解》）

五、原方方歌与趣味记忆

【方歌】归脾汤用参术芪，归草茯苓远志齐；
酸枣木香龙眼肉，煎加姜枣益心脾；
怔忡健忘俱可却，肠风崩漏总能医。

【趣味记忆】"四君"归期早，远知龙眼香。

【对照】　　"四君"归芪枣，远志龙眼香。

注：*"四君"即四君子汤*

六、原方证治方解

【证治分析】

1. 心脾气血两虚

心悸怔忡，健忘，失眠，盗汗——心藏神而主血，心血暗耗，心失所养
　　　　虚热，食少，体倦——脾虚气弱，健运失司，生化不足

面色萎黄——气虚血弱不能上荣

舌淡,苔薄白,脉细弱——气血亏虚之体征

2. 脾不统血

便血或皮下紫斑,或妇女崩漏及妇女月经超前,量多色淡或淋漓不止及带下——脾气虚弱,统摄失司,血海不固

心脾两虚　气血不足

【方解】

益气补血　健脾养心

君——黄芪——甘微温,补脾益气

　　龙眼肉——甘温,既能补脾气,又能养心血

臣——人参、白术——甘温补气,与黄芪相配,增强补脾益气之功

　　当归——甘辛微温,滋养营血,与龙眼肉相伍,增强补心血之效

佐——茯苓、酸枣仁、远志——宁心安神

　　木香——理气醒脾,与补气养血药相配,使补而不滞,滋而不腻

使——甘草——补气健脾,调和诸药

七、现代药理研究

1. 抗休克作用　归脾汤可维持肠管功能、升血糖及血压,发挥明显的抗休克作用。

2. 抗胃溃疡作用　归脾汤对应激性胃溃疡、利血平所致胃溃疡均具有显著抑制作用。

3. 对神经系统的作用　归脾汤可增加大脑受体数量及提高超氧化物歧化酶和过氧化氢酶活性;亦可能有激活胆碱能神经系统功能的作用。

4. 对学习、记忆的作用　归脾汤可显著抑制胆碱酯酶活性,恢复损伤的记忆力,提高学习能力。

八、一般临床运用

1. 用方要点　本方是治疗心脾两虚证的常用方。临床应用以心悸失眠、体倦食少、便血或崩漏、舌淡、脉细弱为辨证要点。

2. 现代运用

(1)妇科疾病:围绝经期综合征、功能失调性子宫出血。

(2)神经精神系统疾病:椎管内麻醉后并发头晕、头痛,神经衰弱,顽固性失眠,眩晕,脑外伤后综合征,精神分裂症。

(3)消化系统疾病:胃及十二指肠溃疡出血。

(4)血液系统疾病:粒细胞减少症、血小板减少性紫癜、贫血、慢性苯中毒。

(5)心血管系统疾病:心脏神经症、心律失常、冠心病。

(6)内分泌系统疾病:甲状腺功能亢进症。

(7)传染性疾病:肝炎、血吸虫病合并症、乙型病毒性肝炎。

(8)眼科疾病:高度近视黄斑出血、视疲劳。

(9)其他:红斑狼疮、斑秃、脂溢性脱发、阳痿、盗汗、皮肤瘙痒症等。

九、附方

固本止崩汤(《傅青主女科》):妇人有一时血崩,两目黑暗,昏晕在地,不省人事者,人莫不谓火盛动血也。然此火非实火,乃虚火耳。世人一见血崩,往往用止涩之品,虽亦能取效于一时,但不用补阴之药,则虚火易于冲击,恐随止随发,以致经年累月不能全愈者有之。是止崩之药,不可独用,必须于补阴之中行止崩之法。方用固本止崩汤。

大熟地一两,九蒸　白术一两,土炒焦　黄芪三钱,生用　当归五钱,酒洗　黑姜二钱　人参三钱

水煎服。一剂崩止,十剂不再发;倘畏药味之重而减半,则力薄而不能止。方妙在全不去止血而惟补血,又不止补血而更补气,非惟补气而更补火。盖血崩而至于黑暗昏晕,则血已尽去,仅存一线之气以为护持。若不急补其气以生血,而先补其血而遗气,则有形之血恐不能遽生,而无形之气必且至尽散,此所以不先补血而先补气也。然单补气则血又不易生,单补血而不补火则血又必凝滞而不能随气而速生,况黑姜引血归是补中又有收敛之妙,所以同补气补血之药并用之耳。

按:本方具有益气固本,养血止血功效;治脾虚统摄无权之暴崩下血,或淋漓不净,色淡质薄,面色㿠白或虚浮,身体倦怠,四肢不温,气短懒言,胸闷纳呆,大便溏薄,舌苔薄润或腻,舌质胖嫩或有齿痕,脉细弱或芤。

通乳丹(《傅青主女科》):妇人产后绝无点滴之乳,人以为乳管之闭也,谁知是气与血之两涸乎。夫乳乃气血所化而成也,无血固不能生乳汁,无气亦不能生乳汁,然二者之中,血之化乳又不若气之所化为尤速。新产之妇,血已大亏,血本自顾不暇,又何能以化乳?乳全赖气之力以行血而化之也。今产后数日而乳不下点滴之汁,其血少气衰可知。气旺则乳汁旺,气衰则乳汁衰,气涸则乳汁亦涸,必然之势也。世人不知大补气血之妙,而一味通乳,岂知无气则乳无以化,无血则乳无以生,不几向饥人而乞食,贫人而索金乎?治法宜补气

以生血,而乳汁自下,不必利窍以通乳也。方名通乳丹。

人参一两　生黄芪一两　当归二两,酒洗　麦门冬五钱,去心　木通三分　桔梗三分　七孔猪蹄二个,去爪壳

水煎服。二剂而乳汁如泉涌矣。此方专补气血以生乳汁,正以乳生于气血也。产后气血涸而无乳,非乳管之闭而无乳者可比。不去通乳而名通乳丹,亦因服之乳通而名之。今不通乳而乳生,即名生乳丹亦可。

按:本方是专补气血,兼通乳脉之方;具有补气养血,疏通经络功效;治气虚血少、乳汁化源不足之产后乳少,甚或全无,乳汁清稀,乳房柔软,无胀感,面色不华,食少神疲,舌质淡少苔,脉虚细。

本方所治"缺乳",是因脾胃虚弱,气血生化之源不足,复因分娩失血,气随血耗,致气虚血少,使乳汁稀少或全无。方用人参、黄芪、当归、麦门冬补气养血滋液;桔梗、木通、猪蹄理气,通乳脉。

天麻钩藤饮

一、原方

天麻钩藤饮(《中医内科杂病证治新义》):治高血压头痛,眩晕,失眠。

天麻　钩藤　生决明　山栀　黄芩　川牛膝　杜仲　益母草　桑寄生　夜交藤　朱茯神

制煎剂服。

二、原方加减金鉴

眩晕

主症:头晕目眩,视物旋转,轻者闭目即止,重者如坐车船,甚则仆倒,可伴有耳鸣、耳聋、头痛。辅助检查:血压高或不高均可。

主方:天麻 10g,钩藤 15g(后下),石决明 25g(先煎),杜仲 15g,怀牛膝 10g,桑寄生 20g,栀子 15g,黄芩 7g,茯苓 15g,首乌藤 20g,炙甘草 15g。

加减变化:

1. 头晕、头痛剧烈者,加白芷 15g、柴胡 15g、羌活 15g;若兼脑供血不足者,再加川芎 15g。

2. 项强者,加葛根 15g。

3. 耳鸣者,加车前子 15g(包煎)、磁石 20g(先煎)、通草 7g。

4. 周身乏力者,加炙黄芪 20g、党参 20g。

5. 寐差者,加炒酸枣仁 30g。

6. 情绪急躁者,加柴胡 15g。

7. 血压高于 140/90mmHg 者,加菊花 10g、夏枯草 10g;伴有恶心者,加姜半夏 7g。

8. 水肿者,加川芎 15g、萹蓄 20g、瞿麦 20g、车前子 15g(包煎)、大腹皮 15g。

9. 惊厥抽搐者,加全蝎 5g、蜈蚣 3 条(去头足)、炒白芍 15g。

10. 心悸者,加龙齿 25g(先煎)、生牡蛎 25g(先煎)。

11. 口渴者,加石斛 15g、天花粉 15g。

12. 脾虚便溏者,加炒白术 20g、山药 20g;大便不爽者,加香附 15g、炒白芍 7~10g。

13. 腰痛者,加补骨脂 10g、枸杞子 15g。

按:肾性高血压按此加减有效。

三、临床应用举例

眩晕

案 1:黄某,男,65 岁。初诊:2008 年 12 月 4 日。

症见:头晕耳鸣,失眠,纳可寐差,二便正常。查体:血压 160/95mmHg。

处方:天麻 10g,钩藤 15g(后下),石决明 20g(先煎),栀子 15g,黄芩 7g,杜仲 15g,怀牛膝 10g,桑寄生 20g,首乌藤 20g,炒酸枣仁 30g,菊花 10g,夏枯草 10g,茯苓 20g,川芎 15g,车前子 15g(包煎),通草 7g,磁石 20g(先煎),柴胡 15g。3 剂。

用法:每剂药物水煎至 450ml,每次 150ml,于早、晚饭后 10 分钟温服。

二诊:12 月 10 日。症状明显好转。

处方:用 12 月 4 日方,5 剂,用法同前。

案 2:徐某,女,59 岁。初诊:2009 年 4 月 21 日。

症状:头晕 2 个月,头痛,情绪急躁,耳鸣,寐差纳可,二便正常。辅助检查:头颅 CT 正常。

处方:天麻 10g,钩藤 15g(后下),石决明 25g(先煎),杜仲 15g,怀牛膝 10g,桑寄生 20g,栀子 15g,黄芩 7g,茯苓 20g,柴胡 15g,羌活 15g,白芷 15g,炒酸枣仁 30g,首乌藤 20g,车前子 15g(包煎),通草 7g,磁石 20g(先煎),炙甘草 15g。3 剂。

用法:每剂药物水煎至 450ml,每次 150ml,于早、晚饭后 10 分钟温服。

二诊:4 月 25 日。睡眠好转,耳鸣好转,无头痛,仍头晕,乏力。

处方:用 4 月 21 日方,去羌活、白芷、车前子、通草、磁石,加炙黄芪 20g、党参 20g,5 剂而愈,用法同前。

案 3:郑某,男,77 岁。初诊:2009 年 4 月 25 日。

症状:眩晕,耳鸣,胸闷,情绪急躁,纳可寐差,二便正常。辅助检查:脑彩超示脑动脉供血不足,心电图示心肌缺血。

处方：天麻 10g,钩藤 15g(后下),杜仲 15g,石决明 25g(先煎),栀子 15g,黄芩 7g,怀牛膝 10g,桑寄生 20g,茯苓 20g,柴胡 15g,郁金 10g,瓜蒌 10g,川芎 15g,炒酸枣仁 30g,首乌藤 20g,磁石 20g(先煎),车前子 15g(包煎),通草 7g,炙甘草 15g。5 剂。

用法：每剂药物水煎至 450ml,每次 150ml,于早、晚饭后 10 分钟温服。

二诊：5 月 9 日。症状均好转,偶有口苦。

处方：用 4 月 25 日方,加茵陈 10g,5 剂,用法同前。

案 4：刘某,男,62 岁。初诊：**2009 年 4 月 25 日**。

症见：头晕头痛,心悸失眠,食欲欠佳,大便不畅,小便可。血压 145/90mmHg。

处方：天麻 10g,钩藤 15g(后下),菊花 15g,夏枯草 10g,石决明 20g(先煎),栀子 15g,黄芩 7g,杜仲 15g,怀牛膝 15g,桑寄生 15g,首乌藤 20g,炒酸枣仁 30g,香附 15g,龙齿 25g(先煎),生牡蛎 25g(先煎),茯苓 15g,炙甘草 15g。5 剂。

用法：每剂药物水煎至 450ml,每次 150ml,于早、晚饭后 10 分钟温服。

二诊：5 月 1 日。症状明显好转。

处方：用 4 月 25 日方,5 剂,用法同前。

案 5：段某,女,52 岁。初诊：**2018 年 5 月 29 日**。

症状：头晕,惊厥抽搐,腿麻,项强手麻,口苦,纳寐差,二便正常。查体：血压 145/95mmHg。

处方：天麻 10g,钩藤 15g(后下),菊花 10g,夏枯草 10g,杜仲 15g,怀牛膝 10g,石决明 25g(先煎),栀子 15g,首乌藤 20g,葛根 15g,全蝎 5g,蜈蚣 3 条(去头足),炒白芍 15g,桑寄生 20g,茯苓 20g,茵陈 10g,川芎 15g,炙甘草 15g。5 剂。

用法：每剂药物水煎至 450ml,每次 150ml,于早、晚饭后 10 分钟温服。

二诊：6 月 5 日。上述症状均好转,现寐差。

处方：用 5 月 29 日方,加炒酸枣仁 30g,5 剂,用法同前。

三诊：6 月 12 日。病情基本痊愈,大便干燥。

处方：用 6 月 5 日方,去炒酸枣仁,怀牛膝改为 15g,茯苓改为 15g,5 剂,用法同前。

案 6：桑某,女,70 岁。初诊：**2019 年 1 月 12 日**。

症状：头晕头痛,口干口渴,腰痛,纳可寐差,大便 2~3 天 1 次,小便可。查体：血压 160/80mmHg。

处方：天麻 10g，钩藤 15g(后下)，菊花 10g，夏枯草 10g，石决明 25g(先煎)，栀子 15g，黄芩 7g，杜仲 15g，怀牛膝 15g，炒酸枣仁 30g，首乌藤 20g，柴胡 15g，白芷 15g，补骨脂 10g，石斛 15g，天花粉 15g，枸杞子 15g，炙甘草 15g。5 剂。

用法：每剂药物水煎至 450ml，每次 150ml，于早、晚饭后 10 分钟温服。

二诊：1 月 19 日。诸症明显好转，大便干燥。

处方：用 1 月 12 日方，加香附 15g，10 剂，用法同前。

三诊：5 月 21 日。症状改善，仍头晕，现腿部水肿。

处方：用 1 月 19 日方，加川芎 15g、萹蓄 20g、瞿麦 20g、车前子 15g(包煎)、大腹皮 15g，3 剂，用法同前。

四诊：5 月 25 日。头晕头痛明显改善，现便溏。查体：血压 140/80mmHg。

处方：用 5 月 21 日方，加炒白术 20g、山药 20g，3 剂，用法同前。

案 7：蔡某，男，51 岁。初诊：2019 年 10 月 15 日。

症状：头晕反复发作 6 年，加重 7 天，伴有头痛，胃胀，纳寐差，二便可。

处方：天麻 10g，钩藤 15g(后下)，杜仲 15g，怀牛膝 10g，石决明 25g(先煎)，栀子 15g，桑寄生 20g，茯苓 20g，首乌藤 20g，白芷 15g，柴胡 15g，羌活 15g，广木香 7g(后下)，陈皮 15g，砂仁 15g(后下)，炙甘草 15g。3 剂。

用法：每剂药物水煎至 450ml，每次 150ml，于早、晚饭后 10 分钟温服。

二诊：10 月 22 日。仍有时头晕，睡眠不佳。

处方：用 10 月 15 日方，加炒酸枣仁 30g，5 剂，用法同前。

三诊：10 月 29 日。诸症好转，现耳鸣。

处方：用 10 月 15 日方，加磁石 20g(先煎)、车前子 15g(包煎)、通草 7g，5 剂，用法同前。

案 8：曹某，男，51 岁。初诊：2019 年 12 月 3 日。

症状：头晕耳鸣，胸闷气短，大便不爽，纳寐可，小便正常。

处方：天麻 10g，钩藤 15g(后下)，茯苓 15g，炒白术 15g，车前子 15g，磁石 20g(先煎)，通草 7g，柴胡 15g，瓜蒌 10g，郁金 10g，川芎 15g，紫苏子 15g，蝉蜕 10g，香附 15g，炒白芍 7g，炙甘草 15g。5 剂。

用法：每剂药物水煎至 450ml，每次 150ml，于早、晚饭后 10 分钟温服。

二诊：12 月 10 日。症状缓解，现情绪急躁。查体：第 2、3 肋软骨压痛。

处方：用 12 月 3 日方，加栀子 15g、川楝子 5g、三七粉 4.5g(分 3 次冲服)，5 剂，用法同前。

三诊：12 月 17 日。症状明显缓解，仍胸闷。

处方:用 12 月 10 日方,5 剂,用法同前。

案 9:梁某,女,77 岁。初诊:**2019 年 12 月 14 日**。

症状:头晕耳鸣,活动后加重,胃胀反酸,偶有胸闷气短,纳差寐可,二便正常。

处方:天麻 10g,钩藤 15g(后下),石决明 25g(先煎),栀子 15g,黄芩 7g,杜仲 15g,怀牛膝 10g,桑寄生 20g,首乌藤 20g,茯苓 15g,白芷 15g,车前子 15g(包煎),磁石 20g(先煎),通草 7g,广木香 7g(后下),陈皮 15g,砂仁 15g(后下),炙甘草 15g。5 剂。

用法:每剂药物水煎至 450ml,每次 150ml,于早、晚饭后 10 分钟温服。

二诊:12 月 21 日。头晕缓解,现大便秘结。

处方:用 12 月 14 日方,加香附 15g、炒白芍 10g,5 剂,用法同前。

案 10:林某,女,85 岁。初诊:**2020 年 5 月 5 日**。

症状:头晕头痛,纳寐可,便秘,小便可。查体:血压 160/70mmHg。

处方:天麻 10g,钩藤 15g(后下),石决明 25g(先煎),菊花 10g,夏枯草 10g,怀牛膝 15g,栀子 15g,黄芩 7g,杜仲 15g,桑寄生 20g,柴胡 15g,白芷 15g,羌活 15g,炒白芍 10g,香附 15g,炙甘草 15g。3 剂。

用法:每剂药物水煎至 450ml,每次 150ml,于早、晚饭后 10 分钟温服。

二诊:5 月 9 日。诸症明显好转。查体:血压 140/70mmHg。

处方:用 5 月 5 日方,5 剂,用法同前。

四、方论选录

胡光慈:"本方为平肝降逆之剂,以天麻、钩藤、生决明之平肝祛风降逆为主,辅以清降之山栀、黄芩,活血之牛膝,滋肝肾之桑寄生、杜仲等,滋肾以平肝之逆,并辅夜交藤、朱茯神以安神安眠,缓解其失眠,故为用于肝厥头痛、晕眩、失眠之良剂。若以现代之高血压头痛而论,本方所用黄芩、杜仲、益母草、桑寄生等,均经研究有降低血压之作用,故有镇静精神,降压缓痛之功。重症可易决明为羚羊角,则药力益著。若进入后期血管硬化之症,可酌入槐花、海藻,盖现代研究称所含路丁有改变血管硬化之功。"(《中医内科杂病证治新义》)

五、原方方歌与趣味记忆

【方歌】天麻钩藤石决明,杜仲牛膝桑寄生;

栀子黄芩益母草,茯神夜交神自宁。

【趣味记忆】杜甫寄宿黄山,见益母夜天钩戏决明。

【对照】   杜茯寄—黄山,—益母夜天钩膝决明。

六、原方证治方解

【证治分析】

肝阳偏亢　肝风上扰证

　　　头痛,眩晕——肝阳偏亢,风阳上扰

失眠或夜寐多梦——肝阳偏亢,神失潜藏

肝阳偏亢　肝风上扰

【方解】

平肝息风清热　活血补益肝肾

君——天麻、钩藤——平肝息风

臣——石决明——平肝潜阳,清热明目

　　　川牛膝——引血下行

佐——栀子、黄芩——清热泻火,使肝阳不上扰

　　　益母草——活血利水

　　　杜仲、桑寄生——补益肝肾

　　　夜交藤、朱茯神——宁心安神

七、现代药理研究

1. 降血压作用　天麻钩藤饮可调节高级神经活动,明显降低舒张压。

2. 抑制过氧化脂质生成的作用　天麻钩藤饮提取液体外给药能抑制肝、心、脑、肾组织过氧化脂质的生成。

3. 镇静作用　天麻钩藤饮在高级神经活动发生障碍时有一定调节作用,可用于镇静。

八、一般临床运用

1. 用方要点　本方是治疗肝阳偏亢,肝风上扰的常用方。临床应用以头痛、眩晕、失眠、舌红苔黄、脉弦为辨证要点。

2. 现代运用

(1)神经系统疾病:脑出血、脑梗死、脑梗死后遗症、耳源性眩晕、老年性眩晕、面肌痉挛、癫痫、眼肌麻痹、头痛。

(2)妇科疾病:先兆子痫、围绝经期综合征。

(3)循环系统疾病:高血压。

(4)其他:视网膜中央静脉阻塞、颈椎病、高脂血症、乙型脑炎等。

九、附方

羚角钩藤汤(《通俗伤寒论》)

羚角片钱半,先煎　霜桑叶二钱　京川贝四钱,去心　鲜生地五钱　双钩藤三钱,后入　滁菊花三钱　茯神木三钱　生白芍三钱　生甘草八分　淡竹茹五钱,鲜刮,与羚角先煎代水

水煎服。

按:本方具有凉肝息风,增液舒筋之效;主治肝热生风证,见高热不退,烦闷躁扰,手足抽搐,发为痉厥,甚则神昏,舌绛而干,或舌焦起刺,脉弦而数。

镇肝熄风汤

一、原方

镇肝熄风汤(《医学衷中参西录》)：治内中风证(亦名类中风,即西人所谓脑充血证),其脉弦长有力(即西医所谓血压过高),或上盛下虚,头目时常眩晕,或脑中时常作疼发热,或目胀耳鸣,或心中烦热,或时常噫气,或肢体渐觉不利,或口眼渐形歪斜,或面色如醉,甚或眩晕,至于颠仆,昏不知人,移时始醒,或醒后不能复原,精神短少,或肢体痿废,或成偏枯。

怀牛膝一两　生赭石轧细,一两　生龙骨捣碎,五钱　生牡蛎捣碎,五钱　生龟板捣碎,五钱　生杭芍五钱　玄参五钱　天冬五钱　川楝子捣碎,二钱　生麦芽二钱　茵陈二钱　甘草钱半

心中热甚者,加生石膏一两。痰多者,加胆星二钱。尺脉重按虚者,加熟地黄八钱、净萸肉五钱。大便不实者,去龟板、赭石,加赤石脂(喻嘉言谓石脂可代赭石)一两。

二、原方加减金鉴

高血压(肝肾阴虚、肝阳上亢型)

主症：头目胀痛,头重脚轻,面红目赤,腰膝酸软。辅助检查：血压高于正常值。

主方：生白芍 15g,天冬 15g,玄参 15g,生牡蛎 25g(先煎),代赭石 20g(先煎),茵陈 15g,生麦芽 20g,龟甲 20g(先煎),怀牛膝 15g,生龙骨 25g(先煎),川楝子 7g,炙甘草 15g。

加减变化：

1. 血压偏高者,加杜仲 15g、钩藤 15g(后下)、菊花 15g、夏枯草 15g。

2. 有高血压脑病且出现言语謇涩者,加石菖蒲 7g、远志 15g、胆南星 10g、清半夏 7g。

3. 伴胸闷痛者,加瓜蒌 15g、川芎 15g、延胡索 15g;伴心悸者,再加龙齿 25g(先煎)。

4. 头痛甚者,加白芷 15g、柴胡 15g。

5. 大便秘结者,加决明子 15g。

6. 心烦失眠者,加栀子 15g、炒酸枣仁 30g、首乌藤 20g。

7. 项强者,加葛根 15g。

8. 耳鸣者,加车前子 15g(包煎)、通草 7g、磁石 20g(先煎)。

9. 有水肿者,加萹蓄 20g、瞿麦 20g、车前子 15g(包煎)、大腹皮 15g。

10. 有惊厥抽搐者,加全蝎 7g、蜈蚣 3 条(去头足)、钩藤 15g(后下)。

三、临床应用举例

高血压

案 1:裴某,男,38 岁。初诊:2009 年 3 月 29 日。

症状:头胀痛 1 周,言语謇涩,纳寐可,二便可。辅助检查:尿常规、血脂、心电图均正常。查体:血压 130/100mmHg。

处方:生白芍 15g,天冬 15g,玄参 15g,生牡蛎 25g(先煎),代赭石 20g(先煎),茵陈 15g,生麦芽 20g,龟甲 20g(先煎),怀牛膝 15g,生龙骨 25g(先煎),川楝子 7g,杜仲 15g,钩藤 15g(后下),菊花 15g,夏枯草 15g,石菖蒲 7g,远志 15g,胆南星 10g,清半夏 7g,炙甘草 15g。3 剂。

用法:每剂药物水煎至 450ml,每次 150ml,于早、晚饭后 10 分钟温服。

二诊:4 月 12 日。头胀痛好转。查体:血压 120/90mmHg。

处方:用 3 月 29 日方,5 剂,用法同前,巩固疗效。

案 2:黄某,女,59 岁。初诊:2009 年 5 月 12 日。

症状:头胀痛,时有胸闷痛及心悸,纳寐可,便秘,小便可。查体:血压 155/85mmHg。辅助检查:血脂检查示甘油三酯 3.59mmol/L。

处方:生白芍 15g,天冬 15g,玄参 15g,生牡蛎 25g(先煎),代赭石 25g(先煎),茵陈 15g,生麦芽 15g,龟甲 20g(先煎),怀牛膝 15g,生龙骨 25g(先煎),川楝子 7g,钩藤 15g(后下),菊花 15g,延胡索 15g,川芎 15g,瓜蒌 15g,龙齿 25g(先煎),决明子 15g,炙甘草 15g。3 剂。

用法:每剂药物水煎至 450ml,每次 150ml,于早、晚饭后 10 分钟温服。

二诊:5 月 16 日。头痛减轻,胸痛好转,偶有惊厥抽搐。查体:血压正常。

处方:用 5 月 12 日方,加全蝎 7g、蜈蚣 3 条(去头足),10 剂,用法同前。

三诊:6 月 4 日。服药后诸症好转。

处方：用 5 月 16 日方，5 剂，用法同前。

案 3：陈某，女，64 岁。初诊：**2012 年 4 月 5 日**。

症状：头胀痛，面色如醉，寐差纳可，二便可。查体：血压 150/100mmHg，心率 84 次 /min。

处方：生白芍 15g，天冬 15g，玄参 15g，龟甲 20g，代赭石 25g(先煎)，茵陈 10g，生龙齿 25g(先煎)，生牡蛎 25g(先煎)，生麦芽 15g，怀牛膝 15g，川楝子 7g，钩藤 15g(后下)，菊花 15g，白芷 15g，炒酸枣仁 30g，首乌藤 20g，炙甘草 15g。3 剂。

用法：每剂药物水煎至 450ml，每次 150ml，于早、晚饭后 10 分钟温服。

二诊：4 月 9 日。症状均见缓解。

处方：用 4 月 5 日方，5 剂，用法同前。

三诊：4 月 16 日。现寐差仍较重，伴乏力、胃胀、心烦，头胀痛好转。查体：血压 120/80mmHg。

处方：党参 20g，炒白术 15g，炙黄芪 20g，当归 15g，茯苓 15g，远志 15g，石菖蒲 7g，炒酸枣仁 30g，首乌藤 20g，广木香 7g(后下)，陈皮 15g，白芷 15g，羌活 15g，柴胡 15g，延胡索 15g，栀子 15g，炙甘草 15g。5 剂。

用法：每剂药物水煎至 450ml，每次 150ml，于早、晚饭后 10 分钟温服。此后随访，症状好转。

案 4：张某，男，52 岁。初诊：**2016 年 7 月 9 日**。

症状：头晕，胸闷气短，纳寐可，二便可。查体：血压 160/110mmHg。

处方：炒白芍 7g，天冬 10g，玄参 10g，生牡蛎 25g(先煎)，茵陈 10g，代赭石 25g(先煎)，生麦芽 20g，龟甲 20g(先煎)，怀牛膝 10g，生龙骨 25g(先煎)，川楝子 7g，钩藤 15g(后下)，菊花 15g，夏枯草 10g，白芷 15g，首乌藤 20g，杜仲 15g，炙甘草 15g。5 剂。

用法：每剂药物水煎至 450ml，每次 150ml，于早、晚饭后 10 分钟温服。

二诊：7 月 16 日。头晕明显好转，时有胸闷痛发作。查体：血压 140/90mmHg。

处方：用 7 月 9 日方，加瓜蒌 15g、川芎 15g、延胡索 15g，5 剂，用法同前。

案 5：赵某，女，62 岁。初诊：**2019 年 4 月 23 日**。

症状：头晕，头胀痛，纳寐可，二便可。查体：血压 160/110mmHg。

处方：炒白芍 10g，天冬 10g，玄参 10g，生牡蛎 25g(先煎)，茵陈 10g，代赭石 25g(先煎)，生麦芽 20g，龟甲 25g(先煎)，怀牛膝 10g，生龙骨 25g(先煎)，川楝子 7g，钩藤 15g(后下)，菊花 15g，夏枯草 10g，杜仲 15g，桑寄生 20g，白芷 15g，柴胡 15g，炙甘草 15g。5 剂。

用法：每剂药物水煎至 450ml，每次 150ml，于早、晚饭后 10 分钟温服。

二诊：4 月 30 日。服药后症状均好转。

处方：用 4 月 23 日方，5 剂，用法同前。

案 6：朱某，女，73 岁。初诊：2019 年 11 月 5 日。

症状：头胀痛、头晕，纳寐可，二便可。查体：血压 160/95mmHg。

处方：炒白芍 10g，天冬 10g，玄参 10g，生牡蛎 25g（先煎），茵陈 10g，代赭石 25g（先煎），生龙骨 25g（先煎），龟甲 25g（先煎），生麦芽 20g，川楝子 7g，延胡索 15g，怀牛膝 10g，白芷 15g，柴胡 15g，钩藤 15g（后下），菊花 15g，夏枯草 10g，杜仲 15g，炙甘草 15g。5 剂。

用法：每剂药物水煎至 450ml，每次 150ml，于早、晚饭后 10 分钟温服。

二诊：11 月 12 日。服药后症状均好转。

处方：用 11 月 5 日方，5 剂，用法同前。

三诊：11 月 19 日。服药后症状均好转。

处方：用 11 月 12 日方，5 剂，用法同前。

四、方论选录

张锡纯："风名内中，言风自内生，非风自外来也。《内经》谓：'诸风掉眩，皆属于肝。'盖肝为木脏，于卦为巽，巽原主风，且中寄相火，征之事实，木火炽盛，亦自有风。此因肝木失和，风自肝起。又加以肺气不降，肾气不摄，冲气、胃气又复上逆。于斯，脏腑之气化皆上升太过，而血之上注于脑者，亦因之太过，致充塞其血管而累及神经。其甚者，至令神经失其所司，至昏厥不省人事。西医名为脑充血证，诚由剖解实验而得也。是以方中重用牛膝以引血下行，此为治标之主药。而复深究病之本源，用龙骨、牡蛎、龟板、芍药以镇熄肝风。赭石以降胃、降冲，玄参、天冬以清肺气，肺中清肃之气下行，自能镇制肝木。至其脉之两尺虚者，当系肾脏真阴虚损，不能与真阳相维系。其真阳脱而上奔，并挟气血以上冲脑部，故又加熟地、萸肉以补肾敛肾。从前所拟之方，原止此数味。后因用此方效者固多，间有初次将药服下转觉气血上攻而病加剧者，于斯加生麦芽、茵陈、川楝子即无斯弊。盖肝为将军之官，其性刚果，若但用药强制，或转激发其反动之力。茵陈为青蒿之嫩者，得初春少阳生发之气，与肝木同气相求，泻肝热兼舒肝郁，实能将顺肝木之性。麦芽为谷之萌芽，生用之亦善将顺肝木之性使不抑郁。川楝子善引肝气下达，又能折其反动之力。方中加此三味，而后用此方者，自无他虞也。心中热甚者，当有外感，伏气化热，故加石膏。有痰者，恐痰阻气化之升降，故加胆星也。"（《医学衷中参西录》）

五、原方方歌与趣味记忆

【方歌】镇肝熄风芍天冬,玄参牡蛎赭茵供;

麦龟膝草龙川楝,肝风内动有奇功。

【趣味记忆】天上元龙恋母龟,诚实国老喜说媒。

【对照】　　天—元龙楝牡龟,陈石国老膝芍麦。

六、原方证治方解

【证治分析】

类中风

头目眩昏,目胀耳鸣——阴虚阳亢,风阳上扰清窍

或面色如醉,脑中热痛——血随气逆,并走于上

心中烦热——肾水不能济心

或时长噫气——脏腑之气随之上逆

或肢体渐觉不利,口眼渐形歪斜——气血逆乱,阻塞经络

或眩晕颠仆,昏不知人,移时苏醒,醒后不能复原——气血并走于上,蒙蔽清窍

脉弦长而有力——肝阳亢盛之征

阴虚阳亢　肝风内动　气血并走于上

【方解】

镇肝熄风　滋阴潜阳

君——怀牛膝——酸苦平,归肝、肾经,引血下行,折亢盛之风阳,并补益肝肾

臣——代赭石——镇肝降逆潜阳

龙骨、牡蛎、龟甲、白芍——滋阴潜阳,镇肝息风

佐——玄参、天冬——滋阴清热,滋水涵木

茵陈、川楝子、生麦芽——清泄肝热,疏肝理气,有利于肝阳之平降

使——甘草——与生麦芽相配,和胃调中,调和诸药

七、现代药理研究

对血压的影响　镇肝熄风汤有降压作用,还可以调节高级神经活动,有明显降低舒张压的作用,这为本方用于阴虚阳亢型高血压的治疗提供了药理理论基础。

八、一般临床运用

1. 用方要点 本方是治疗类中风的常用方,无论在中风前、中风时或中风后,凡肝阳化风者,均可使用。临床应用以头目眩晕、脑部热痛、面色如醉、脉弦长有力为辨证要点。

2. 现代运用

(1)神经精神系统疾病:脑栓塞、脑梗死后遗症、脑出血、脑血栓形成、头痛、脑震荡综合征、癫痫、神经衰弱、帕金森病(震颤麻痹)、眼肌麻痹、三叉神经痛。

(2)循环系统疾病:高血压。

(3)妇科疾病:围绝经期综合征、妊娠期高血压、神经症。

(4)皮肤科疾病:神经性皮炎、老年皮肤瘙痒症、慢性荨麻疹、黄褐斑、银屑病。

(5)其他:颈椎病、急性肾小球肾炎、血小板减少性紫癜等。

九、附方

建瓴汤(《医学衷中参西录》)

生怀山药一两　怀牛膝一两　生赭石轧细,八钱　生龙骨捣细,六钱　生牡蛎捣细,六钱　生怀地黄六钱　生杭芍四钱　柏子仁四钱

磨取铁锈浓水,以之煎药。

按:本方具有镇肝息风功效;主治肝阳上亢之头目眩晕、耳鸣目胀,心悸、健忘、失眠多梦、脉弦长有力等;近来用治高血压眩晕、神经衰弱等证属肝阳上亢者,有一定疗效。

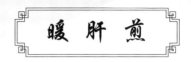

暖 肝 煎

一、原方

暖肝煎(《景岳全书》):治肝肾阴寒,小腹疼痛,疝气等证。

当归二三钱　枸杞三钱　茯苓二钱　小茴香二钱　肉桂一二钱　乌药二钱　沉香一钱,或木香亦可

水一钟半,加生姜三五片,煎七分,食远温服。如寒甚者,加吴茱萸、干姜;再甚者,加附子。

二、原方加减金鉴

睾丸痛

主症:少腹牵引睾丸或睾丸牵引少腹而痛,偏坠肿胀,或牵引腰痛。

主方:枸杞子 15g,茯苓 15g,当归 15g,小茴香 15g,广木香 7g(后下),乌药 15g,肉桂 7g。

加减变化:

1. 疝气疼痛者,加橘核 20g、荔枝核 15g、延胡索 15g、川楝子 7g。
2. 睾丸炎、附睾炎疼痛者,加紫花地丁 15g、土茯苓 20g。
3. 睾丸鞘膜积液肿胀者,加海藻 10g、昆布 10g、通草 7g、枳实 15g。
4. 腰痛者,加补骨脂 10g、杜仲 15g。

三、临床应用举例

睾丸痛

案 1:厚某,男,52 岁。初诊:2008 年 11 月 15 日。

症状:睾丸肿胀、疼痛,纳寐可,二便可。西医诊断:睾丸鞘膜积液。

处方:枸杞子 15g,茯苓 20g,当归 15g,乌药 15g,小茴香 15g,肉桂 7g,广木香 7g(后下),延胡索 15g,橘核 20g,荔枝核 15g,车前子 15g(包煎),海藻

10g,昆布 10g,通草 7g,枳实 15g,香附 15g,川楝子 7g,厚朴 10g,金银花 15g,连翘 15g,炒白术 15g,炙甘草 15g。5 剂。

用法:每剂药物水煎至 450ml,每次 150ml,于早、晚饭后 10 分钟温服。

二诊:11 月 22 日。睾丸肿胀、疼痛明显缓解。

处方:用 11 月 15 日方,5 剂,用法同前。

后随访,二诊后病愈,未予用药。

案 2:刘某,男,46 岁。初诊:2010 年 6 月 21 日。

症状:睾丸肿胀、疼痛,纳寐可,二便可。辅助检查:彩超示双侧附睾鞘膜积液,双侧附睾头囊肿,右侧腹股沟处淋巴结回声。西医诊断:附睾炎。

处方:枸杞子 15g,当归 15g,小茴香 15g,肉桂 7g,乌药 15g,茯苓 20g,广木香 7g(后下),炒白芍 7g,延胡索 15g,五灵脂 15g(包煎),川芎 15g,蒲黄 10g(包煎),黄柏 7g,车前子 15g(包煎),川楝子 7g,橘核 20g,通草 7g,柴胡 15g,紫花地丁 15g,土茯苓 20g,荔枝核 15g,炙甘草 15g。5 剂。

用法:每剂药物水煎至 450ml,每次 150ml,于早、晚饭后 10 分钟温服。

二诊:6 月 27 日。睾丸肿胀、疼痛明显缓解。

处方:用 6 月 21 日方,5 剂,用法同前。

后随访,二诊后病愈,未予用药。

案 3:贾某,男,35 岁。初诊:2016 年 3 月 12 日。

症状:睾丸坠胀疼痛,腹股沟疼痛,伴腰痛。西医诊断:腹股沟疝。

处方:枸杞子 15g,茯苓 20g,当归 15g,小茴香 15g,广木香 7g(后下),乌药 15g,肉桂 7g,干姜 15g,橘核 20g,荔枝核 15g,延胡索 15g,川芎 15g,五灵脂 15g(包煎),蒲黄 10g(包煎),炒白芍 7g,杜仲 15g,川楝子 7g,柴胡 15g,补骨脂 10g,吴茱萸 5g,炙甘草 15g。5 剂。

用法:每剂药物水煎至 450ml,每次 150ml,于早、晚饭后 10 分钟温服。

二诊:3 月 19 日。睾丸、腹股沟疼痛好转,大便干。

处方:用 3 月 12 日方,炒白芍改为 20g,加槐花 10g,5 剂,用法同前。

三诊:3 月 26 日。睾丸、腹股沟疼痛较前减轻,仍有隐痛。

处方:用 3 月 19 日方,改橘核为 15g,5 剂,用法同前。

四诊:4 月 9 日。腹股沟疼痛明显减轻,但未完全缓解。

处方:用 3 月 26 日方,加香附 15g、郁金 10g,5 剂,用法同前。

五诊:4 月 16 日。睾丸坠胀疼痛基本缓解,无腹股沟疼痛,略有排尿不畅。

处方:用 4 月 9 日方,加车前子 15g(包煎),5 剂,用法同前。

后随访,五诊后病愈,未予用药。

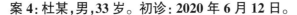

案 4: 杜某,男,33 岁。初诊:**2020 年 6 月 12 日。**

症状: 睾丸疼痛,尿道热痛,腰痛,纳寐可,二便可。西医诊断:睾丸炎。

处方: 枸杞子 15g,茯苓 20g,当归 15g,小茴香 15g,乌药 15g,肉桂 7g,广木香 7g(后下),干姜 15g,延胡索 15g,川楝子 7g,土茯苓 20g,紫花地丁 15g,补骨脂 10g,杜仲 15g,川芎 15g,陈皮 15g,砂仁 15g,橘核 15g,炙甘草 15g。5 剂。

用法: 每剂药物水煎至 450ml,每次 150ml,于早、晚饭后 10 分钟温服。

二诊: 6 月 26 日。睾丸疼痛、尿道热痛较前缓解,仍腰痛。

处方: 用 6 月 12 日方,去干姜、橘核、川楝子,加熟地 15g、山药 20g、山茱萸 10g、丹皮 15g、泽泻 10g,5 剂,用法同前。

三诊: 7 月 7 日。睾丸疼痛、尿道热痛、腰痛较前明显缓解。

处方: 用 6 月 26 日方,5 剂,用法同前。

后随访,三诊后病愈,未予用药。

四、方论选录

戴绪安:"此治阴寒疝气之方,疝属肝病,而阴寒为虚,故用当归、枸杞以补真阴之虚,茯苓以泄经腑之滞,肉桂补火以镇浊阴,乌药利气而疏邪逆,小茴、沉香为疝家本药,生姜为引,辛以散之。如寒甚者,吴萸、附子、干姜亦可加入。"(《医学举要》)

焦树德:"方中以当归养血补肝,枸杞子温阳补肾,为主药;配以肉桂助肾阳,小茴香暖肝理气治疝,为辅药;再佐以乌药顺逆气而治疝,茯苓祛湿,生姜散寒;使以沉香,引气归肾而达温肾暖肝、行气祛寒之效。中医理论认为,肝主七疝,凡各种疝气,均宜从肝入手论治,结合寒、热、水、癫、狐疝等不同,随证选方。本方专为肝肾阴寒而致的寒疝偏坠、睾丸胀痛、牵引小腹疼痛、见暖则舒缓、或兼尺脉沉弦而迟缓等病证而设,实为温肾祛寒、养肝理气之方,因肝主疝,故名暖肝煎。我常用此方加炒橘核 9g、炒川楝子 9~12g、炒荔枝核 9g、青皮 6~9g、吴茱萸 6g,去沉香加广木香 6~9g,腹痛明显者再加白芍 9~15g,用于治疗慢性睾丸炎,经中医辨证属肝肾虚寒、下焦气滞者,每取良效。"(《方剂心得十讲》)

秦伯未:"本方以温肝为主,兼有行气、散寒、利湿作用,主治小腹疼痛和疝气等证。它的组成,以当归、杞子温补肝脏;肉桂、茴香温经散寒,乌药、沉香温通理气,茯苓利湿通阳。凡肝寒气滞,证状偏在下焦者,均可用此加减。"(《谦斋医学讲稿》)

五、原方方歌与趣味记忆

【方歌】暖肝煎中杞茯归,茴沉乌药姜肉桂;

下焦虚寒疝气痛,温补肝肾显神威。

【趣味记忆】生狗无肉,铃当响。

【对照】　　生枸乌肉,苓当"香"。

注:"香"指沉香、茴香。

六、原方证治方解

【证治分析】

肝肾不足　寒滞肝脉证

睾丸冷痛或小腹疼痛,畏寒喜暖——肝肾不足,寒客肝脉,气机郁滞

　　　　　舌淡苔白,脉沉迟——肝肾虚寒之体征

肝肾虚寒　气机阻滞

【方解】

温补肝肾　行气止痛

君——肉桂——温肾暖肝,散寒止痛

　　　小茴香——暖肝散寒,理气止痛

臣——当归——养血补肝

　　　枸杞子——补养肝肾

　　　上述二药,补肝肾不足。

　　　乌药、沉香——行气散寒止痛

佐使——茯苓——渗湿健脾

　　　生姜——温散寒凝

七、现代药理研究

1. **保肝作用**　暖肝煎有显著的保肝功能,并能刺激消化液分泌,促进胃肠运动。

2. **保护心肌作用**　暖肝煎有强心、抗心律失常、保护心肌作用,可改善外周循环,并能抗凝、抗血栓。

3. **调节免疫作用**　暖肝煎具有免疫促进、调节作用。

4. **抑菌作用**　暖肝煎对多种细菌和病毒有抑制和杀灭作用。

5. 抗氧化及耐缺氧、抗炎作用　暖肝煎可增强抗氧化酶活性和总抗氧化能力,具有耐缺氧作用,并能抑制炎症。

6. 激素样作用　暖肝煎有甲状腺激素、生长激素、雄激素样作用,可改善脑缺血,可镇痛、镇静。

八、一般临床应用

1. 用方要点　本方为治疗肝肾虚寒证的常用方剂,凡属下焦虚寒疼痛者皆可选用本方治疗。临床以睾丸冷痛,或小腹疼痛,畏寒喜暖,舌淡苔白,脉沉迟或弦为辨证要点。

2. 现代运用

(1)生殖系统疾病:睾丸炎、附睾炎、睾丸鞘膜积液、精索静脉曲张、阴缩症。

(2)外科疾病:疝气、慢性阑尾炎。

(3)泌尿系统疾病:尿路结石。

九、附方

橘核丸(《济生方》):治四种癫病,卵核肿胀,偏有大小,或硬坚如石,或引脐腹绞痛,甚则肤囊肿胀,或成疮毒,轻则时出黄水,甚则成痈溃烂。

橘核炒　海藻洗　昆布洗　海带洗　川楝子去肉,炒　桃仁麸炒,各一两　厚朴去皮,姜汁炒　木通　枳实麸炒　延胡索炒,去皮　桂心不见火　木香不见火,各半两

上为细末,酒糊为丸,如桐子大,每服七十丸,空心,盐酒、盐汤任下。虚寒甚者,加炮川乌一两;坚胀久不消者,加硇砂二钱,醋煮旋入。《永类钤方》多海带。

按:本方具有行气止痛,软坚散结作用;主治由于寒湿客于肝脉,肝经气血郁滞所致癫疝,表现为睾丸肿胀偏坠,或坚硬如石,或痛引脐腹。

炙甘草汤

一、原方

伤寒,脉结代,心动悸,**炙甘草汤**主之。(《伤寒论》)

甘草四两,炙　生姜三两,切　人参二两　生地黄一斤　桂枝三两,去皮　阿胶二两　麦门冬半升,去心　麻仁半斤　大枣三十枚,擘

上九味,以清酒七升,水八升,先煮八味,取三升,去滓,内胶,烊消尽,温服一升,日三服。一名复脉汤。

二、原方加减金鉴

心悸

主症:心悸,伴有胸闷气短,乏力。辅助检查:心电图见频发期前收缩,或心动过缓。

主方:人参10g(另煎),桂枝15g,干姜15g,麦冬15g,生地黄15g,胡麻仁15g,沙参10g,苦参7g,甘松10g,丹参15g,炙甘草15g。

加减变化:

1. 睡眠不佳者,加石菖蒲10g、远志15g、炒酸枣仁15g、首乌藤20g。

2. 后背痛者,加葛根20g、羌活15g。

3. 伴胃胀、大便干者,加香附15g、川楝子5g。

4. 伴胸闷者,加桔梗15g、瓜蒌15g。

5. 大便干者,加枳壳20g、生白芍20g。

6. 伴有冠心病胸闷痛者,加当归15g、乌药15g、川芎15g、红花10g。

三、临床应用举例

心悸

案 1：秦某,男,40 岁。初诊：2007 年 6 月 2 日。

症状：心悸,胸闷,乏力,纳可,眠差,二便可。辅助检查：心电图示窦性心动过缓伴不齐。

处方：人参 10g（另煎）,桂枝 15g,干姜 15g,麦冬 15g,生地黄 15g,胡麻仁 15g,沙参 10g,苦参 7g,甘松 10g,瓜蒌 15g,香附 15g,丹参 15g,川芎 15g,五味子 7g,薤白 15g,炙甘草 15g。3 剂。

用法：每剂药物水煎至 450ml,每次 150ml,于早、晚饭后 10 分钟温服。

二诊：6 月 7 日。心悸好转,仍眠差。查体：心率 68 次 /min。

处方：用 6 月 2 日方,加石菖蒲 10g、远志 15g、炒酸枣仁 15g,5 剂,用法同前。

案 2：尹某,男,50 岁。初诊：2009 年 5 月 14 日。

症状：胸闷痛,气短甚,语言断续,纳寐可,小便可,大便干。查体：心率 43 次 /min。西医诊断：缺血性心肌病。

处方：人参 10g（另煎）,桂枝 15g,干姜 15g,麦冬 15g,生地黄 15g,胡麻仁 15g,瓜蒌 15g,檀香 5g（后下）,红花 10g,川芎 15g,薤白 10g,香附 15g,炒白芍 7g,炙甘草 15g。5 剂。

用法：每剂药物水煎至 450ml,每次 150ml,于早、晚饭后 10 分钟温服。

二诊：5 月 21 日。胸闷、气短好转,胃胀。查体：心率 56 次 /min。

处方：用 5 月 14 日方,加广木香 7g（后下）,5 剂,用法同前。

三诊：5 月 28 日。胸闷气短好转,胃胀减轻,口干,便干。

处方：用 5 月 14 日方,去炒白芍,加枳壳 20g、生白芍 15g,5 剂,用法同前。

案 3：李某,男,43 岁。初诊：2018 年 12 月 6 日。

症状：胸闷、气短,夜间加重,乏力,睡眠欠佳,纳尚可,二便可。查体：血压 120/70mmHg,心率 43 次 /min。辅助检查：动态心电图示窦性心动过缓,二度Ⅰ型传导阻滞,大于 2 秒长间歇每 24 小时 3 次。

处方：人参 10g（另煎）,桂枝 15g,干姜 15g,麦冬 15g,生地黄 15g,川芎 15g,桔梗 15g,瓜蒌 15g,甘松 15g,苦参 7g,沙参 10g,当归 15g,乌药 15g,红花 10g,檀香 5g（后下）,茯苓 20g,炒白术 15g,山药 20g,炙甘草 15g。5 剂。

用法：每剂药物水煎至 450ml,每次 150ml,于早、晚饭后 10 分钟温服。

二诊：12 月 13 日。胸闷、气短减轻,睡眠欠佳。查体：心率 52 次 /min。

处方：用 12 月 6 日方,加首乌藤 20g,5 剂,用法同前。

三诊：12 月 20 日。诸症减轻,睡眠好转。查体:心率 63 次 /min。

处方：用 12 月 13 日方,7 剂,用法同前。

案 4：孙某,女,28 岁。初诊：2020 年 10 月 27 日。

症状：心悸时有发作,胸闷痛,纳可,寐差梦多,小便可,大便 2~3 天 1 次。辅助检查:心电图示室性期前收缩三联律,肢导低电压。

处方：人参 10g(另煎),桂枝 15g,干姜 15g,麦冬 15g,五味子 7g,生地黄 15g,胡麻仁 15g,川芎 15g,桔梗 15g,瓜蒌 15g,延胡索 15g,沙参 10g,苦参 7g,炙甘草 15g,甘松 10g,当归 15g,乌药 15g,茯苓 20g,首乌藤 20g,炒白术 15g。7 剂。

用法：每剂药物水煎至 450ml,每次 150ml,于早、晚饭后 10 分钟温服。

二诊：11 月 7 日。心悸减轻,胸闷痛缓解,胃胀。

处方：用 10 月 27 日方,加广木香 7g(后下)、陈皮 15g、砂仁 15g(后下),5 剂,用法同前。

三诊：11 月 14 日。诸症好转。

处方：用 11 月 7 日方,去首乌藤,5 剂,用法同前。

四诊：11 月 21 日。诸症好转,现项强。

处方：用 11 月 14 日方,加葛根 15g,5 剂,用法同前。

案 5：夏某,女,65 岁。初诊：2020 年 11 月 23 日。

症状：心悸,纳可寐差,二便可。查体:心率 42 次 /min,脉律不齐,血压 105/60mmHg。

处方：人参 10g(另煎),桂枝 15g,干姜 15g,麦冬 15g,生地黄 15g,胡麻仁 15g,川芎 15g,红花 10g,桔梗 15g,瓜蒌 15g,五味子 7g,沙参 10g,苦参 7g,甘松 10g,首乌藤 20g,炒酸枣仁 15g,炙甘草 15g。3 剂。

用法：每剂药物水煎至 450ml,每次 150ml,于早、晚饭后 10 分钟温服。

二诊：11 月 28 日。仍有心悸,心动过缓减轻,现有耳鸣。

处方：用 11 月 23 日方,加车前子 15g(包煎)、磁石 20g(后下)、通草 7g,5 剂,用法同前。

三诊：12 月 7 日。上述症状减轻。

处方：用 11 月 23 日方,5 剂,用法同前。

四诊：12 月 14 日。诸症好转,大便头干。

处方：用 12 月 7 日方,加槐花 10g,5 剂,用法同前。

案 6：陈某,男,71 岁。初诊：2021 年 9 月 8 日。

症状：心悸伴胸闷、气短，乏力，纳可寐差，二便可。查体：血压 100/60mmHg。心电图示窦性心动过缓，心率 46 次 /min。动态心电图示阵发性心房颤动，窦性心律，室性期前收缩，心房颤动伴心室长间歇，不纯性心房扑动。

处方： 人参 10g（另煎），桂枝 15g，干姜 15g，麦冬 15g，生地黄 15g，苦参 7g，胡麻仁 15g，川芎 15g，桔梗 15g，瓜蒌 15g，香附 15g，川楝子 7g，炙甘草 15g，甘松 10g，石菖蒲 7g，远志 15g，炒酸枣仁 20g，薤白 10g，沙参 15g。5 剂。

用法： 每剂药物水煎至 450ml，每次 150ml，于早、晚饭后 10 分钟温服。

二诊： 9 月 14 日。患者服药后症状减轻。

处方： 用 9 月 8 日方，川楝子改为 5g，5 剂，用法同前。

三诊： 9 月 23 日。乏力减轻，心悸发作次数减少，纳、寐可，二便可。查体：血压 130/70mmHg，心率 60 次 /min。

处方： 用 9 月 14 日方，去川楝子、炒酸枣仁，加珍珠母 20g，5 剂，用法同前。服药后如无症状发作，可暂缓服药。

四、方论选录

吴谦："心动悸者，谓心下筑筑，惕惕然动而不自安也。若因汗下者多虚，不因汗下者多热，欲饮水小便不利者属饮，厥而下利者属寒。今病伤寒，不因汗下而心动悸，又无饮热寒虚之证，但据结代不足之阴脉，即主以炙甘草汤者，以其人平日血气衰微，不任寒邪，故脉不能续行也。此时虽有伤寒之表未罢，亦在所不顾，总以补中生血复脉为急，通行营卫为主也。"（《医宗金鉴》）

程知："此又为议补者，立变法也。曰伤寒，则有邪气未解也。心主血，曰脉结代，心动悸，则是血虚而真气不相续也。故峻补其阴以生血，更通其阳以散寒，无阳则无以绾摄微阴，故方中用桂枝汤去芍药而渍以清酒，所以挽真气于将绝之候，而避中寒于脉弱之时也。观小建中汤，而后知《伤寒》有补阳之方；观炙甘草汤，而后知《伤寒》有补阴之法也。"（《伤寒论译释》）

喻昌："按此汤仲景伤寒门治邪少虚多，脉结代，心动悸之圣方也。一名复脉汤。《千金翼》用之以治虚劳，《外台》用之以治肺痿，然本方所治，亦何止于二病？仲景诸方，为生心之化裁，亦若是而已矣。《外台》所取，在于益肺气之虚，润肺金之燥。至于桂枝辛热，似有不宜。而不知桂枝能通营卫，致津液。营卫通，津液致，则肺气转输，浊沫以渐而下，尤为要药。所以云治心中温温液液者。"（《古今名医方论》）

五、原方方歌与趣味记忆

【方歌】炙甘草汤参姜桂,麦冬生地大麻仁;

大枣阿胶加酒服,虚劳肺痿效如神。

【趣味记忆】阿妈卖地,贵大人干生气,气得脉结代来心动悸。

【对照】 阿麻麦地,桂大人甘生一,气得脉结代来心动悸。

六、原方证治方解

【证治分析】

(1)阴血阳气虚弱 心脉失养证

　　　　　心动悸,脉结代——血虚心脉失养,气虚则鼓动无力

虚羸少气,舌光少苔质干瘦——阴虚血少,肌肉四肢失于荣养

(2)虚劳肺痿证

干咳无痰或咳痰不多,咽干舌燥——久咳肺气虚,阴血不足,津不上布

　　　　　　　大便干结——阴虚肠失濡润

　　　　　　　虚烦不眠——虚火上扰心神

　　　　　　　自汗盗汗——肺气阴两虚,不能固津

　　　　　　　脉虚数——气阴两虚之证

阴血不足　阳气虚弱

【方解】

益气滋阴　通阳复脉

君——生地黄——滋阴养血

臣——炙甘草、人参、大枣——益心气,补脾气,以资气血生化之源

　　　阿胶、麦冬、麻仁——滋心阴,养心血,充血脉

佐——桂枝、生姜——辛温走散,温心阳,通血脉

使——酒——温通血脉,以行药力

七、现代药理研究

1. **保护心肌作用** 炙甘草汤可减少灌注后心肌酶的释放,缩小灌注后心肌梗死范围,保护心肌缺血再灌注损伤。

2. **调节蛋白质代谢作用** 炙甘草汤可促进心肌 DNA 和心肌细胞脂蛋白合成,提高脾细胞核蛋白的形成,改善心肌结构,促进细胞功能恢复。

3. 耐缺氧作用 炙甘草汤能明显延长小鼠的耐缺氧能力及缺氧窒息死亡时间。

八、一般临床运用

1. 用方要点 本方为气血并补之剂,凡因汗、吐、下或失血后,气血虚损所引起的脉结代,心动悸,或虚劳肺痿咳嗽,均可采用本方治疗。临床应用以心悸短气、舌淡少苔、脉结代或虚数为辨证要点。

2. 现代运用

(1)循环系统疾病:冠心病、心律失常、低血压。

(2)消化系统疾病:消化性溃疡、便秘。

(3)其他:顽固性失眠、糖尿病眼底出血、慢性色素膜炎、视网膜周围炎后玻璃体混浊、干燥综合征。

九、附方

加减复脉汤(《温病条辨》)

炙甘草六钱　干地黄六钱。……干地黄者,乃生地晒干,已为丙火炼过,去其寒凉之性,本草称其甘平……　生白芍六钱　麦冬不去心,五钱　阿胶三钱　麻仁三钱

水八杯,煮取八分三杯,分三次服。剧者加甘草至一两,地黄、白芍八钱,麦冬七钱,日三,夜一服。

按:①方中用法"煮取八分三杯"之"八分",恐是衍文。应是"煮取三杯"。②风温、温热、温疫、温毒、冬温,邪在阳明久羁,或已下,或未下,身热面赤,口干舌燥,甚则齿黑唇裂,脉沉实者,仍可下之;脉虚大,手足心热甚于手足背者,加减复脉汤主之。③热邪深入,或在少阴,或在厥阴,均宜复脉。④本方具有滋阴润燥,清热生津功效;主治温热病后期,邪热久羁,阴液亏虚,身热面赤,手心热,口干舌燥,脉虚大者。

三甲复脉汤(《温病条辨》):即于二甲复脉汤内,加生龟板一两。

按:①二甲复脉汤,即于加减复脉汤内,加生牡蛎五钱、生鳖甲八钱。②下焦温病,热深厥甚,脉细促,心中憺憺大动,甚则心中痛者,三甲复脉汤主之。③本方主治温病后期,热烁肝肾之阴,虚风内动之手指蠕动,心中憺憺大动,舌干齿黑,唇裂,脉沉细数等。

止嗽散、麻黄杏仁甘草石膏汤

一、原方

(一) 止嗽散

止嗽散治诸般咳嗽。(《医学心悟》)

桔梗炒　荆芥　紫菀蒸　百部蒸　白前蒸,各二斤　甘草炒,十二两　陈皮水洗,去白,一斤

共为末,每服三钱,开水调下,食后临卧服,初感风寒,生姜汤调下。

(二) 麻黄杏仁甘草石膏汤

发汗后,不可更行桂枝汤,汗出而喘,无大热者,可与**麻黄杏仁甘草石膏汤**。(《伤寒论》)

麻黄四两,去节　杏仁五十个,去皮尖　甘草二两,炙　石膏半斤,碎,绵裹

上四味,以水七升,煮麻黄,减二升,去上沫,内诸药,煮取二升,去滓,温服一升。

二、原方加减金鉴

(一) 咳喘

主症:咳嗽,新咳或久咳,有痰或无痰,伴或不伴喘。

主方:桔梗 15g,蜜紫菀 15g,蜜百部 15g,白前 15g,陈皮 15g,蜜麻黄 3~5g,苦杏仁 10g,生石膏 20g(先煎),炙甘草 15g,平贝母 15g,连翘 15g,金银花 15g,枇杷叶 10g,紫苏子 15g,蝉蜕 10g。

加减变化:

1. 咽干者,加玄参 10g;伴有咽痛者,再加山豆根 10g。

2. 咳黄痰者,加鱼腥草 20g。

3. 伴胸闷气短者,加瓜蒌 15g。

4. 痰多清稀者,加葶苈子 15g(包煎)、茯苓 20g。

5. 痰黏、不易咳出者,加茯苓 15g、远志 15g。

6. 痰中带血,色鲜红,支气管扩张者,加仙鹤草 20g、藕节 20g、三七粉 4.5g(分 3 次冲服)。

7. 胃胀者,加广木香 7g(后下)、砂仁 15g(后下);伴大便干者,再去广木香,加香附 15g、莱菔子 15g。

8. 喘促心悸,活动后加重者,加川芎 15g、丹参 15g、葶苈子 15g(包煎)。

9. 有水肿,夜不得平卧,喘促,咳泡沫痰,口唇发绀者,去蜜百部、白前,加川芎 15g、丹参 15g、茯苓 20g、萹蓄 20g、瞿麦 20g、车前子 15g(包煎)。

按:

1. 禁食咸、辣、甜等口味食物,避开异味。

2. 免疫功能低下者可配服胎盘粉:胎盘 1 个,人参 30g(另煎),炙黄芪 50g,冬虫夏草 10g,蛤蚧 1 对,当归 30g。研末,装 0.2~0.25g 入胶囊,一日 2 粒。

3. 刘老应用止嗽散治疗咳嗽范围颇广,包括新咳、久咳或喘咳,无论有痰、无痰或痰中是否带血均可加减运用。

(二) 肺癌

主症:咳嗽,伴或不伴痰中带血。西医诊断:肺占位性病变。

主方:桔梗 15g,蜜紫菀 15g,蜜百部 15g,白前 15g,陈皮 15g,苦杏仁 10g,平贝母 15g,黄芩 10g,金银花 15g,半枝莲 20g,白花蛇舌草 20g,龙葵 15g,石上柏 20g,玄参 15g,蜂房 7g,夏枯草 15g,生甘草 15g。

加减变化:

1. 咳嗽,痰中带血多者,加仙鹤草 20g、藕节 20g、侧柏炭 15g、阿胶 15g(烊化)。

2. 淋巴结肿大或出现淋巴转移者,去生甘草,加海藻 10~15g、昆布 10~15g、莪术 10g、川楝子 7g。

3. 气虚乏力者,加党参 20g、炙黄芪 20g、当归 15g;若气虚兼有热者,再加西洋参 10~15g(另煎)。

4. 伴低热者,加柴胡 15g、地骨皮 15g、醋鳖甲 20g(先煎)、知母 15g、银柴胡 15g。

5. 伴胸痛、咯血者,加柴胡 15g、延胡索 15g、三七粉 4.5g(分 3 次冲服)。

按:蜂房、川楝子不可大量用,不可久用,一般 2 周后停药,且肝功能异常者不用。

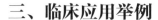

三、临床应用举例

（一）咳喘

案 1：吕某，女，52 岁。初诊：2005 年 6 月 21 日。

症状： 咳嗽，无痰，早晚重，咽干咽痛，纳寐可，二便可。

处方： 桔梗 15g，蜜紫菀 15g，蜜百部 15g，白前 15g，苦杏仁 10g，陈皮 15g，平贝母 15g，连翘 15g，金银花 15g，玄参 15g，枇杷叶 10g，荆芥 10g，紫苏子 15g，蜜麻黄 5g，生石膏 20g（先煎），炙甘草 15g。5 剂。

用法： 每剂药物水煎至 450ml，每次 150ml，于早、晚饭后 10 分钟温服。

二诊： 6 月 28 日。咳嗽好转，咽痛减轻，但胃部不适，便溏。

处方： 用 6 月 21 日方，去玄参，加茯苓 15g、炒白术 15g，5 剂，用法同前。

案 2：金某，女，40 岁。初诊：2006 年 1 月 3 日。

症状： 咳嗽，咳吐白色泡沫痰，喘促，气短，咽干、咽痒，纳寐可，二便可。听诊：双肺散在干鸣音。

处方： 桔梗 15g，蜜紫菀 15g，蜜百部 15g，白前 15g，苦杏仁 10g，陈皮 15g，平贝母 15g，连翘 15g，金银花 15g，玄参 15g，枇杷叶 10g，紫苏子 15g，蜜麻黄 5g，生石膏 20g（先煎），清半夏 7g，茯苓 15g，炙甘草 15g。5 剂。

用法： 每剂药物水煎至 450ml，每次 150ml，于早、晚饭后 10 分钟温服。

二诊： 1 月 10 日。咳嗽痰多等症状均好转，仍觉咽干。

处方： 用 1 月 3 日方，加麦冬 15g、桑叶 10g，3 剂，用法同前。

案 3：郑某，女，63 岁。初诊：2009 年 4 月 11 日。

症状： 咳嗽，咳吐白色泡沫样痰，喘促，夜不能卧，口唇微绀，双下肢轻度水肿，纳寐差，二便可。既往史：慢性支气管炎 10 年。

处方： 桔梗 15g，蜜紫菀 15g，白前 15g，苦杏仁 10g，陈皮 15g，平贝母 15g，枇杷叶 10g，蜜麻黄 5g，生石膏 20g（先煎），紫苏子 15g，川芎 15g，丹参 15g，茯苓 20g，萹蓄 20g，瞿麦 20g，车前子 15g（包煎），炙甘草 15g。5 剂。

用法： 每剂药物水煎至 450ml，每次 150ml，于早、晚饭后 10 分钟温服。

二诊： 4 月 18 日。上述症状好转，喘促动辄加剧，伴有心悸。

处方： 用 4 月 11 日方，加葶苈子 15g，5 剂，用法同前。

三诊： 4 月 25 日。诸症减轻，喘甚时伴乏力。

处方： 用 4 月 18 日方，加炙黄芪 20g，5 剂，用法同前。

案 4：孟某，女，37 岁。初诊：2010 年 8 月 11 日。

症状： 咳嗽、喘促，咳吐白色泡沫样痰，喉中哮鸣音，打喷嚏，流鼻涕，活动后加重,时有心悸,不发热,纳寐差,二便可。现用沙丁胺醇气雾剂治疗。

处方:桔梗 15g,蜜紫菀 15g,蜜百部 15g,白前 15g,苦杏仁 10g,陈皮 15g,平贝母 15g,金银花 15g,连翘 15g,枇杷叶 10g,玄参 15g,荆芥 15g,紫苏子 15g,蝉蜕 10g,蜜麻黄 5g,生石膏 20g(先煎),炙黄芪 20g,防风 15g,炙甘草 15g。5 剂。

用法:每剂药物水煎至 450ml,每次 150ml,于早、晚饭后 10 分钟温服。

二诊:8 月 21 日。咳嗽、喘促明显见好。

处方:用 8 月 11 日方,5 剂,用法同前。

三诊:8 月 28 日。喉中无哮鸣,咳嗽减轻,痰多而黏。

处方:用 8 月 21 日方,加茯苓 20g、清半夏 7g,5 剂,用法同前。

四诊:9 月 14 日。病症基本治愈,胃偶有不适。

处方:用 8 月 28 日方,去清半夏,5 剂,用法同前。

案 5:黄某,女,60 岁。初诊:2016 年 5 月 11 日。

症状:咳嗽,早晚重,痰中带血,色鲜红,偶有黄痰,无发热,纳寐可,二便可。

处方:桔梗 15g,蜜紫菀 15g,蜜百部 15g,白前 15g,苦杏仁 10g,蜜麻黄 5g,生石膏 20g(先煎),陈皮 15g,平贝母 10g,金银花 15g,连翘 15g,枇杷叶 10g,紫苏子 15g,远志 15g,蝉蜕 10g,仙鹤草 20g,藕节 20g,三七粉 4.5g(分 3 次冲服),炙甘草 15g。5 剂。

用法:每剂药物水煎至 450ml,每次 150ml,于早、晚饭后 10 分钟温服。

二诊:5 月 18 日。咳嗽、咳血减轻。

处方:用 5 月 11 日方,5 剂,用法同前。

三诊:5 月 25 日。咳嗽、咳痰好转,近日咽干、咽痛。

处方:用 5 月 11 日方,去远志,加玄参 10g、山豆根 10g,5 剂,用法同前。

案 6:张某,女,76 岁。初诊:2016 年 10 月 14 日。

症状:咳嗽,气短,胃胀,纳寐差,二便可。辅助检查:肺 CT 示慢性支气管炎改变,肺气肿,肺大泡,胸膜钙化。

处方:桔梗 15g,蜜紫菀 15g,蜜百部 15g,白前 15g,陈皮 15g,苦杏仁 10g,平贝母 15g,金银花 15g,连翘 15g,枇杷叶 10g,紫苏子 15g,蝉蜕 10g,红景天 10g,川芎 15g,丹参 15g,鱼腥草 20g,首乌藤 20g,炒酸枣仁 30g,广木香 7g(后下),砂仁 15g(后下),炙甘草 15g。5 剂。

用法:每剂药物水煎至 450ml,每次 150ml,于早、晚饭后 10 分钟温服。

二诊:2016 年 10 月 21 日。服药后咳嗽、气短减轻,胃胀缓解。

处方:用 10 月 14 日方,5 剂,用法同前。

案7：韩某,女,17 岁。初诊：2020 年 10 月 17 日。

症状：外感后咳嗽,咳黄痰,咽痒,烦躁,纳寐可,二便可。辅助检查：肺CT 示右肺下叶炎症。血常规：白细胞计数 10.3×10^9/L。

处方：桔梗 15g,蜜紫菀 15g,蜜百部 15g,白前 15g,苦杏仁 10g,蜜麻黄5g,生石膏 20g(先煎),陈皮 15g,紫苏子 15g,蝉蜕 10g,鱼腥草 20g,平贝母15g,枇杷叶 10g,连翘 15g,炙甘草 15g,柴胡 15g,栀子 15g。5 剂。

用法：每剂药物水煎至 450ml,每次 150ml,于早、晚饭后 10 分钟温服。

二诊：10 月 24 日。服药后咳嗽减轻,白痰,无心烦。

处方：用 10 月 17 日方,去柴胡、栀子,5 剂,用法同前。

(二) 肺癌

案1：哈某,女,69 岁。初诊：2003 年 9 月 15 日。

症见：胸痛,咳嗽咳痰,痰中带血,口干,自觉心中热,纳寐差,小便可,大便少。西医诊断：右肺周围型肺癌。

处方：玄参 20g,平贝母 15g,当归 15g,白芍 15g,生地黄 15g,桔梗 15g,麦冬 15g,薄荷 15g,牡丹皮 15g,瓜蒌 20g,金银花 20g,蒲公英 20g,紫花地丁20g,半枝莲 20g,白花蛇舌草 15g,炙黄芪 15g,仙鹤草 20g,侧柏炭 15g,藕节20g,阿胶 15g(烊化),炙甘草 15g。7 剂。

用法：每剂药物水煎至 450ml,每次 150ml,于早、晚饭后 10 分钟温服。

二诊：9 月 25 日。偶有胸痛发作,胃胀。

处方：用 9 月 15 日方,去炙黄芪、紫花地丁,加香附 15g、陈皮 15g,3 剂,用法同前。

三诊：9 月 29 日。症状均好转,偶有胸痛,胃胀,打嗝。

处方：用 9 月 25 日方,加姜半夏 7g,5 剂,用法同前。

四诊：10 月 6 日。服药期间未发生咯血,睡眠欠佳。

处方：用 9 月 15 日方,去薄荷、蒲公英、紫花地丁、炙黄芪,加石菖蒲 7g、远志 15g、炒酸枣仁 15g、香附 15g,7 剂,用法同前。

五诊：10 月 17 日。无咯血,口眼干涩。

处方：用 9 月 15 日方,去蒲公英、紫花地丁、侧柏炭,加知母 15g、天花粉15g,20 剂,用法同前。

六诊：11 月 17 日。咳嗽,痰中带血丝。

处方：桔梗 15g,蜜紫菀 15g,蜜百部 15g,白前 15g,陈皮 15g,山豆根 15g,玄参 15g,平贝母 15g,苦杏仁 10g,紫苏子 15g,炙黄芪 20g,瓜蒌 20g,半枝莲20g,白花蛇舌草 20g,仙鹤草 20g,蜂房 7g,阿胶 15g(烊化),侧柏炭 20g,藕节

20g,炙甘草 15g。7 剂,用法同前。

用法:每剂药物水煎至 450ml,每次 150ml,于早、晚饭后 10 分钟温服。

七诊:12 月 1 日。咳嗽减轻,口干。

处方:用 11 月 17 日方,加葛根 20g、知母 15g、天花粉 15g、麦冬 15g,10 剂,用法同前。

八诊:2004 年 1 月 7 日。服药后症状减轻,偶有胃脘不适。

处方 1:用 2003 年 9 月 15 日方,去炙黄芪、紫花地丁,加陈皮 15g,10 剂,用法同前。

处方 2:紫河车 1 具,蛤蚧 1 对,人参 50g,黄芪 60g,当归 30g,冬虫夏草 10g。共磨细末,装入 0.25g 胶囊,每日 2~3 粒口服。

注:此患者治疗后存活 5 年。

案 2:王某,女,68 岁。初诊:**2006 年 8 月 15 日**。

症状:干咳无痰,口干,晨起 5 点左右自觉后背热,纳寐可,二便可。辅助检查:肺 CT 示肺癌,右肺不张。

处方:桔梗 15g,蜜紫菀 15g,蜜百部 20g,白前 15g,陈皮 15g,苦杏仁 10g,平贝母 15g,黄芩 10g,金银花 15g,半枝莲 20g,白花蛇舌草 20g,龙葵 15g,石上柏 20g,柴胡 15g,玄参 15g,山豆根 15g,醋鳖甲 20g(先煎),夏枯草 15g,地骨皮 15g,生甘草 15g。7 剂。

用法:每剂药物水煎至 450ml,每次 150ml,于早、晚饭后 10 分钟温服。

二诊:9 月 1 日。呛咳,无发热汗出。

处方:用 8 月 15 日方,去山豆根,加枇杷叶 10g、远志 15g、知母 15g、莪术 10g,5 剂,用法同前。

三诊:9 月 9 日。半夜咳嗽,咳白黏痰。

处方:用 8 月 15 日方,去醋鳖甲、山豆根、地骨皮、夏枯草,加石菖蒲 7g、清半夏 7g、远志 15g,5 剂,用法同前。

四诊:9 月 19 日。近日出现低热,体温波动在 37.8℃以下。

处方:用 8 月 15 日方,加知母 15g、枇杷叶 10g、生地黄 15g、青蒿 15g,5 剂,用法同前。

四、方论选录

(一) 止嗽散

程国彭:"盖肺体属金,畏火者也,过热则咳;金性刚燥,恶冷者也,过寒亦咳。且肺为娇脏,攻击之剂,既不任受。而外主皮毛,最易受邪。不行表散,则邪气流连而不解。经曰:微寒微咳,寒之感也,若小寇然,启门逐之即去亦。医者不审,妄用清凉酸涩之剂,未免闭门留寇,寇欲出而无门,必至穿逾而走,则咳而见红。肺有二窍,一在鼻,一在喉,鼻窍贵开而不闭,喉窍宜闭而不开。今鼻窍不通,则喉窍将启,能无虑乎? 本方温润和平,不寒不热,既无攻击过当之虞,大有启门驱贼之势。是以客邪易散,肺气安宁,宜其投之有效与? "(《医学心悟》)

(二) 麻黄杏仁甘草石膏汤

柯琴:"石膏为清火之重剂,青龙、白虎皆赖以建功,然用之不当,适足以召祸。故青龙以无汗烦燥,得姜、桂以宣卫外之阳也;白虎以有汗烦渴,须粳米以存胃中之液也。此但热无寒,故不用姜、桂;喘不在胃而在肺,故不须粳米。其意重在存阴,不必虑其亡阳也,故于麻黄汤去桂枝之监制,取麻黄之专开,杏仁之降,甘草之和,倍石膏之大寒,除内外之实热,斯溱溱汗出,而内外之烦热与喘悉除矣。"(《删补名医方论》)

盛心如:"按仲师《大论》,于发汗后不可更行桂枝汤,汗出而喘,无大热者,麻杏甘石汤主之……无汗者得麻黄疏散,而闭者亦开;有杏仁以定喘,甘草以泻火,烦热乌有不解者乎。"(《中国医药汇海·方剂部》

五、原方方歌与趣味记忆

(一) 止嗽散

【方歌】止嗽散内桔梗陈,紫菀荆芥百部寻;
　　　　白前甘草共为末,姜汤调服止嗽频。

【趣味记忆】陈庚借钱去百草园。

【对照】　　陈梗芥前一百草菀。

(二) 麻黄杏仁甘草石膏汤

【方歌】麻杏甘石汤法良,辛凉宣泄有擅长;
　　　　邪热壅闭气喘急,清肺平喘效力强。

【趣味记忆】略

【对照】略

注:本方名包含所有药物

六、原方证治方解

(一) 止嗽散

【证治分析】

风邪犯肺证

咳嗽咽痒,咳痰不爽——风邪犯肺,肺失清肃

或有轻度恶寒发热——虽经发散,其邪未尽,表邪已轻

苔薄白,脉浮缓——风邪犯肺之体征

风邪犯肺　肺失清肃

【方解】

宣利肺气　疏风止咳

君——紫菀、百部——止咳化痰,温而不热,润而不寒,善治新久咳嗽

臣——桔梗——善于开宣肺气

白前——长于降气化痰

一宣一降,以复肺气之宣降,助止咳化痰

佐——荆芥——疏风解表利咽

陈皮——理气化痰

使——甘草——缓急和中,调和诸药

(二) 麻黄杏仁甘草石膏汤

【证治分析】

外感风邪,邪热壅肺证

身热不解——风热袭肺,邪从热化

无汗——风热袭肺表,皮毛闭塞

咳逆气急,鼻扇——肺失宣发,肺失肃降

有汗——热壅于肺,迫津外出

口渴——热伤津液

苔薄白或黄,脉浮滑或数——邪热壅闭于肺之体征

风热袭肺或热壅于肺,肺失宣降

【方解】

辛凉宣泄　清肺平喘

君——麻黄——辛散宣肺平喘而泄邪热(火郁发之)

石膏——辛甘大寒,清泄肺热,且生津止渴。石膏3~5倍于麻黄,
制约麻黄之温性,使麻黄宣肺而不助热,石膏清肺而不留
邪,相制为用

臣——杏仁——降肺气而平喘

佐使——甘草——益气和中,与石膏伍用生津止渴,且能防止石膏寒凉沉
重而伤胃,并能调和诸药

七、现代药理研究

(一) 止嗽散

1. 镇咳平喘祛痰作用　止嗽散可松弛气道平滑肌,具有镇咳、平喘、祛痰作用。

2. 抗病原微生物作用　止嗽散有较强的抑制各种病原微生物的作用,并明显抑制流感病毒生长。

3. 抗炎解热作用　止嗽散有较好的抗炎解热作用。

(二) 麻黄杏仁甘草石膏汤

1. 解热抗炎作用　麻黄杏仁甘草石膏汤有较好的解热和抗炎作用,且作用维持时间较长。

2. 宣肺平喘作用　麻黄杏仁甘草石膏汤不仅能止咳平喘,还具有抗过敏作用。

3. 化瘀作用　麻黄杏仁甘草石膏汤可降低血液黏滞性,改善血液循环,达到化瘀作用。

4. 抗病原微生物作用　麻黄杏仁甘草石膏汤对金黄色葡萄球菌、铜绿假单胞菌,肺炎双球菌、甲型溶血性链球菌、乙型溶血性链球菌、白喉杆菌及部分流感病毒有明显的抑制和拮抗作用。

5. 增强免疫功能作用　麻黄杏仁甘草石膏汤可提高血清溶血素含量,促进淋巴细胞转化,提高免疫球蛋白水平,增强巨噬细胞吞噬功能。

八、一般临床运用

(一) 止嗽散

1. 用方要点　本方属于止咳化痰、疏风解表之剂,温润和平,不寒不热,主要用于治疗多种咳嗽,尤其适用于治疗外感咳嗽较久,咳嗽咽痒,微恶风发热者。临床应用以外感表邪已解,而仍咳嗽不止,咽痒,咳痰不爽,苔薄,脉不数为辨证要点。

2. 现代运用

(1)呼吸系统疾病:上呼吸道感染、支气管炎、肺炎、百日咳等。

(2)血液系统疾病:嗜酸性粒细胞增多症。

(二) 麻黄杏仁甘草石膏汤

1. 用方要点　本方为清泄肺热之要方。临床应用当以身热、喘急、脉数为辨证要点。

2. 现代运用

(1) 呼吸系统疾病：上呼吸道感染、气管炎、肺炎、支气管哮喘、百日咳、小儿痉挛性喉炎、小儿急性扁桃体炎。

(2) 皮肤科疾病：急性荨麻疹、接触性皮炎、痤疮。

(3) 五官科疾病：鼻炎、咽炎、口腔溃疡、急性结膜炎、化脓性角膜炎、角膜溃疡。

九、附方

(一) 止嗽散附方

金沸草散(《太平惠民和剂局方》)：治风化痰，除头目昏痛，颈项强急，往来寒热，肢体烦疼，胸膈满闷，痰涎不利，咳嗽喘满，涕唾稠粘，及治时行寒疫，壮热恶风。

旋覆花去梗　麻黄去节　前胡去芦，各三两　荆芥穗四两　甘草炒　半夏汤洗七次，姜汁浸　赤芍药各一两

上为粗末。每服三钱，水一盏半，入生姜三片、枣一个，同煎至八分，去滓，温服，不计时候。有寒邪则汗出，如风盛则解利。

按：全方具有发散风寒、降气化痰之功，用于伤风咳嗽较重者。

(二) 麻黄杏仁甘草石膏汤附方

越婢汤(《金匮要略》)：风水，恶风，一身悉肿，脉浮不渴，续自汗出，无大热，越婢汤主之。

越婢汤方　麻黄六两　石膏半斤　生姜三两　大枣十五枚　甘草二两

上五味，以水六升，先煮麻黄，去上沫，内诸药，煮取三升，分温三服。恶风者，加附子一枚，炮；风水，加术四两。

按：越婢汤与麻黄杏仁甘草石膏汤所治皆有汗，均用麻黄配石膏，清肺泄热。但本方证有"一身悉肿"，是水溢肌表，故增大麻黄用量，并配生姜，意在开玄府以泄肌表之水。不喘，故去杏仁，加大枣以滋脾，伍生姜以调和营卫。

川芎茶调散

一、原方

川芎茶调散(《太平惠民和剂局方》):治丈夫、妇人诸风上攻,头目昏重,偏正头疼,鼻塞声重;伤风壮热,肢体烦疼,肌肉蠕动,膈热痰盛,妇人血风攻注,太阳穴疼,但是感风气,悉皆治之。

薄荷叶不见火,八两　川芎　荆芥去梗,各四两　细辛去芦,一两(别本作:香附子,炒,八两)　防风去芦,一两半　白芷　羌活　甘草爁,各二两

上件为细末,每服二钱,食后茶清调下。常服清头目。

二、原方加减金鉴

(一) 鼻渊(过敏性鼻炎或鼻窦炎)

主症:鼻塞,鼻痒,时而喷嚏频作,头痛,流清涕或有黄涕。

主方:藿香 15g,龙胆 9g,金银花 15g,连翘 15g,白芷 20g,防风 15g,荆芥穗 15g,薄荷 15g,柴胡 15g,羌活 15g,辛夷 10g,苍耳子 7g,蜂房 6g,炙甘草 15g。

加减变化:

1. 鼻塞重者,加蜜麻黄 3~5g。

2. 咳嗽者,加蜜百部 15g、白前 15g。

3. 咽痛者,加山豆根 10g、玄参 15g。

4. 黄涕者,加鱼腥草 20g。

(二) 头痛

主症:头痛,巅顶痛或偏正头痛,常反复发作,时轻时重,可为剧痛、隐痛、胀痛、搏动痛。

主方:川芎 15g,荆芥穗 15g,防风 15g,白芷 20g,薄荷 15g,羌活 15g,柴胡 15g,延胡索 15g,炙甘草 15g。

加减变化:

1. 风寒头痛者,去薄荷,加紫苏叶 15g、生姜 15g。

2. 风热头痛者,去羌活,加菊花 15g、钩藤 15g、夏枯草 15g、蔓荆子 15g、龙胆 8g。

3. 寐差者,加炒酸枣仁 30g、首乌藤 20g、石菖蒲 7g、远志 15g。

4. 伴哮喘者,加蜜麻黄 3~5g、紫苏子 15g、蝉蜕 15g。

5. 项背僵硬者,加葛根 15g。

6. 血压高者,加钩藤 15g、天麻 15g、夏枯草 15g、杜仲 15g、菊花 15g。

按语: 苍耳子、蜂房有肝毒性,不可长用、重用。麻黄可引起心悸,应蜜制,不可量大,多用 3~5g。

三、临床应用举例

(一) 鼻渊(过敏性鼻炎或鼻窦炎)

案 1:张某,女,66 岁。初诊:2006 年 8 月 29 日。

症状:鼻塞、流清涕,打喷嚏,伴口干苦,纳寐可,二便可。

处方:藿香 15g,龙胆 7g,金银花 15g,连翘 15g,白芷 20g,防风 15g,荆芥穗 15g,薄荷 15g,柴胡 15g,羌活 15g,辛夷 10g,苍耳子 7g,蜂房 6g,炙甘草 15g。5 剂。

用法:每剂药物水煎至 450ml,每次 150ml,于早、晚饭后 10 分钟温服。

二诊:9 月 5 日。症状白天减轻,现仅有鼻塞、鼻痒明显,但夜间症状较重。

处方:用 8 月 29 日方,加蜜麻黄 5g,7 剂,用法同前。

三诊:9 月 15 日。诸症好转,口干、咽干。

处方:用 9 月 5 日方,加玄参 10g,10 剂,用法同前。

四诊:9 月 30 日。诸症基本消失。

处方:用 9 月 15 日方,5 剂,用法同前。

案 2:李某,男,29 岁。初诊:2007 年 5 月 19 日。

症状:鼻塞,流黄涕,打喷嚏,头痛,纳寐可,二便可。

处方:藿香 15g,龙胆 6g,金银花 15g,连翘 15g,白芷 20g,防风 15g,荆芥穗 15g,薄荷 15g,柴胡 15g,羌活 15g,辛夷 10g,苍耳子 7g,蜂房 6g,川芎 15g,炙甘草 15g,蜜麻黄 7g。7 剂。

用法:每剂药物水煎至 450ml,每次 150ml,于早、晚饭后 10 分钟温服。

二诊:6 月 2 日。头痛好转,现偶有鼻塞、鼻流黄涕。

处方： 用5月19日方，去川芎，加黄芩10g，5剂，用法同前。

三诊： 6月16日。诸症好转，鼻塞改善，无黄涕。

处方： 用5月19日方，5剂，用法同前。

四诊： 7月21日。鼻塞、喷嚏又发作。

处方： 用6月2日方，5剂，用法同前。

案3：任某，女，40岁。初诊：2009年4月23日。

症状： 鼻塞，闻异味后加重，偶伴鼻出血，口疮，口周脱皮，纳寐可，二便可。既往史：过敏性鼻炎5年。

处方： 藿香15g，龙胆6g，金银花15g，连翘15g，白芷20g，防风15g，荆芥穗15g，薄荷15g，柴胡15g，羌活15g，生石膏20g（先煎），栀子15g，生地黄15g，辛夷10g，苍耳子7g，蜂房6g，玄参15g，仙鹤草20g，炙甘草15g。7剂。

用法： 每剂药物水煎至450ml，每次150ml，于早、晚饭后10分钟温服。

二诊： 5月5日。症状均好转，已无鼻出血，口唇周围脱皮减少。

处方： 用4月23日方，5剂，用法同前，巩固疗效。

案4：马某，女，50岁。初诊：2020年9月8日。

症状： 鼻塞、流鼻涕、咳嗽，伴头痛、咽痛，纳寐可，二便可。

处方： 藿香15g，龙胆6g，川芎15g，防风15g，荆芥穗15g，蝉蜕10g，紫苏子15g，辛夷10g，薄荷15g，白芷20g，羌活15g，苍耳子7g，蜂房6g，金银花15g，连翘15g，蜜百部15g，白前15g，山豆根10g，柴胡15g，玄参15g，炒白术15g，炙甘草15g。5剂。

用法： 日1剂，水煎至450ml，每次150ml，于早、晚饭后10分钟温服。

二诊： 9月15日。诸症好转。

处方： 用9月8日方，7剂，用法同前。

案5：赵某，男，13岁。初诊：2020年9月26日。

症状： 鼻塞流涕，胃胀纳呆，寐可，大便溏，小便可。既往史：过敏性鼻炎。

处方： 龙胆6g，藿香15g，川芎15g，荆芥15g，防风15g，薄荷10g，羌活15g，苍耳子7g，蜂房6g，辛夷10g，蜜百部15g，白前15g，蜜麻黄3g，金银花15g，连翘15g，炒白术20g，茯苓20g，山药20g，白芷15g，广木香7g（后下），砂仁15g（后下），炙甘草15g。7剂。

用法： 每剂药物水煎至450ml，每次150ml，于早、晚饭后10分钟温服。

二诊： 10月8日。诸症好转。

处方： 用9月26日方，10剂，用法同前，巩固疗效。

（二）头痛

案 1：张某，女，66 岁。初诊：2018 年 12 月 10 日。

症状：头痛 4 年，痛及眼眶，偶有恶心呕吐，耳鸣，寐差纳可，二便可。

处方：川芎 15g，荆芥穗 15g，防风 15g，白芷 15g，薄荷 10g，羌活 15g，柴胡 15g，延胡索 15g，栀子 15g，石菖蒲 7g，远志 15g，葛根 15g，炒酸枣仁 30g，首乌藤 20g，天麻 10g，钩藤 15g（后下），菊花 15g，炙甘草 15g。5 剂。

用法：每剂药物水煎至 450ml，每次 150ml，于早、晚饭后 10 分钟温服。

二诊：12 月 17 日。上述症状略好转，仍感头痛、耳鸣。

处方：用 12 月 10 日方，加车前子 15g（包煎）、磁石 20g（先煎）、通草 7g、蔓荆子 10g，3 剂，用法同前。

三诊：12 月 21 日。诸症好转，伴有口苦。

处方：用 12 月 17 日方，加龙胆 6g、藿香 10g，3 剂，用法同前。

案 2：韩某，男，12 岁。初诊：2020 年 10 月 15 日。

症状：头痛，鼻塞、喷嚏，时有拘急收紧感，伴恶风畏寒，纳寐可，二便可。

处方：川芎 6g，荆芥穗 6g，防风 6g，白芷 7g，薄荷 6g，羌活 6g，柴胡 7g，延胡索 7g，当归 6g，炒白芍 6g，香附 6g，炙甘草 6g。3 剂。

用法：每剂药物水煎至 450ml，每次 150ml，于早、晚饭后 10 分钟温服。

二诊：10 月 22 日。头痛减轻，鼻塞、喷嚏好转，无恶风畏寒。

处方：用 10 月 15 日方，加龙胆 8g，3 剂，用法同前。

三诊：10 月 29 日。诸症好转。

处方：用 10 月 22 日方，3 剂，用法同前。

案 3：宛某，女，60 岁。初诊：2020 年 1 月 5 日。

症状：头面部短暂性撕裂样剧痛，反复发作，伴睡眠不佳，口腔溃疡，纳可，二便可。西医诊断：三叉神经痛。

处方：川芎 15g，荆芥穗 15g，防风 15g，白芷 15g，薄荷 10g，羌活 15g，柴胡 15g，延胡索 15g，葛根 15g，炒酸枣仁 30g，首乌藤 20g，石菖蒲 7g，远志 15g，生地黄 15g，通草 7g，竹叶 10g，黄连 3g，炙甘草 15g。5 剂。

用法：每剂药物水煎至 450ml，每次 150ml，于早、晚饭后 10 分钟温服。

二诊：1 月 12 日。头面部疼痛减轻。

处方：用 1 月 5 日方，5 剂，用法同前。

三诊：1 月 19 日。症状明显好转，口腔溃疡愈合。

处方：用 1 月 5 日方，5 剂，用法同前。

案 4: 鲍某,男,32 岁。初诊:**2020 年 8 月 29 日。**

症状:头痛,鼻塞,偶有哮喘发作伴有荨麻疹出现,纳寐可,二便可。

处方:龙胆 6g,藿香 15g,川芎 15g,荆芥穗 15g,防风 15g,白芷 15g,薄荷 10g,羌活 15g,苍耳子 7g,蜂房 6g,辛夷 10g,蜜麻黄 5g,柴胡 15g,延胡索 15g,紫苏子 15g,蝉蜕 10g,金银花 15g,连翘 15g,炙甘草 15g。5 剂。

用法:每剂药物水煎至 450ml,每次 150ml,于早、晚饭后 10 分钟温服。

二诊:9 月 8 日。头痛、鼻塞减轻,仍有哮喘和荨麻疹发作。

处方:用 8 月 29 日方,去白芷、薄荷、羌活、苍耳子、蜂房、辛夷、延胡索,加生石膏 15g(先煎)、牛蒡子 10g、苦参 7g、知母 15g、通草 7g、当归 15g、生地黄 15g、赤芍 15g、牡丹皮 15g、白鲜皮 10g、鱼腥草 20g,5 剂,用法同前。

三诊:9 月 15 日。诸症好转。

处方:用 9 月 8 日方,5 剂,用法同前。

案 5: 李某,男,57 岁。初诊:**2020 年 10 月 21 日。**

症状:头胀痛,以两侧为主,偶有胃胀,纳可,寐差梦多,二便可。

处方:川芎 15g,荆芥穗 15g,防风 15g,薄荷 10g,白芷 15g,羌活 15g,柴胡 15g,延胡索 15g,钩藤 15g(后下),菊花 15g,夏枯草 15g,石菖蒲 15g,远志 15g,首乌藤 15g,砂仁 15g(后下),茯苓 15g,炒白术 15g,山药 15g,炙甘草 15g。5 剂。

用法:每剂药物水煎至 450ml,每次 150ml,于早、晚饭后 10 分钟温服。

二诊:10 月 28 日。诸症减轻,仍多梦、胃胀。

处方:用 10 月 21 日方,加炒酸枣仁 30g、佛手 15g,5 剂,用法同前。

案 6: 毛某,男,18 岁。初诊:**2020 年 4 月 18 日。**

症状:头痛时作,连及项背,偶有鼻塞、咳嗽、胃胀,纳寐可,小便可,大便溏。

处方:龙胆 6g,藿香 15g,川芎 15g,荆芥 15g,防风 15g,薄荷 10g,羌活 15g,苍耳子 7g,蜂房 6g,辛夷 10g,蜜百部 15g,白前 15g,蜜麻黄 3g,金银花 15g,连翘 15g,炒白术 20g,茯苓 20g,山药 20g,白芷 15g,广木香 7g(后下),陈皮 15g,砂仁 15g(后下),柴胡 15g,延胡索 6g,炙甘草 15g。7 剂。

用法:每剂药物水煎至 450ml,每次 150ml,于早、晚饭后 10 分钟温服。

二诊:4 月 27 日。诸症好转。

处方:用 4 月 18 日方,3 剂,用法同前,巩固疗效。

四、方论选录

张秉成:"治风邪上攻,留而不去,则成头风。或偏或正,作止无时。盛则憎寒壮热,或肝风上乘,头目晕眩等证。夫头痛久而不愈,即为头风。头风久必害眼者,以目为肝窍,风气通于肝,若风热相灼,则肝肾所聚之精华渐致耗损,故目亦渐致失明。斯时如不先去风热,徒与滋水柔肝,无益也。故以薄荷之辛香,能清利头目,搜风散热者,以之为君;川芎、荆芥皆能内行肝胆,外散风邪,其辛香走窜之性,用之治上,无往不宜,故以为臣;羌防散太阳之风,白芷散阳明之风,以病在于巅,惟风可到也,以之为佐;细辛宣邪达窍,甘草和药缓中,茶性苦寒,能清上而降下,以之为使也。食后服者,欲其留恋于上,勿使速下耳。"(《成方便读》)

汪昂:"此足三阳药也。羌活治太阳头痛,白芷治阳明头痛,川芎治少阳头痛,细辛治少阴头痛,防风为风药卒徒,皆能解表散寒,以风热在上,宜于升散也。头痛必用风药者,以巅顶之上,惟风可到。薄荷、荆芥并能消散风热,清利头目,故以为君,同诸药上行,以升清阳而散郁火。加甘草者,以缓中也。用茶调者,茶能上清头目也。"(《医方集解》)

费伯雄:"轻扬解表,三阳并治。兼用细辛,并能散寒。惟虚人宜去此一味。盖细辛善走,诚恐重门洞开,反引三阳之邪内犯少阴。此不可以不虑也。"(《医方论》)

五、原方方歌与趣味记忆

【方歌】川芎茶调散荆防,辛芷薄荷甘草羌;
　　　　目昏鼻塞风攻上,正偏头痛悉能康。

【趣味记忆】薄荷老戒放枪,穷仔细。

【对照】　　薄荷老芥防羌,芎芷细。

六、原方证治方解

【证治分析】

风邪头痛证

偏正头痛或颠顶作痛,目眩——风邪外袭循经上扰头目,阻遏清阳之气
　　　　恶寒发热——风邪外袭,正邪交争
　　　　　　鼻塞——肺气不利
　　　　舌苔薄白,脉浮——风邪袭表之体征

风邪外袭,循经上扰头目

【方解】

疏风止痛

君——川芎——辛温升散之品,善祛风活血止痛,为治头痛要药,尤善治
　　　　　　少阳、厥阴经之头痛
臣——薄荷、荆芥——善能祛风止痛,并能清利头目
佐——羌活——善治太阳经头痛
　　　白芷——善治阳明经头痛
　　　此两味药,共同疏风止痛。
　　　细辛——善治少阴经头痛,且能散寒
　　　防风——辛散上部之风邪
　　　清茶——苦凉,既可上清头目,又能制约风药过于温燥升散
使——甘草——益气和中调药

七、现代药理研究

1. 抗炎、抗氧化损伤作用　川芎茶调散可抑制水肿、肉芽组织增生及炎性渗出。

2. 对神经系统的作用　川芎茶调散可扩张脑血管、降低脑血管阻力,增加脑血流量,改善脑缺血,改善脑膜微循环障碍,并能镇痛、镇静、解热及抗惊厥。

3. 对心脏、血管及血液流变学的作用　川芎茶调散可明显扩张冠脉,增加冠脉血流,增强心肌收缩力,抑制心肌细胞凋亡,保护缺血性心肌,并能降血压和改善微循环;对多种原因诱发的血小板聚集均有抑制作用,可直接激活纤溶酶原,降低血浆黏滞度,抑制血栓形成,具有抗血栓、抗动脉硬化作用。

八、一般临床运用

1. 用方要点　本方为主治风邪头痛的常用方剂,临床应用以头痛、鼻塞、舌苔薄白、脉浮为辨证要点。

2. 现代运用

(1)呼吸系统疾病:普通感冒、流行性感冒、鼻窦炎、过敏性鼻炎。

(2)神经系统疾病:偏头痛、血管性头痛、神经性头痛、内耳眩晕、三叉神经痛。

(3)其他:鼻息肉、荨麻疹、额窦炎等。

九、附方

菊花茶调散(《医方集解》):治头目风热。

薄荷八钱　　川芎　　荆芥各四钱　　羌活　　白芷　　甘草炙,各一钱　　防风钱半　　细辛一钱　　菊花一钱　　僵蚕三分

每三钱,食后茶调服。

按:本方由川芎茶调散加菊花、僵蚕而成,具有疏散风热、清利头目功效;主治风热上攻,头晕目眩及偏正头痛;如风热偏胜,可去细辛、羌活,加入蔓荆子、钩藤以加强疏散风热的作用。本方与川芎茶调散同治外感风邪头痛,但本方所治头痛,以偏于风热者为宜,而川芎茶调散则多用治头痛而偏于风寒者。

苍耳散(《重订严氏济生方》):治鼻流浊涕不止,名曰鼻渊。

辛夷仁半两　　苍耳子炒,二钱半　　香白芷一两　　薄荷叶半钱

上并晒干,为细末,每服二钱,用葱茶清,食后调服。

按:本方具有疏风止痛、通利鼻窍功效,主治风邪上攻之鼻渊,症见鼻塞、流浊涕、不辨香臭、前额头痛等。慢性鼻炎、鼻窦炎及过敏性鼻炎等证属风邪所致者,均可使用本方加减;若偏于热者,可加黄芩、连翘等清热之品;若偏于寒者,可加细辛、防风、藁本等以散寒。

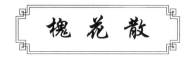

槐花散

一、原方

槐花散(《普济本事方》): 治肠风、脏毒。

槐花炒　柏叶烂杵,焙　荆芥穗　枳壳去瓤,细切,麸炒黄

上修事了,方秤等分,细末,用清米饮调下二钱,空心食前服。

二、原方加减金鉴

便血

主症: 因外痔、内痔、肛裂(大便头干)、慢性痢疾、慢性结肠炎、结肠息肉等疾病,患者出现便血。

主方: 槐花 20g,荆芥穗 15g,枳壳 15g,仙鹤草 20g,蒲公英 15g,侧柏炭 15g,炒白芍 15g,香附 10g,防风 15g,炒白术 15g,陈皮 15g,炙甘草 15g。

加减变化:

1. 若大便干燥者,加生大黄 7g(后下)。

2. 有脓血便者,加黄连 5g、黄柏 7g、秦皮 15g、白头翁 15g。

3. 若里急后重者,加槟榔片 15g、广木香 10g(后下)。

4. 若便血较多者,荆芥穗可改用荆芥炭 15g,并加黄芩炭 3~9g、地榆炭 15g、棕榈炭 15g、三七粉 4.5g(分 3 次冲服)。

5. 若便血日久血虚者,可加熟地黄 15g、当归 15g。

三、临床应用举例

便血

案 1: 朱某,男,36 岁。初诊: 2005 年 2 月 22 日。

症状: 大便带血 2 年,伴大便干燥,肛门周围疼痛。

处方: 槐花 20g,侧柏叶 15g,荆芥穗 15g,枳壳 15g,仙鹤草 20g,地榆炭

15g,蒲公英 15g,紫花地丁 15g,金银花 20g,炒白芍 15g,决明子 15g,玄参 15g,麦冬 15g,香附 15g,炙甘草 15g。10 剂。

用法:日 1 剂,水煎至 450ml,每次 150ml,于早、晚餐后 10 分钟温服。

二诊:3 月 13 日。大便干燥缓解,大便仍带血,肛门周围疼痛减轻。

处方:用 2 月 22 日方,去玄参、麦冬、决明子,加三七粉 4.5g(分 3 次冲服),7 剂,用法同前。

案 2:赵某,女,33 岁。初诊:**2005 年 3 月 18 日**。

症状:大便干燥,大便头干,便后带血。

处方:槐花 20g,枳壳 15g,柴胡 15g,炒白芍 15g,川芎 15g,广木香 7g(后下),陈皮 15g,玄参 15g,麦冬 15g,生地黄 15g,蒲公英 15g,仙鹤草 20g,侧柏炭 15g,杏仁 15g,决明子 15g,当归 15g,炙甘草 15g。10 剂。

用法:日 1 剂,水煎至 450ml,每次 150ml,于早、晚餐后 10 分钟温服。

二诊:4 月 6 日。大便干燥、大便头干减轻,便后仍带血。

处方:用 3 月 18 日方,去决明子,加地榆炭 15g,5 剂,用法同前。

三诊:4 月 13 日。诸症缓解。

处方:用 4 月 6 日方,3 剂,用法同前,以巩固疗效。

案 3:秦某,男,34 岁。初诊:**2008 年 2 月 17 日**。

症状:大便难,便头干,便带鲜血。查体:肛周 8 点位置有一小指甲大小皮丘疹、色红(痔核)。

处方:槐花 20g,侧柏叶 20g,荆芥穗 15g,枳壳 15g,蒲公英 20g,紫花地丁 20g,赤芍 20g,牡丹皮 20g,大黄 7g(后下),玄参 15g,仙鹤草 20g,金银花 15g,连翘 15g,栀子 15g,陈皮 15g,炙甘草 15g。5 剂。

用法:日 1 剂,水煎至 450ml,每次 150ml,于早、晚餐后 10 分钟温服。

复诊:2 月 24 日。大便头干减轻,大便带鲜血亦减轻。

处方:用 2 月 17 日方,5 剂,用法同前。

三诊:3 月 2 日。大便头干及带血已好,痔核消失。

处方:用 2 月 17 日方,5 剂,用法同前。

四、方论选录

张秉成:"肠风者,下血新鲜,直出四射,皆由便前而来,或风客肠中,或火淫金燥,以致灼伤阴络,故血为之逼入肠中而疾出也。脏毒者,下血瘀晦,点滴而下,无论便前便后皆然,此皆由于湿热蕴结,或阴毒之气,久而酿成,以致守常之血,因留着之邪溃裂而出,则渗入肠中而泄矣。然二者之血,与痔漏之血,各自不同。肠风、脏毒之血出于肠脏之间,痔漏之血出于肛门蚀孔处,治法亦稍有异同也。槐花禀天地至阴之性,疏肝泻热,能凉大肠;侧柏叶生而向西,禀金兑之气,苦寒芳香,能入血分,养阴燥湿,最凉血分之热;荆芥散瘀搜风;枳壳宽肠利气。四味所入之处,俱可相及,宜乎肠风、脏毒等病,皆可治耳。"(《成方便读》)

吴崑:"肠风、脏毒下血,此方主之。槐花、侧柏能凉大肠之血,荆芥、枳壳能疗大肠之风,风热相搏者治之良。"(《医方考》)

费伯雄:"槐花散寒凉太过,肠风下血,中气必虚,再用阴寒,血更凝结,方中去柏叶,加参、术、当归、陈皮、甘草,庶有瘳乎。"(《医方论》)

五、原方方歌与趣味记忆

【方歌】槐花散用治肠风,侧柏荆芥枳壳充;

为末等分米饮下,清肠凉血逐风功。

【趣味记忆】百岁之槐。

【对照】　柏穗枳槐。

六、原方证治方解

【证治分析】

肠风或脏毒

便前出血或便后出血,粪中带血,痔疮出血,血色鲜红或晦暗——风热或湿热毒邪壅遏肠道血分,血渗肠道

舌红苔黄,脉数——风邪热毒为患之体征

【方解】

清肠止血　疏风行气

君——槐花——苦寒,善清大肠湿热,凉血止血

臣——侧柏叶——苦涩性寒,清热凉血,燥湿收敛,与槐花相合加强凉
血止血之功

佐使——荆芥穗——辛散疏风,微温不燥,炒黑入血分,与上药相配,疏风
止血

枳壳——宽肠行气,顺遂肠胃腑气下行

七、现代药理研究

1. 抗病原微生物作用　槐花散可抑制皮肤真菌、细菌、病毒等,对金黄色

葡萄球菌抑制作用最强。

2. 对胃肠道的作用 槐花散可双向调节胃肠平滑肌,既能兴奋又能抑制平滑肌,使肠功能恢复正常;并能降低平滑肌张力和胃蛋白酶活性,抑制胃酸分泌,具有抗胃溃疡作用。

3. 对免疫功能的作用 槐花散对多种原因所致炎症均有抑制作用,亦可抑制免疫性炎症。

4. 对心脏、血管及血液流变学的作用 槐花散可降血压、扩张冠状动脉、增强心肌收缩力和增加心输出量,改善心肌循环,减少血管通透性,增强毛细血管韧性、预防冠状动脉粥样硬化,并能降血脂和抗动脉硬化;还可显著缩短动物凝血酶原时间、凝血酶时间、部分凝血酶原时间、血浆复钙时间和优球蛋白溶解时间,并能抑制纤溶活性,有显著的凝血和止血作用。

八、一般临床运用

1. 用方要点 本方为治疗热证便血的常用方剂,临床应用以大便带血、血色鲜红或晦暗污浊、舌红、脉数为辨证要点。

2. 现代运用 适用于痔疮、结肠炎、肠癌、阿米巴痢疾所致便血。

九、附方

槐角丸(《太平惠民和剂局方》):治五种肠风泻血:粪前有血,名外痔;粪后有血,名内痔;大肠不收,名脱肛;谷道四面弩肉如奶,名举痔;头上有乳,名瘘。并皆治之。

槐角去枝梗,炒,一斤　地榆　当归酒浸一宿,焙　防风去芦　黄芩　枳壳去瓤,麸炒,各半斤

上为末,酒糊丸,如梧桐子大,每服三十丸,米饮下,不拘时候。此药治肠风疮内小虫,里急下脓血,止痒痛,消肿聚,驱湿毒,久服永除病根。

按:槐角丸中配伍了地榆、黄芩、当归,即清肠止血作用强于槐花散,且兼以养血和血,故主治风热湿毒壅遏大肠程度较重,便血量多的肠风、痔疮等。本方药性寒凉,只宜暂用,不可久服;中医辨证属血热者宜用。

五味消毒饮、黄连解毒汤

一、原方

(一) 五味消毒饮

五味消毒饮(《医宗金鉴》):又有红丝疔,发于手掌及骨节间,初起形似小疮,渐发红丝,上攻手膊,令人寒热往来,甚则恶心呕吐,治迟者,红丝攻心,常能坏人。又有暗疔,未发而腋下先坚肿无头,次肿阴囊睾丸,突兀如箸头,令人寒热拘急,焮热疼痛。又有内疔,先发寒热腹痛,数日间,忽然肿起一块如积者是也。又有羊毛疔,身发寒热,状类伤寒,但前心、后心有红点,又如疹形,视其斑点,色紫黑者为老,色淡红者为嫩。以上诸证,初起俱宜服蟾酥丸汗之;毒势不尽,憎寒壮热仍作者,宜服五味消毒饮汗之。

金银花三钱　野菊花　蒲公英　紫花地丁　紫背天葵子各一钱二分。

水二盅,煎八分,加无灰酒半钟,再滚二三沸时,热服。渣,如法再煎服,被盖出汗为度。

(二) 黄连解毒汤

黄连解毒汤(《肘后备急方》):黄连三两,黄柏、黄芩各二两,栀子十四枚。水六升,煎取二升,分再服,治烦呕不得眠。

二、原方加减金鉴

(一) 蜂窝织炎

主症:初起无头,红肿蔓延成片,中央明显,四周较淡,边界不清,灼热疼痛,有的 3~5 天后中央色褐腐溃,周围湿烂,全身症状明显。

主方:金银花 15g,紫花地丁 15g,野菊花 10g,蒲公英 15g,黄芩 7g,黄连 5g,栀子 15g,生甘草 15g。

加减变化:

1. 乏力者,加党参 20g、炙黄芪 20g。

2. 胃不适者,加广木香 7g(后下)、陈皮 15g、砂仁 15g(后下)。

(二) 疔毒

主症:患处有粟粒样脓头,或痒或麻,渐红肿热痛,但多根深坚硬、形如钉钉。

主方:野菊花 10g,天葵子 10g,金银花 15g,蒲公英 15g,栀子 15g,黄连 5g,黄芩 7g,黄柏 7g,生甘草 15g。

加减变化:

1. 疼痛者,加延胡索 15g,严重者加三七粉 4.5g(分 3 次冲服)。

2. 乏力者,加党参 20g、炙黄芪 20g。

3. 寐差者,加石菖蒲 7g、远志 15g、炒酸枣仁 30g、首乌藤 20g。

(三) 鼻窦癌

主症:鼻塞,鼻涕呈脓血性,甚至伴有面额疼痛、头痛等症状。

主方:金银花 15g,连翘 15g,荆芥穗 15g,防风 15g,藿香 15g,白芷 15g,薄荷 10g(后下),羌活 15g,炙甘草 15g,半枝莲 20g,白花蛇舌草 20g,蜂房 7g。

加减变化:

1. 烦躁易怒者,加柴胡 15g、栀子 15g。

2. 鼻塞者,加辛夷 10g(包煎)、苍耳子 7g。

3. 流黄涕者,加鱼腥草 20g。

4. 流鼻血者,加仙鹤草 20g、三七粉 6g(分 3 次冲服)。

三、临床应用举例

(一) 蜂窝织炎

邵某,女,25 岁。初诊:2019 年 6 月 10 日。

症状:双腋窝处红肿、灼热疼痛 2 天,伴周身乏力,胃胀纳差,寐尚可,二便可。西医诊断:蜂窝织炎。

处方:金银花 10g,紫花地丁 10g,野菊花 10g,蒲公英 10g,白芷 10g,黄芩 6g,黄连 6g,栀子 10g,炙黄芪 15g,当归 10g,川芎 10g,赤芍 10g,党参 20g,广木香 6g(后下),陈皮 15g,砂仁 10g(后下),茯苓 20g,生甘草 10g。5 剂。

用法:每剂药物水煎至 450ml,每次 150ml,于早、晚饭后 10 分钟温服。

二诊:6 月 17 日。疼痛、乏力、胃胀纳差缓解,仍有红肿、灼热。

处方:用 6 月 10 日方,加鱼腥草 15g,5 剂,用法同前。

三诊:6 月 24 日。诸症减轻。查体:腋下仍有结节,触痛(+)。

处方:用 6 月 17 日方,加连翘 10g,7 剂,用法同前。

四诊：7月4日。症状明显好转。

处方：用6月24日方,5剂,用法同前。

(二) 疔毒

王某,男,79岁。初诊:**2021年8月20日**。

症状：左手中指疔毒,疼痛肿胀,项强,纳寐尚可,便秘、4~5天1次,小便可。

处方：野菊花10g,天葵子10g,金银花10g,蒲公英10g,栀子15g,黄连5g,黄芩10g,黄柏5g,香附15g,陈皮15g,砂仁15g(后下),柴胡15g,延胡索15g,葛根15g,羌活15g,生甘草15g。3剂。

用法：每剂药物水煎至450ml,每次150ml,于早、晚饭后10分钟温服。

二诊：8月25日。手指疔毒未再增长,且略有回缩,便秘改善。

处方：用8月20日方,5剂,用法同前。

(三) 鼻窦癌

郭某,男,50岁。初诊:**2019年4月1日**。

症状：鼻塞流涕,纳寐可,二便可。西医诊断:鼻窦癌。

处方：荆芥穗15g,防风15g,金银花15g,连翘15g,鱼腥草20g,蜂房6g,藿香15g,白芷15g,薄荷10g(后下),羌活15g,辛夷10g(包煎),苍耳子7g,半枝莲15g,白花蛇舌草20g,龙胆6g,栀子15g,柴胡15g,炙甘草15g。5剂。

用法：每剂药物水煎至450ml,每次150ml,于早、晚饭后10分钟温服。

二诊：4月8日。诸症好转。

处方：用4月1日方,7剂,用法同前。

三诊：4月17日。诸症好转,略有口干。

处方：用4月8日方,加石斛15g,5剂,用法同前。

四诊：4月24日。诸症好转,口干减轻。

处方：用4月17日方,7剂,用法同前。

五诊：5月8日。鼻塞好转,有鼻痛伴黄色浓稠鼻涕。

处方：用4月24日方,去荆芥穗、薄荷、辛夷、苍耳子,加延胡索15g、黄芩10g,10剂,用法同前。

六诊：5月22日。诸症好转。

处方：用5月8日方,加山慈菇10g,5剂,用法同前。

七诊：6月5日。诸症好转,仍有黄色浓稠鼻涕。

处方：用5月22日方,加蒲公英15g、紫花地丁15g、炒白芍10g、天葵子15g,5剂,用法同前。

四、方论选录

（一）五味消毒饮

成都中医学院（现成都中医药大学）："金银花清热解毒，消痈散结；紫花地丁、紫背天葵清热解毒，为治疗毒、疮疖常用药；野菊花、蒲公英清热解毒，消散痈结。所用药物，均为强有力的解毒药，是有名的清热解毒剂。"（《中医方剂学》）

山东中医学院（现山东中医药大学）："方中紫花地丁、天葵子为治疗疗毒的要药，亦可通用于痈疮肿毒为主药；银花、公英、野菊花均能清热解毒，消散痈肿，为辅佐药。各药合用，其清热解毒之力更强。或加黄酒少量以助药势，通行血脉为使，可加强消散作用。"（《中药方剂学》）

段富津主编《方剂学》认为：痈疮疗毒多由脏腑蕴热，火热结聚。故治用清热解毒为主，以便积热火毒清解消散。方以银花两清气血热毒为主；紫花地丁、紫背天葵、蒲公英、野菊花均各有清热解毒之功，配合使用，其清热之力尤强，并能凉血散结以消肿痛。加酒少量是行血脉以助药效。

（二）黄连解毒汤

张秉成："治一切火邪。表里俱盛，狂躁烦心、口燥咽干、大热干呕、错语不眠、吐血衄血、热盛发斑等证。汪切庵曰：毒者，即火邪之盛也。邪入于阳则狂，心为热所扰则烦，躁则烦之盛也。口燥咽干，火盛津枯也。干呕者，热毒上冲也。错语者，热毒其神也。不眠者，热盛而阴不静也。至于吐衄发斑等证，热攻入胃，逼血妄行也。此皆六淫火邪，充斥上下表里，有实无虚之证。故治法非缓剂可以了事者。黄芩清上焦之火；黄连清中焦之火；黄柏清下焦之火；栀子泻三焦之火。从心肺之分，屈曲下行，由小肠膀胱而出。盖四味皆大苦大寒之药，清其亢甚之火，而救其欲绝之水也。然非实热，不可轻投耳。"（《成方便读》）

吴崑："阳毒上窍出血者，此方主之。治病必求其本，阳毒上窍出血则热为本、血为标，能去其热则血不必治而自归经矣，故用连、芩、栀、柏苦寒解热之物以主之。然惟阳毒实火用之为宜，若阴虚之火则降多亡阴，苦从火化而出血益甚，是方在所禁矣。"（《医方考》）

五、原方方歌与趣味记忆

（一）五味消毒饮

【方歌】五味消毒疗诸疗，银花野菊蒲公英；

紫花地丁天葵子,煎加酒服效非轻。

【趣味记忆】花花公子拜天地。

【对照】　　花花公紫背天地。

(二)黄连解毒汤

【方歌】黄连解毒汤四味,黄芩黄柏栀子备;

躁狂大热呕不眠,吐衄斑黄此方魁。

【趣味记忆】秦连山黄柏解毒。

【对照】　　芩连山黄柏解毒。

六、原方证治方解

(一)五味消毒饮

【证治分析】

火毒结聚的疮痈疔毒

初起局部红肿热痛或发热恶寒,各种疔毒,疮形如粟,坚硬根深,状如铁钉,舌红苔黄,脉数——热毒蕴蒸肌肤,气血凝滞经络

【方解】

清热解毒　消散疔疮

君——金银花——清气血热毒

臣——紫花地丁、蒲公英、紫背天葵、野菊花——清热解毒,清热之力尤强,
并能凉血散结,消肿痛

佐使——少量酒——行血脉,以助药效

(二)黄连解毒汤

【证治分析】

三焦火毒证

在里——大热烦躁,错语不眠——火毒充斥于里,热扰心神

口燥咽干——热灼津伤

在表——热盛发斑——热伤肌表脉络,血溢肌肤

黄疸——湿热郁蒸

痈疡疔毒——火毒热壅肌肉

在上——吐血、衄血——血为热迫,随火上逆

在下——身热下利——热下迫大肠

小便黄赤——热扰膀胱

舌红苔黄,脉数有力——火毒炽盛之体征

实热火毒充斥三焦上下表里

【方解】

泻火解毒

君——黄连——苦寒,泻心火于上焦,心火得清,诸经之火自平,兼泻胃火
　　　　　　　于中焦

臣——黄芩——清泻肺火于上焦

佐——黄柏——泻下焦之火

使——栀子——通泻三焦之火,导热下行

七、现代药理研究

(一) 五味消毒饮

1. 抗菌作用　五味消毒饮对金黄色葡萄球菌、溶血性链球菌等多种病菌
均有一定的抑制作用,其中金银花、紫花地丁、紫背天葵子还有抑制结核杆菌
的功效。

2. 抗病毒作用　五味消毒饮中的金银花、野菊花具有较强的抗病毒
功效。

3. 增强免疫功能　五味消毒饮可提升免疫活性细胞数量,有利于改善和
提高机体免疫力。

(二) 黄连解毒汤

1. 脑保护作用　黄连解毒汤可增加脑血流量,改善记忆力,保护大脑神
经元。

2. 抗菌、抗炎、镇痛作用　黄连解毒汤可抑制铜绿假单胞菌、大肠杆菌等
常见病菌,也可以通过抑制致炎因子的表达,发挥抗炎作用,并有较好的镇痛
效果。

3. 降脂、降糖、降压作用　黄连解毒汤可增强胰岛素敏感性,改善胰岛素
抵抗及促进胰岛素释放;降低总胆固醇和甘油三酯,纠正异常的脂质代谢;并
能扩血管,降低血压。

4. 抗氧化作用　黄连解毒汤中的多羟基黄铜苷等物质具有抗细胞氧化
作用。

5. 调节肠道菌群作用　黄连解毒汤可以下调大肠埃希菌等有害菌的数
量,对乳酸杆菌等正常菌群无明显影响,通过发挥调节肠道菌群的作用,促进
产生新的、稳定的肠道菌群结构。

八、一般临床运用

(一) 五味消毒饮

1. 用方要点　本方适用于火邪热毒蕴结之疔毒痈疮。临床应用以痈疮，局部红肿热痛，或各种疔毒，疮形如粟，坚硬根深，其状如钉，舌红脉数为辨证要点。

2. 现代运用

(1)外科感染性疾病：急性乳腺炎、化脓性胆管炎、阑尾炎、脉管炎性疾病、急性胆囊炎、急性乳腺炎。

(2)眼科疾病：结膜炎。

(3)泌尿系统疾病：肾盂肾炎、膀胱炎、肾周脓肿、肾小球肾炎。

(4)耳鼻喉科疾病：化脓性扁桃体炎。

(5)皮肤科疾病：疔、痈、丹毒、蜂窝织炎、带状疱疹、痤疮。

(二) 黄连解毒汤

1. 用方要点　本方在临床上用于治疗一切火毒壅盛于三焦之证；临床应用以高热烦躁，口燥咽干，舌红苔黄，脉数有力为辨证要点。只要有上述见症，不论内外科疾病，皆可应用。

2. 现代运用

(1)外科感染性疾病：败血症、脓毒血症、疔疮、肾盂肾炎。

(2)传染性疾病：痢疾、中毒性细菌性痢疾、流行性脑脊髓膜炎、流行性乙型脑炎。

(3)呼吸系统疾病：肺炎。

(4)消化系统疾病：肝炎。

(5)皮肤科疾病：脓疱疮、带状疱疹、褥疮、湿疹、银屑病。

(6)妇科疾病：盆腔炎、阴道炎、宫颈柱状上皮异位。

(7)五官科疾病：慢性咽喉炎、中耳炎。

九、附方

(一) 五味消毒饮附方

银花甘草汤(《外科十法》)：治肿毒初起时，皆可立消。内服此药，外敷远志膏，一切恶毒，无不消散。但宜早服为妙，倘疮已成脓，无从消散也，必须外溃。

金银花二两　甘草二钱

水煎,清酒冲服。若毒在下焦,加牛膝二钱。

按:本方具有清火解毒功效,主治疮疡热毒、烧伤等。

(二) 黄连解毒汤附方

泻心汤(《金匮要略》):心气不足,吐血、衄血,泻心汤主之。

泻心汤方(亦治霍乱):大黄二两　黄连　黄芩各一两

上三味,以水三升,煮取一升,顿服之。

按:本方治热盛吐衄证。心藏神,主血脉。心火炽盛,扰乱心神于内,迫血妄行于上,故见心烦不安,吐血、衄血。治以泻心汤,取大黄、黄连、黄芩苦寒清泄,直折其热,使火降则血亦自止。本方具有泻火解毒,燥湿泄热功效;主治心胃火炽,迫血妄行,以致吐衄便秘,或三焦积热,目赤口疮,或外科痈肿,属于热毒炽盛者。

银翘散、半夏厚朴汤

一、原方

(一) 银翘散

银翘散（《温病条辨》）：太阴风温、温热、温疫、冬温，初起恶风寒者，桂枝汤主之；但热不恶寒而渴者，辛凉平剂银翘散主之。温毒、暑温、湿温、温疟，不在此例。

连翘一两　银花一两　苦桔梗六钱　薄荷六钱　竹叶四钱　生甘草五钱　芥穗四钱　淡豆豉五钱　牛蒡子六钱

上杵为散，每服六钱，鲜苇根汤煎，香气大出，即取服，勿过煮。肺药取轻清，过煮则味厚而入中焦矣。病重者，约二时一服，日三服，夜一服；轻者，三时一服，日二服，夜一服；病不解者，作再服。

(二) 半夏厚朴汤

妇人咽中如有炙脔，**半夏厚朴汤**主之。（《金匮要略》）

半夏一升　厚朴三两　茯苓四两　生姜五两　干苏叶二两

上五味，以水七升，煮取四升，分温四服，日三夜一服。

二、原方加减金鉴

慢性咽炎

主症：咽部不适感，包括异物感、咽部痒感、烧灼感、干燥感或刺激感，咽哑，还可有微痛感。

主方：玄参10g，金银花15g，连翘15g，山豆根10g，竹叶10g，平贝母10~15g，薄荷10g（后下），牡丹皮15g，牛蒡子10g，桔梗15g，生甘草15g。

加减变化：

1. 咽干严重者，加天花粉15g、石斛15g。

2. 梅核气者，加清半夏15g、厚朴15g、紫苏子15g、茯苓15g。

3. 咳嗽者,加蜜百部 15g、白前 15g、枇杷叶 10g、苦杏仁 15g,伴有喘者再加蜜麻黄 3g、生石膏 10~15g(先煎)。

4. 过敏性咽炎者,加紫苏子 15g、蝉蜕 10g。

5. 咳痰色黄者,加鱼腥草 20g。

6. 伴有扁桃体炎红肿及发热者,加生石膏 15g(先煎)、知母 15g、柴胡 15g。

7. 乏力者,加炙黄芪 20g、党参 20g。

8. 胃不适者,加广木香 7g(后下)、陈皮 15g、砂仁 15g(后下)。

三、临床应用举例

慢性咽炎

案 1:史某,女,67 岁。初诊:2006 年 12 月 9 日。

症状:咽干痛,咽中异物感,耳鸣,耳聋,纳寐可,二便可。

处方:玄参 15g,金银花 15g,连翘 15g,山豆根 10g,生白芍 15g,麦冬 15g,生地黄 15g,平贝母 15g,薄荷 15g(后下),牡丹皮 15g,牛蒡子 15g,清半夏 15g,厚朴 15g,茯苓 15g,紫苏子 15g,生甘草 15g。5 剂。

用法:每剂药物水煎至 450ml,每次 150ml,于早、晚饭后 10 分钟温服。

二诊:12 月 16 日。咽干痛,咽中异物感好转,仍有耳鸣伴心烦。

处方:用 12 月 9 日方,加龙胆 10g、黄芩 10g、栀子 15g,5 剂,用法同前。

案 2:沈某,女,39 岁。初诊:2009 年 5 月 14 日。

症状:咽部干痛,纳寐可,二便可。辅助检查:电子喉镜示声带小结,会厌囊肿。

处方:玄参 15g,金银花 15g,山豆根 10g,麦冬 15g,生地黄 15g,平贝母 15g,薄荷 15g(后下),牡丹皮 15g,夏枯草 15g,香附 15g,川楝子 7g,延胡索 15g,茯苓 15g,炒白术 15g,牛蒡子 15g,桔梗 15g,生甘草 15g。5 剂。

用法:每剂药物水煎至 450ml,每次 150ml,于早、晚饭后 10 分钟温服。

案 3:王某,男,26 岁。初诊:2016 年 4 月 2 日。

症状:咽干咽痒,咳嗽,有黄痰,纳寐可,二便可。

处方:金银花 15g,连翘 15g,山豆根 10g,麦冬 15g,生地黄 15g,玄参 15g,平贝母 10g,薄荷 15g(后下),牡丹皮 15g,牛蒡子 15g,桔梗 15g,蜜百部 15g,白前 15g,鱼腥草 20g,生甘草 15g。5 剂。

用法:每剂药物水煎至 450ml,每次 150ml,于早、晚饭后 10 分钟温服。

二诊:4 月 9 日。症状均缓解。

处方：用 4 月 2 日方,5 剂,用法同前。

案 4：林某,女,72 岁。初诊：2016 年 4 月 7 日。

症状：咽干咽痛,咽部异物感,咳嗽,咳吐黄色痰,纳寐可,二便可。

处方：金银花 15g,连翘 15g,荆芥穗 15g,竹叶 10g,牛蒡子 10g,薄荷 10g(后下),玄参 15g,蜜百部 15g,桔梗 15g,白前 15g,生地黄 15g,麦冬 15g,山豆根 10g,鱼腥草 20g,生甘草 15g。5 剂。

用法：每剂药物水煎至 450ml,每次 150ml,于早、晚饭后 10 分钟温服。

案 5：钱某,女,49 岁。初诊：2018 年 9 月 23 日。

症状：咽干痛,咽痒,咽中异物感,咳吐黄色痰,周身乏力,纳寐尚可,二便可。

处方：金银花 15g,连翘 15g,竹叶 10g,薄荷 7g(后下),荆芥穗 15g,牛蒡子 10g,桔梗 15g,紫苏子 15g,清半夏 7g,厚朴 10g,蝉蜕 10g,茯苓 20g,鱼腥草 20g,玄参 10g,炙黄芪 20g,党参 20g,生甘草 15g。5 剂。

用法：每剂药物水煎至 450ml,每次 150ml,于早、晚饭后 10 分钟温服。

二诊：9 月 30 日。症状较前减轻,仍有黄痰。

处方：用 9 月 23 日方,加败酱草 15g,10 剂,用法同前。

三诊：10 月 14 日。症状均缓解,仍咽痛。

处方：用 9 月 30 日方,加山豆根 15g,5 剂,用法同前。

案 6：刘某,女,33 岁。初诊：2019 年 4 月 23 日。

症状：咽干咽痒,咳嗽,咳吐黄色痰,鼻塞,乏力,胃痛,纳稍欠佳,寐差,二便可。

处方：金银花 10g,连翘 15g,竹叶 10g,牛蒡子 10g,薄荷 10g(后下),玄参 10g,山豆根 10g,鱼腥草 20g,广木香 7g(后下),陈皮 15g,砂仁 15g(后下),紫花地丁 15g,藿香 15g,柴胡 15g,生石膏 15g(先煎),蜜百部 15g,白前 15g,首乌藤 20g,川楝子 7g,生甘草 15g。3 剂。

用法：每剂药物水煎至 450ml,每次 150ml,于早、晚饭后 10 分钟温服。

二诊：4 月 27 日。咽部症状缓解,睡眠改善,偶有反酸、低热。

处方：用 4 月 23 日方,去首乌藤,加黄连 3g、银柴胡 15g,6 剂,用法同前。

四、方论选录

(一) 银翘散

吴鞠通："本方谨遵《内经》'风淫于内,治以辛凉,佐以苦甘;热淫于内,治以咸寒,佐以甘苦'之训王安道《溯洄集》亦有温暑当用辛凉不当用辛温之论,谓仲景之书,为即病之伤寒而设,并未尝为不即病之温暑而设。张凤逵集治暑方,亦有暑病首用辛凉,继用甘寒,再用酸泄酸敛,不必用下之论,皆先得我心者,又宗喻嘉言芳香逐秽之说,用东垣清心凉膈散,辛凉苦甘。病初起,且去入里之黄芩,勿犯中焦;加银花辛凉。芥穗芳香,散热解毒,牛蒡子辛平润肺,解热散结,除风利咽,皆手太阴药也。合而论之……可见病温者,精气先虚。此方之妙,预护其虚,纯然清肃上焦,不犯中下,无开门揖盗之弊,有轻以去实之能,用之得法,自然奏效,此叶氏立法,所以迥出诸家也。"(《温病条辨》)

张秉成:"治风温温热,一切四时温邪,病从外来,初起身热而渴,不恶寒,邪全在表者,此方吴氏《温病条辨》中之首方。所治之温病,与瘟疫之瘟不同,而又与伏邪之温病有别。此但言四时之温邪,病于表而客于肺者,故以辛凉之剂,轻解上焦。银花、连翘、薄荷、荆芥皆辛凉之品,轻扬解散,清利上焦者也;豆豉宣胸化腐,牛蒡利膈清咽,竹叶、芦根清肺胃之热而下达,桔梗、甘草解胸膈之结而上行。此淮阴吴氏特开客气温邪之一端,实前人所未发耳。"(《成方便读》)

(二) 半夏厚朴汤

魏荔彤:"经血未去,受外感风寒之邪,及传变热邪,病仍归于血分。前四条尽其义,纵有未备,亦可类举而推之矣,而妇人之杂病,可续明焉。妇人咽中如有炙脔者,食腥之气上冲也,必胃虚寒而饮食停,饮食停而内热生,内热生而腥臭作,清胃理脾,调气散热,而病愈,主之以半夏厚朴汤,此义也。证似同于男子,而阴血虚热易于得此,微不同也。"(《金匮要略方论本义》)

吴谦:"咽中如有炙脔,谓咽中有痰涎,如同炙肉,咯之不出,咽之不下者,即今之梅核气病也。此病得于七情郁气,凝涎而生。故用半夏、厚朴、生姜,辛以散结,苦以降逆;茯苓佐半夏,以利饮行涎;紫苏芳香,以宣通郁气,俾气舒涎去,病自愈矣。此证男子亦有,不独妇人也。"(《医宗金鉴》)

五、原方方歌与趣味记忆

(一) 银翘散
【方歌】银翘散主风热疴,竹叶荆牛薄荷豉;
　　　　甘桔芦根凉解法,发热咽痛服之瘥。
【趣味记忆】荷梗连根叶似伞,豆花接穗干如牛。
【对照】　　　荷梗连根叶——,豆花芥穗甘—牛。
(二) 半夏厚朴汤
【方歌】半夏厚朴气滞疏,茯苓生姜共紫苏;

加枣同煎名四七,痰凝气滞皆能除。

【趣味记忆】梅核气生下后舒服。

【对照】　　梅核气生夏厚苏茯。

六、原方证治方解

(一) 银翘散

【证治分析】

温病初起

发热,微恶风寒——温病初起,邪从热化

无汗或有汗不畅——卫气被郁,邪客则实,热迫津泄

头痛——风热上犯

咽痛咳嗽——温邪犯肺,喉为肺之门户

口渴——温邪热毒伤津

舌尖红、苔薄白或微黄,脉浮数——邪热袭表伤津之体征

风热袭于肺卫　热毒伤津

【方解】

辛凉透表　清热解毒

君——金银花、连翘——辛凉透表,清热解毒,芳香辟秽

臣——薄荷、牛蒡子——味辛而性凉,疏散风热,清利头目,解毒利咽

　　　荆芥穗、淡豆豉——辛而微温,助君药发散表邪,透热外出

佐——芦根、淡竹叶——清热生津止渴

　　　桔梗——宣肺止咳化痰

使——甘草——调和诸药,护胃安中,合桔梗清利咽喉

(二) 半夏厚朴汤

【证治分析】

梅核气

咽中如有物阻,咳吐不出,吞咽不下——肺胃宣降失常,痰涎内生,痰气郁结于咽喉

或咳——肺失宣降

或呕——胃失和降

胸膈满闷——肝气郁结,经期不疏

苔白润,脉弦滑——痰气郁结之体征

肝气郁结　痰气交阻

【方解】

行气散结　降逆化痰

君——半夏——化痰散结,降逆和胃

臣——厚朴——行气开郁,下气除满,助半夏散结降逆

　　　　　　上述两药合用,化痰滞,行气滞。

佐——茯苓——渗湿健脾,助半夏化痰

　　　生姜——辛温散结,和胃止呕

使——苏叶——芳香疏散,宣肺疏肝,助厚朴行气宽胸,宣通散结

七、现代药理研究

(一) 银翘散

1. 解热、镇痛作用　银翘散能抑制机体体温调控中枢,有很强的退热作用,还可镇痛。

2. 抗菌、抗病毒作用　银翘散有广谱抗菌作用,也有很强的抑制病毒作用。

3. 抗炎、抗过敏作用　银翘散通过增强巨噬细胞对异物进行吞噬发挥抗炎作用,并有抗组胺作用而表现出抗过敏效果。

(二) 半夏厚朴汤

1. 抗抑郁作用　半夏厚朴汤通过调节 5- 羟色胺等神经递质,提高脑内抗氧化酶的活性,从而缓解抑郁状态。

2. 抗炎作用　半夏厚朴汤通过调节白细胞介素、肿瘤坏死因子等物质,达到抑制炎症发生,缓解慢性咽炎的作用。

3. 镇静、催眠作用　半夏厚朴汤可有效降低机体内谷氨酸水平,从而抑制脑内神经兴奋程度,起到镇静催眠及保护脑神经元的作用。

八、一般临床运用

(一) 银翘散

1. 用方要点　《温病条辨》称本方为"辛凉平剂",适用于温病初起之风热表证,以发热、微恶风寒、口渴、咽痛、舌尖红、苔薄白或薄黄、脉浮数等为辨证要点。

2. 现代运用

(1)呼吸系统疾病:急性上呼吸道感染、大叶性肺炎。

(2) 妇科疾病: 产褥感染。

(3) 传染性疾病: 流行性乙型脑炎、流行性脑脊髓膜炎、流行性出血热、腮腺炎。

(4) 外科疾病: 药物性皮炎。

(二) 半夏厚朴汤

1. 用方要点　本方是治疗梅核气的常用方剂,尤宜于偏有痰湿者。临床应用以咽中如有物阻,但饮食吞咽无碍,苔白腻或白润、脉弦滑为辨证要点。

2. 现代运用

(1) 精神相关性疾病: 癔病、抑郁症、焦虑性神经症、顽固性失眠、咽异感症、癫狂。

(2) 消化系统疾病: 急性肠炎、食管痉挛、慢性浅表性胃炎、胃肠神经症。

(3) 呼吸系统疾病: 慢性喉炎、气管炎。

九、附方

(一) 银翘散附方

银翘汤(《温病条辨》): 下后无汗脉浮者,银翘汤主之。

银花五钱　连翘三钱　竹叶二钱　生甘草一钱　麦冬四钱　细生地四钱

按: 本方滋阴透表,主治阳明温病,下后无汗脉浮者。

(二) 半夏厚朴汤附方

六磨汤(《证治准绳》): 治气滞腹急,大便秘涩。

沉香　木香　槟榔　乌药　枳壳　大黄各等分

上各件,热汤磨服。

按: 本方具有调理肝脾,通便导滞之功效;主治气秘,见大便秘结,欲便不得,嗳气频作,胁腹痞满,甚则腹中胀痛,纳食减少,舌苔薄腻,脉弦。

参苓白术散、痛泻要方

一、原方

(一) 参苓白术散

参苓白术散(《太平惠民和剂局方》):治脾胃虚弱,饮食不进,多困少力,中满痞噎,心忪气喘,呕吐泄泻,及伤寒咳噫。此药中和不热,久服养气育神,醒脾悦色,顺正辟邪。

莲子肉去皮　薏苡仁　缩砂仁　桔梗炒令深黄色,各一斤　白扁豆姜汁浸,去皮,微炒,一斤半　白茯苓　人参去芦　甘草炒　白术　山药各二斤

上为细末,每服二钱,枣汤调下,小儿量岁数加减服。

(二) 痛泻要方

痛泻要方(《丹溪心法》):治痛泄。

炒白术三两　炒芍药二两　炒陈皮两半　防风一两

久泻,加升麻六钱。上剉,分八帖,水煎,或丸服。

二、原方加减金鉴

慢性腹泻

主症:排便次数增多(>3 次/d),或粪便量增加(>200g/d),或粪质稀薄(含水量>85%)。

主方:党参 20g,茯苓 20g,炒白术 20g,炒白扁豆 15g,陈皮 15g,山药 20g,莲子 15g,砂仁 15g(后下),炒薏苡仁 15g,广木香 7g(后下),焦山楂 15g,石榴皮 15g,苍术 15g,补骨脂 10g,滑石 25g(包煎),诃子 15g,炙甘草 15g。

加减变化:

1. 便前腹痛者,加防风 15g。

2. 腹部凉者,加干姜 15g、黑顺片 7g(先煎)。

3. 腰痛者,加杜仲 15g。

305

4. 乏力者,加炙黄芪 20g。

5. 寐差者,加石菖蒲 7g、远志 15g、炒酸枣仁 30g、首乌藤 20g。

6. 脓血便者,加黄连 5g、黄柏 10g、秦皮 15g。

三、临床应用举例

慢性腹泻

案 1:郭某,男,43 岁。初诊:**2011 年 4 月 24 日**。

症状:便溏,腹胀,乏力,小便可,纳寐可。西医诊断:慢性结肠炎。

处方:党参 20g,茯苓 20g,炒白术 15g,炒白扁豆 15g,陈皮 15g,山药 20g,莲子 15g,砂仁 15g(后下),炒薏苡仁 20g,苍术 15g,石榴皮 15g,广木香 7g(后下),焦山楂 20g,诃子 10g,补骨脂 10g,防风 15g,炙黄芪 20g,炙甘草 15g。10 剂。

用法:每剂药物水煎至 450ml,每次 150ml,于早、晚饭后 10 分钟温服。

二诊:5 月 8 日。仍便溏,胃怕凉,食少,贫血。

处方:用 4 月 24 日方,加炒麦芽 20g、当归 15g、花生衣 7g、干姜 15g,10 剂,用法同前。

案 2:金某,女,57 岁。初诊:**2016 年 4 月 23 日**。

症状:便溏,便前腹痛,纳尚可,寐差,大便 2~3 次 /d,小便可。

处方:党参 20g,茯苓 20g,炒白术 15g,炒白扁豆 15g,山药 20g,陈皮 15g,莲子 15g,砂仁 15g(后下),炒薏苡仁 20g,炙甘草 15g,苍术 15g,石榴皮 15g,广木香 7g(后下),焦山楂 20g,防风 15g,石菖蒲 7g,远志 15g,炒酸枣仁 30g,首乌藤 20g,干姜 15g。5 剂。

用法:每剂药物水煎至 450ml,每次 150ml,于早、晚饭后 10 分钟温服。

二诊:4 月 30 日。症状缓解,仍有便前腹痛。

处方:用 4 月 23 日方,7 剂,用法同前。

三诊:5 月 10 日。症状缓解。

处方:用 4 月 23 日方,5 剂,用法同前。

四诊:6 月 14 日。因饮食不洁,腹泻复现,伴有小腹凉。

处方:用 4 月 23 日方,加吴茱萸 3g、小茴香 15g,5 剂,用法同前。

五诊:6 月 21 日。症状均减轻,仍觉小腹凉。

处方:用 4 月 23 日方,加黑顺片 7g(先煎),5 剂,用法同前。

案 3:董某,男,73 岁。初诊:**2019 年 5 月 20 日**。

症状:大便溏薄、2~3 次 /d,便前腹痛,胃胀烧心,纳差寐可,小便可。

处方:党参 20g,茯苓 20g,炒白术 20g,炒白扁豆 15g,陈皮 15g,山药 20g,

莲子 15g,砂仁 15g(后下),炒薏苡仁 20g,苍术 15g,石榴皮 15g,滑石 25g(包煎),广木香 7g(后下),黄连 3g,紫花地丁 15g,佛手 15g,补骨脂 10g,防风 15g,炙甘草 15g。5 剂。

用法:每剂药物水煎至 450ml,每次 150ml,于早、晚饭后 10 分钟温服。

二诊:5 月 27 日。症状稍缓解,偶有打嗝。

处方:用 5 月 20 日方,去佛手,加诃子 10g、柿蒂 10g,5 剂,用法同前。

三诊:6 月 3 日。症状均缓解,仍有胃胀。

处方:用 5 月 27 日方,去紫花地丁,加川楝子 7g,5 剂,用法同前。

案 4:宋某,男,29 岁。初诊:**2019 年 11 月 24 日。**

症状:大便溏薄、2~3 次 /d,便前腹痛,时有胃胀,遇凉加重,伴周身乏力,纳差寐可,小便可。

处方:党参 20g,茯苓 20g,炒白术 20g,炒白扁豆 15g,陈皮 15g,山药 20g,莲子 15g,砂仁 15g(后下),炒薏苡仁 20g,苍术 15g,防风 15g,藿香 15g,广木香 7g(后下),滑石 15g(包煎),焦山楂 20g,诃子 10g,炙甘草 15g。3 剂。

用法:每剂药物水煎至 450ml,每次 150ml,于早、晚饭后 10 分钟温服。

二诊:11 月 27 日。症状稍有缓解,偶有烧心。

处方:用 11 月 24 日方,加黄连 5g,3 剂,用法同前。

三诊:12 月 1 日。诸症缓解,仍有胃胀,进食生冷食物加重。

处方:用 11 月 27 日方,加草豆蔻 10g(后下)、干姜 15g,5 剂,用法同前。

四诊:12 月 8 日。胃胀减轻,偶有腹泻。

处方:用 12 月 1 日方,去陈皮、防风、草豆蔻,加补骨脂 10g、石榴皮 15g,5 剂,用法同前。

案 5:董某,男,65 岁。初诊:**2020 年 4 月 30 日。**

症状:大便溏薄,便前腹痛,耳鸣,纳寐可,小便可。

处方:党参 20g,茯苓 20g,炒白术 20g,炒白扁豆 15g,陈皮 15g,山药 20g,莲子 15g,砂仁 15g(后下),炒薏苡仁 20g,苍术 15g,石榴皮 15g,防风 15g,车前子 15g(包煎),通草 7g,磁石 20g(先煎),滑石 25g(包煎),广木香 7g(后下),补骨脂 10g,焦山楂 15g,炙甘草 15g。5 剂。

用法:每剂药物水煎至 450ml,每次 150ml,于早、晚饭后 10 分钟温服。

二诊:5 月 28 日。大便好转,耳鸣好转,偶咽痒咳嗽。

处方:用 4 月 30 日方,去车前子、通草、磁石,加紫苏子 15g、蜜百部 15g、白前 15g,5 剂,用法同前。

三诊:6 月 18 日。大便成形,偶便后不爽。

处方：用 4 月 30 日方,加黄连 5g,5 剂,用法同前。

案 6:冯某,男,49 岁。初诊:2020 年 7 月 20 日。

症状：大便溏薄、急迫、2~3 次/d,便前腹痛,入睡困难。

处方：党参 20g,茯苓 20g,炒白术 20g,炙黄芪 20g,当归 15g,炙甘草 15g,远志 15g,石菖蒲 7g,炒酸枣仁 30g,首乌藤 20g,龙眼肉 15g,山药 20g,苍术 15g,炒薏苡仁 20g,防风 15g,炒白扁豆 15g,莲子 15g,砂仁 15g(后下),广木香 7g(后下),陈皮 15g。3 剂。

用法：每剂药物水煎至 450ml,每次 150ml,于早、晚饭后 10 分钟温服。

二诊：7 月 23 日。症状均有缓解。辅助检查:肝功能示转氨酶水平偏高。

处方：用 7 月 20 日方,去石菖蒲,加五味子 15g,金银花 10g,3 剂,用法同前。

三诊：7 月 27 日。诸症缓解。

处方：用 7 月 23 日方,5 剂,用法同前。

四、方论选录

(一) 参苓白术散

吴崑:"脾胃虚弱,不思饮食者,此方主之。脾胃者,土也,土为万物之母,诸脏腑百骸受气于脾胃而后能强,若脾胃一亏,则众体皆无以受气,日见羸弱矣,故治杂证者宜以脾胃为主,然脾胃喜甘而恶苦,喜香而恶秽,喜燥而恶湿,喜利而恶滞。是方也,人参、扁豆、甘草,味之甘者也;白术、茯苓、山药、莲肉、薏苡仁,甘而微燥者也;砂仁辛香而燥,可以开胃醒脾;桔梗甘而微苦,甘则性缓,故为诸药之舟楫,苦则喜降,则能通天气于地道矣。"(《医方考》)

汪昂:"此足太阴、阳明药也。治脾胃者,补其虚,除其湿,行其滞,调其气而已。人参、白术、茯苓、甘草、山药、薏仁、扁豆、莲肉,皆补脾之药也。然茯苓、山药、薏仁理脾而兼能渗湿,砂仁、陈皮调气行滞之品也,然合参、术、苓、草暖胃而又能补中(陈皮、砂仁入补药则补),桔梗苦甘入肺,能载诸药上浮,又能通天气于地道(肺和则天气下降),使气得升降而益和,且以保肺防燥药之上僭也。"(《医方集解》)

徐大椿:"脾胃两虚,不能健运胜湿而输纳无权,故食少体倦,吐泻不止焉。人参扶元补胃,白术燥湿健脾,山药补脾益阴,莲肉清心醒脾,扁豆健脾和胃气,米仁健脾渗湿热,炙草缓中,桔梗清肺,茯苓渗湿以和脾胃也。为散,米饮煎服,使湿化气调,则脾胃壮盛而体强食进,何吐泻之不止哉? 此健脾强胃之剂,为土虚不能胜湿吐泻之专方。"(《医略六书·杂病证治》)

(二) 痛泻要方

吴崑:"痛泻不止者,此方主之。泻责之脾,痛责之肝;肝责之实,脾责之虚。

脾虚肝实,故令痛泻。是方也,炒术所以健脾,炒芍所以泻肝,炒陈所以醒脾,防风所以散肝。或问:痛泻何以不责之伤食。余曰:伤食腹痛得泻便减,今泻而痛不止,故责之土败木贼也。"(《医方考》)

汪昂:"此足太阴、厥阴药也。白术苦燥湿,甘补脾,温和中;芍药寒泻肝火,酸敛逆气,缓中止痛;防风辛能散肝,香能舒脾,风能胜湿,为理脾引经要药(东垣曰:若补脾胃,非此引用不能行);陈皮辛能利气,炒香尤能燥湿醒脾,使气行则痛止。数者皆以泻木而益土也。"(《医方集解》)

五、原方方歌与趣味记忆

(一) 参苓白术散

【方歌】参苓白术扁豆陈,山药甘莲砂薏仁;
　　　　桔梗上浮兼保肺,枣汤调服益脾神。

【趣味记忆】一连人上山,四君子找豆根。

【对照】　薏莲仁—山,四君子枣豆梗。

(二) 痛泻要方

【方歌】痛泻要方用陈皮,术芍防风共成剂;
　　　　肠鸣泄泻腹又痛,治在泻肝与实脾。

【趣味记忆】臣痛泻烧住房。

【对照】　陈痛泻芍术防。

六、原方证治方解

(一) 参苓白术散

【证治分析】

脾虚夹湿证

面色萎黄,形体消瘦,四肢乏力——脾气虚弱,生化不足,失于荣养
　　　　　　饮食不化——健运失司
　　　　便溏,或吐或泻——脾胃失和,湿自内生
　　　　　　胸脘闷胀——湿邪内生,气机不畅
　　苔白腻、质淡,脉细缓或虚缓——脾胃虚弱有湿之体征

脾气虚弱　湿自内生

【方解】

益气健脾　渗湿止泻

君——人参、白术、茯苓——益气健脾渗湿

臣——山药、莲子肉——助人参健脾益气,兼能止泻

　　　白扁豆、薏苡仁——助白术、茯苓健脾渗湿

佐——砂仁——醒脾和胃,行气化滞

　　　桔梗——宣肺利气,以通调水道,又载药上行以益肺气

使——甘草——健脾和中,调和诸药

(二) 痛泻要方

【证治分析】

脾虚肝旺之痛泻

肠鸣腹痛,大便泄泻——脾虚肝旺,脾受肝制,升降失常

泻必腹痛——久泻不愈,脾虚益甚,不仅生湿而泻,肝旺更加克脾

舌苔薄白,脉两关不调,弦而缓——脾虚肝旺之体征

脾虚肝乘　肝脾不和

【方解】

补脾柔肝　祛湿止泻

君——白术——苦甘而温,补脾燥湿以治土虚

臣——白芍——酸寒,柔肝缓急止痛,与白术相配,于土中泻木

佐——陈皮——辛苦而温,理气燥湿,醒脾和胃

使——防风——辛散肝郁,香能舒脾气,胜湿止泻,且为脾经引经药

七、现代药理研究

(一) 参苓白术散

1. 调节胃肠运动作用　参苓白术散可双向调节胃肠运动,小剂量(50~250mg/30ml 台氏液)时肠管呈兴奋状态,剂量加大时肠管由兴奋逐渐转为抑制。

2. 调节免疫作用　参苓白术散可提高免疫功能并改善血液流变学指标。

3. 调节肠道菌群作用　参苓白术散可通过增强机体免疫力、促进肠道吸收营养物质、降低肠道通透性等调节肠道菌群。

(二) 痛泻要方

1. 抗胃溃疡作用　痛泻要方可抑制胃酸分泌,增强胃黏膜屏障能力,发挥抗胃溃疡作用。

2. 抗菌作用　痛泻要方对痢疾杆菌、大肠杆菌及金黄色葡萄球菌均有抑制作用。

八、一般临床运用

（一）参苓白术散

1. 用方要点 本方药性平和,温而不燥,除用于脾胃气虚证外,临床应用以泄泻,或咳嗽、咳痰色白,舌苔白腻,脉虚缓为辨证要点。

2. 现代运用

(1)消化系统疾病:慢性肠炎、浅表性胃炎、胃肠功能紊乱、小儿消化不良、十二指肠溃疡。

(2)血液系统疾病:贫血。

(3)呼吸系统疾病:慢性支气管炎、肺心病。

(4)妇科疾病:原发性不孕、带下病。

(5)泌尿系统疾病:慢性肾炎、泌尿系统结石、隐匿性肾炎。

(6)其他:放疗、化疗后的毒副作用。

（二）痛泻要方

1. 用方要点 本方为治疗痛泻的要方。临床应用以肠鸣腹痛,大便泄泻,泻必腹痛,脉两关弦缓为辨证要点。

2. 现代运用 消化系统疾病:急慢性肠炎、小儿消化不良、胃肠功能紊乱等。

九、附方

乌梅丸(《伤寒论》)

乌梅三百枚　细辛六两　干姜十两　黄连十六两　当归四两　附子六两,炮,去皮　蜀椒四两,出汗　桂枝去皮,六两　人参六两　黄柏六两

上十味,异捣筛,合治之,以苦酒渍乌梅一宿,去核,蒸之五斗米下,饭熟捣成泥,和药令相得,内臼中,与蜜杵二千下,丸如梧桐子大。

按:本方温脏安蛔,治蛔厥,见脘腹阵痛,烦闷呕吐,时发时止,得食则吐,甚至吐蛔,手足厥冷,或久痛不止,反胃呕吐,脉沉细或弦紧。现用于胆道蛔虫病。

四神丸(《证治准绳》):治脾胃虚弱,大便不实,饮食不思,或泄泻腹痛等证。

肉豆蔻二两　补骨脂四两　五味子二两　吴茱萸浸炒,一两

上为末,生姜八两,红枣一百枚,煮熟取枣肉,和末丸如桐子大。每服五七十丸,空心或食前白汤送下。

按:本方温肾暖脾,涩肠止泻;用于命门火衰,脾肾虚寒,五更泄泻或便溏腹痛,腰酸肢冷。

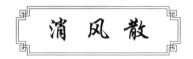

消 风 散

一、原方

消风散(《外科正宗》):治风湿浸淫血脉,致生疮疥,搔痒不绝,及大人小儿风热瘾疹,遍身云片斑点,乍有乍无并效。

当归　生地　防风　蝉蜕　知母　苦参　胡麻　荆芥　苍术　牛蒡子　石膏各一钱　甘草　木通各五分

水二钟,煎八分,食远服。

二、原方加减金鉴

(一) 荨麻疹

主症: 皮肤瘙痒,随即出现云片状斑疹或粟粒样丘疹,无渗出,发无定处,骤起骤退,退后不留痕迹。

主方: 荆芥穗15g,防风15g,蝉蜕10g,胡麻仁15g,苦参7g,苍术15g,知母15g,生石膏20g(先煎),牛蒡子10g,通草7g,当归15g,生地黄15g,生甘草15g,金银花15g,连翘15g。

加减变化:

1. 瘙痒者,加白鲜皮10g、土茯苓20g。

2. 恶风者,加炙黄芪20g、炒白术15g。

(二) 痤疮

主症: 皮损分布于颜面和胸背部,主要表现为白头、黑头粉刺,炎性丘疹、脓疱等多形性皮损等特点。

主方: 荆芥穗15g,防风15g,蝉蜕10g,胡麻仁15g,苦参7g,苍术15g,知母15g,生石膏20g(先煎),牛蒡子10g,通草7g,当归15g,生地黄15g,生甘草15g,赤芍10g,牡丹皮15g。

加减变化: 经前痤疮加重、皮肤发红者,加柴胡15g、茯苓15~20g、炒白术

15g、栀子 15g。

（三）湿疹

主症：粟粒样大小的丘疹、丘疱疹或小水疱,基底潮红,逐渐融合成片,自觉剧烈瘙痒。

主方：荆芥穗 15g,防风 15g,蝉蜕 10g,胡麻仁 15g,苦参 7g,苍术 15g,知母 15g,生石膏 20g(先煎),牛蒡子 10g,通草 7g,当归 15g,生地黄 15g,生甘草 15g。

加减变化：

1. 皮肤色红较甚者,加金银花 15g、连翘 15g。

2. 大便头干者,加槐花 10g。

3. 睡眠欠佳者,加首乌藤 20g、炒酸枣仁 30g。

4. 汗出者,加煅牡蛎 25g(先煎)、麻黄根 15g、浮小麦 20g、炙黄芪 20g。

三、临床应用举例

（一）荨麻疹

案 1：姜某,女,34 岁。初诊：2005 年 6 月 1 日。

症状：面部散在红色云片状斑疹,瘙痒,纳寐可,二便可。

处方：苍术 15g,胡麻仁 15g,通草 5g,栀子 15g,知母 15g,生石膏 15g(先煎),当归 15g,生地黄 15g,荆芥穗 15g,蝉蜕 10g,牛蒡子 15g,苦参 10g,防风 15g,金银花 15g,连翘 15g,赤芍 20g,牡丹皮 15g,紫草 10g,生甘草 15g。7 剂。

用法：每剂药物水煎至 450ml,每次 150ml,于早、晚饭后 10 分钟温服。

二诊：6 月 13 日。症状好转。

处方：用 6 月 1 日方,5 剂,用法同前。

案 2：赵某,男,13 岁。初诊：2006 年 2 月 17 日。

症状：周身瘙痒,斑疹融合成片,纳寐可,二便可。西医诊断：荨麻疹。

处方：苍术 15g,胡麻仁 15g,通草 5g,栀子 15g,知母 15g,生石膏 15g(先煎),当归 15g,生地黄 15g,荆芥穗 15g,蝉蜕 10g,牛蒡子 15g,苦参 10g,防风 15g,金银花 15g,土茯苓 15g,连翘 15g,白鲜皮 15g,生甘草 15g。7 剂。

用法：每剂药物水煎至 450ml,每次 150ml,于早、晚饭后 10 分钟温服。

二诊：2 月 27 日。症状缓解。

处方：用 2 月 17 日方,去胡麻仁,苦参改为 7g,加白花蛇舌草 15g、玄参 15g,5 剂,用法同前。

案3：刘某，男，58岁。初诊：**2006年3月3日**。

症状：周身瘙痒，粟粒样丘疹，反复发作，纳寐尚可，二便可。

处方：苍术15g，胡麻仁15g，通草7g，栀子15g，知母15g，生石膏15g（先煎），当归15g，生地黄15g，荆芥穗15g，蝉蜕10g，牛蒡子15g，苦参10g，白鲜皮15g，金银花15g，连翘15g，赤芍15g，牡丹皮15g，紫草10g，生甘草15g。5剂。

用法：每剂药物水煎至450ml，每次150ml，于早、晚饭后10分钟温服。

二诊：3月10日。症状好转。

处方：用3月3日方，加蛇蜕（另包）10g，5剂，用法同前。

案4：常某，男，29岁。初诊：**2012年5月12日**。

症状：荨麻疹反复发作3年，纳寐可，大便溏，小便可。

处方：荆芥穗15g，防风15g，蝉蜕10g，胡麻仁15g，苦参7g，苍术15g，知母15g，生石膏20g（先煎），当归15g，生地黄15g，牛蒡子15g，通草7g，赤芍10g，牡丹皮15g，金银花15g，连翘15g，炒白术15g，生甘草15g。5剂。

用法：每剂药物水煎至450ml，每次150ml，于早、晚饭后10分钟温服。

二诊：5月19日。瘙痒缓解，仍有荨麻疹再发和便溏。

处方：用5月12日方，加炙黄芪20g、茯苓20g、山药20g，5剂，用法同前。

三诊：5月26日。诸症均已见好。

处方：用5月19日方，5剂，用法同前。

四诊：6月9日。荨麻疹明显减轻。

处方：用5月19日方，5剂，用法同前。

五诊：6月16日。荨麻疹无新发，且皮疹渐消。

处方：用5月19日方，5剂，用法同前。

六诊：6月28日。荨麻疹消失。

处方：用5月19日方，3剂，用法同前。

案5：冯某，女，80岁。初诊：**2016年4月12日**。

症状：红色云片状斑疹，自汗，乏力，纳寐可，二便可。西医诊断：荨麻疹。

处方：炙黄芪20g，麻黄根15g，浮小麦20g，生牡蛎25g（先煎），通草7g，荆芥穗15g，防风15g，知母15g，当归15g，生地黄15g，蝉蜕10g，苦参7g，生石膏20g（先煎），牛蒡子10g，赤芍10g，牡丹皮15g，苍术15g，生甘草15g。5剂。

用法：每剂药物水煎至450ml，每次150ml，于早、晚饭后10分钟温服。

二诊：4月19日。症状缓解。

处方：用4月12日方，5剂，用法同前。

三诊：4月26日。症状缓解，仍有少量皮疹，皮色红。

处方：用4月12日方，加金银花10g、连翘15g，5剂，用法同前。

四诊：5月12日。症状减轻。

处方：用4月12日方，加金银花10g、皂角刺10g、柴胡10g、郁金10g，5剂，用法同前。

五诊：5月19日。症状减轻，仍自汗。

处方：用5月12日方，去郁金，生牡蛎改为煅牡蛎25g，加五味子10g，5剂，用法同前。

案6：单某，女，48岁。初诊：2017年6月24日。

症状：身体散在红色片状斑疹，瘙痒，纳寐可，二便可。西医诊断：荨麻疹。

处方：苍术10g，胡麻仁15g，通草7g，知母15g，生石膏20g（先煎），当归15g，生地黄15g，荆芥穗15g，蝉蜕10g，牛蒡子10g，防风15g，金银花15g，连翘15g，赤芍10g，牡丹皮15g，苦参7g，生甘草15g。5剂。

用法：每剂药物水煎至450ml，每次150ml，于早、晚饭后10分钟温服。

二诊：7月1日。诸症缓解。

处方：用6月24日方，5剂，用法同前。

三诊：7月8日。症状缓解。

处方：用6月24日方，加土茯苓20g、炒白术15g，5剂，用法同前。

（二）痤疮

案1：刘某，女，18岁。初诊：2004年8月27日。

症状：面部痤疮，经前加重，纳寐可，二便可。

处方：白花蛇舌草15g，玄参15g，栀子15g，知母15g，生石膏25g（先煎），当归15g，生地黄15g，荆芥穗15g，蝉蜕15g，牛蒡子15g，苦参10g，防风15g，赤芍20g，牡丹皮20g，紫草15g，金银花15g，生甘草15g。5剂。

用法：每剂药物水煎至450ml，每次150ml，于早、晚饭后10分钟温服。

二诊：9月8日。痤疮好转。

处方：用8月27日方，5剂，用法同前。

案2：李某，女，17岁。初诊：2004年9月10日。

症状：面部痤疮，经前加重，纳寐可，二便可。

处方：白花蛇舌草15g，玄参15g，栀子15g，知母15g，生石膏25g（先煎），当归15g，生地黄15g，荆芥穗15g，蝉蜕10g，牛蒡子15g，苦参10g，防风15g，赤芍20g，牡丹皮20g，紫草15g，金银花20g，生甘草15g。5剂。

用法：每剂药物水煎至 450ml，每次 150ml，于早、晚饭后 10 分钟温服。

二诊：9 月 29 日。痤疮好转。

处方：用 9 月 10 日方，5 剂，用法同前。

案 3：王某，女，24 岁。初诊：**2005 年 8 月 19 日**。

症状：面部散在痤疮，纳寐可，二便可。

处方：当归 15g，赤芍 10g，牡丹皮 15g，栀子 15g，知母 15g，生石膏 20g（先煎），苍术 15g，苦参 10g，牛蒡子 10g，生地黄 15g，蝉蜕 10g，荆芥穗 15g，紫草 15g，防风 15g，白花蛇舌草 15g，生甘草 15g。5 剂。

用法：每剂药物水煎至 450ml，每次 150ml，于早、晚饭后 10 分钟温服。

二诊：8 月 26 日。痤疮好转。

处方：用 8 月 19 日方，加金银花 15g，5 剂，用法同前。

三诊：9 月 2 日。痤疮明显好转。

处方：用 8 月 26 日方，5 剂，用法同前。

案 4：王某，男，22 岁。初诊：**2008 年 3 月 27 日**。

症状：面部红色痤疮，纳寐可，有时便干，小便可。

处方：荆芥穗 15g，苦参 7g，防风 15g，牛蒡子 15g，当归 15g，知母 15g，生石膏 20g（先煎），赤芍 10g，柴胡 15g，茯苓 15g，栀子 15g，牡丹皮 15g，金银花 15g，连翘 15g，生地黄 15g，蝉蜕 10g，玄参 15g，白花蛇舌草 15g，生甘草 15g。5 剂。

用法：每剂药物水煎至 450ml，每次 150ml，于早、晚饭后 10 分钟温服。

二诊：4 月 17 日。颜面痤疮好转，大便通畅。

处方：用 3 月 27 日方，5 剂，用法同前。

三诊：5 月 3 日。痤疮明显好转。

处方：用 3 月 27 日方，5 剂，用法同前。

案 5：王某，女，19 岁。初诊：**2009 年 8 月 1 日**。

症状：面部痤疮，经前加重，纳寐可，二便可。

处方：生地黄 15g，蝉蜕 10g，荆芥穗 15g，苦参 10g，牛蒡子 15g，生石膏 20g（先煎），金银花 15g，连翘 15g，当归 15g，赤芍 10g，柴胡 15g，茯苓 15g，炒白术 15g，薄荷 10g（后下），栀子 15g，知母 15g，生甘草 15g。5 剂。

用法：每剂药物水煎至 450ml，每次 150ml，于早、晚饭后 10 分钟温服。

二诊：8 月 18 日。痤疮好转，稍便溏。

处方：用 8 月 1 日方，加山药 20g，5 剂，用法同前。

案 6：孙某，女，38 岁。初诊：**2013 年 9 月 16 日**。

症状：面部痤疮，经前加重，兼黄褐斑，烦躁易怒，纳寐可，大便 2~3 天

1 次,小便可,末次月经 9 月 5 日,月经提前 7~10 天。辅助检查:尿常规示白细胞 5~9 个 /HP。

处方:牡丹皮 15g,栀子 15g,赤芍 10g,当归 15g,柴胡 15g,茯苓 20g,炒白术 15g,荆芥穗 15g,防风 15g,蝉蜕 10g,苦参 7g,知母 15g,生石膏 20g(先煎),生地黄 15g,牛蒡子 10g,通草 7g,金银花 10g,连翘 15g,生甘草 15g。5 剂。

用法:每剂药物水煎至 450ml,每次 150ml,于早、晚饭后 10 分钟温服。

二诊:10 月 9 日。面部痤疮已消退,经前痤疮未加重,经后现 2 处痤疮。

处方:用 9 月 16 日方,5 剂,用法同前。

(三)湿疹

案 1:张某,男,69 岁。初诊:2016 年 4 月 23 日。

症状:身体散在丘疹,基底潮红,瘙痒,纳寐可,二便可。西医诊断:湿疹。

处方:苍术 15g,胡麻仁 15g,通草 7g,知母 15g,生石膏 20g(先煎),当归 15g,生地黄 15g,荆芥穗 15g,蝉蜕 10g,牛蒡子 10g,苦参 7g,防风 15g,赤芍 10g,牡丹皮 15g,金银花 15g,连翘 15g,白鲜皮 10g,土茯苓 20g,生甘草 15g。5 剂。

用法:每剂药物水煎至 450ml,每次 150ml,于早、晚饭后 10 分钟温服。

二诊:4 月 30 日。症状缓解。

处方:用 4 月 23 日方,加鱼腥草 20g,5 剂,用法同前。

案 2:杨某,男,66 岁。初诊:2017 年 6 月 27 日。

症状:大片丘疱疹,瘙痒,腰痛,纳寐可,二便可。西医诊断:湿疹。

处方:苍术 10g,通草 7g,知母 15g,生甘草 15g,生石膏 20g(先煎),生地黄 15g,当归 15g,荆芥穗 15g,蝉蜕 10g,牛蒡子 10g,防风 15g,苦参 10g,金银花 15g,连翘 15g,赤芍 10g,牡丹皮 15g,补骨脂 10g,杜仲 15g。5 剂。

用法:每剂药物水煎至 450ml,每次 150ml,于早、晚饭后 10 分钟温服。

二诊:8 月 8 日。症状缓解。

处方:用 6 月 27 日方,5 剂,用法同前。

三诊:9 月 2 日。症状缓解,仍有瘙痒。

处方:用 6 月 27 日方,加胡麻仁 15g、白鲜皮 10g、土茯苓 20g,5 剂,用法同前。

案 3:赵某,女,29 岁。初诊:2018 年 6 月 26 日。

症状:肘关节处成片红丘疹,瘙痒,伴有胃胀,纳尚可,寐可,大便头干,小便可。

处方:苍术 10g,胡麻仁 15g,通草 7g,知母 15g,生石膏 20g(先煎),荆芥穗

15g,防风15g,当归15g,生地黄15g,蝉蜕10g,牛蒡子10g,苦参5g,赤芍15g,牡丹皮15g,金银花10g,连翘10g,香附15g,陈皮15g,砂仁15g(后下),槐花10g,炙甘草15g。5剂。

用法:每剂药物水煎至450ml,每次150ml,于早、晚饭后10分钟温服。

案4:马某,女,47岁。初诊:2018年10月21日。

症状:皮肤散在丘疹伴瘙痒,纳寐可,二便可。西医诊断:湿疹。

处方:苍术10g,胡麻仁15g,通草7g,知母15g,生甘草15g,生石膏20g(先煎),生地黄15g,当归15g,荆芥穗15g,蝉蜕10g,牛蒡子10g,防风15g,苦参10g,金银花15g,连翘15g,赤芍15g,牡丹皮15g,白鲜皮10g。5剂。

用法:每剂药物水煎至450ml,每次150ml,于早、晚饭后10分钟温服。

案5:常某,女,35岁。初诊:2019年5月8日。

症状:皮肤潮红成片,瘙痒,纳寐可,二便可。西医诊断:湿疹。

处方:苍术15g,知母15g,胡麻仁15g,通草7g,生石膏20g(先煎),当归15g,生地黄15g,荆芥穗15g,蝉蜕10g,牛蒡子10g,苦参5g,赤芍10g,牡丹皮15g,金银花15g,连翘15g,土茯苓15g,防风15g,生甘草15g。5剂。

用法:每剂药物水煎至450ml,每次150ml,于早、晚饭后10分钟温服。

二诊:6月5日。症状缓解。

处方:用5月8日方,加郁金10g,5剂,用法同前。

外用方:黄柏30g,苦参30g,蛇床子30g,生百部30g,白鲜皮30g。水煎熏洗患处,每剂加水2 000ml,煎煮半小时后熏洗。(按:蛇床子一般不内服,因其大热,用完病情易加重)

案6:李某,女,45岁。初诊:2019年11月28日。

症状:腹部成片丘疹,瘙痒,纳寐可,二便可。西医诊断:湿疹。

处方:苍术15g,胡麻仁15g,通草7g,知母15g,生石膏15g(先煎),当归15g,生地黄15g,荆芥穗15g,防风15g,牛蒡子10g,苦参10g,赤芍10g,牡丹皮15g,蝉蜕10g,金银花15g,连翘15g,炒白术20g,茯苓20g,白鲜皮10g,炙甘草15g。5剂。

用法:每剂药物水煎至450ml,每次150ml,于早、晚饭后10分钟温服。

二诊:12月9日。症状缓解,偶睡眠欠佳。

处方:用11月28日方,加首乌藤20g,5剂,用法同前。

四、方论选录

略

五、原方方歌与趣味记忆

【方歌】消风散内有荆防,蝉蜕胡麻苦参苍;

知膏旁通归地草,风疹湿疹服之康。

【趣味记忆】朱妈通知老高,当地竞产牛仔裤风。

【对照】　　术麻通知老膏,当地荆蝉牛子苦风。

六、原方证治方解

【证治分析】

风疹　湿疹

皮肤疹出色红,或遍身云片,斑疹瘙痒——风湿或风热之邪侵入人体,浸淫血脉,郁于腠理

抓破后渗出津水——湿热浸淫

苔白或黄,脉浮数——为风湿或风热伤人郁于肌肤之体征

风湿或风热之邪　郁于肌腠　浸淫血脉

【方解】

疏风养血　清热除湿

君——荆芥、防风、牛蒡子、蝉蜕——疏风透表止痒,祛除在表风邪

臣——苍术——祛风除湿

　　　苦参——燥湿清热

　　　木通——渗利湿热

佐——石膏、知母——清热泻火

　　　当归、生地、胡麻仁——养血活血,滋阴润燥

使——生甘草——清热解毒,调和诸药

七、现代药理研究

1. **抗炎与免疫调节作用**　消风散通过抑制白细胞,调节淋巴细胞、炎症因子及受体水平,起到抗炎和调节免疫的作用。

2. **止痒作用**　消风散通过抗炎、抗组胺和抑制肥大细胞脱颗粒等物质,发挥止痒作用。

八、一般临床运用

1. **用方要点**　本方为治疗皮肤病的有效方剂,常用于风毒湿热证,以疹

出色红、瘙痒、脉浮数为辨证要点。

2. 现代运用

(1)皮肤科疾病:荨麻疹、过敏性皮炎、稻田性皮炎、神经性皮炎、药物性皮炎、接触性皮炎、日光性皮炎、银屑病、皮肤瘙痒症、痤疮、扁平疣、玫瑰糠疹、头癣等。

(2)泌尿系统疾病:急性肾炎。

(3)呼吸系统疾病:支气管哮喘。

九、附方

四物消风饮(《医宗金鉴》)

生地三钱　当归二钱　荆芥　防风各一钱五分　赤芍　川芎　白鲜皮　蝉蜕　薄荷各一钱　独活　柴胡各七分

红枣肉二枚,水二钟,煎八分,去渣服。

按:本方具有养血祛风功效,主治血虚风燥所致瘾疹、牛皮癣等。

龙胆泻肝汤

一、原方

龙胆泻肝汤(《医方集解》):治肝胆经实火湿热,胁痛耳聋,胆溢口苦,筋痿阴汗,阴肿阴痛,白浊溲血。

龙胆草酒炒　黄芩炒　栀子酒炒　泽泻　木通　车前子　当归酒洗　生地黄酒炒　柴胡　甘草生用

水煎服。

二、原方加减金鉴

(一) 耳鸣、耳聋

主症:在缺乏外部声源的情况下,耳内产生嗡嗡、嘶鸣等不成形的异常声幻觉或不同程度的听力减退,多伴有烦躁易怒、头迷。

主方:龙胆 6g,栀子 15g,黄芩 10g,柴胡 15g,生地黄 15g,车前子 15g(包煎),泽泻 10g,通草 7g,当归 15g,磁石 20~25g(先煎),炙甘草 15g。

加减变化:

1. 肾气不足者,生地黄改熟地黄 15g,加山药 15g、山茱萸 15g、茯苓 15g、牡丹皮 15g。

2. 腰痛者,加补骨脂 10g、杜仲 15g。

3. 眼睛干涩者,加枸杞子 15g、菊花 15g。

4. 血压高引起头晕者,加天麻 10g、钩藤 15g(后下)、石决明 25g(先煎)、杜仲 15g、牛膝 10g、桑寄生 20g、菊花 10g、夏枯草 10g。

5. 头痛者,加白芷 15g、葛根 15g、羌活 15g。

6. 胃不适者,加广木香 7g(后下)、陈皮 15g、砂仁 15g(后下)。

7. 寐差者,加石菖蒲 7g、远志 15g、炒酸枣仁 30g、首乌藤 20g。

(二) 阴道炎、尿道炎、阴痒阴肿

主症: 外阴瘙痒、灼痛,性交痛,阴道分泌物增多;尿频、尿急、尿痛;阴部肿痒。

主方: 龙胆 6g,栀子 15g,黄芩 10g,柴胡 15g,生地黄 15g,车前子 15g(包煎),泽泻 10g,通草 7g,当归 15g,炙甘草 15g。

加减变化:

1. 白带多者,加紫花地丁 15g、土茯苓 20g。

2. 瘙痒甚者,配合熏洗方——白鲜皮 15g,生百部 20g,苦参 20g,蛇床子 15g,黄柏 20g。用法:每剂加水 2 000ml,煎煮半小时后熏洗。

3. 腰痛者,加补骨脂 10g、杜仲 15g。

4. 胃不适者,加广木香 7g(后下)、陈皮 15g、砂仁 15g(后下)。

5. 尿频、尿急者,加紫花地丁 15g、土茯苓 20g、桑螵蛸 10g、瞿麦 20g。

(三) 附件炎

主症: 下腹部坠胀、疼痛,腰骶酸痛,伴白带增多。查体:附件区压痛、反跳痛。

主方: 龙胆 6g,栀子 15g,黄芩 10g,柴胡 15g,生地黄 15g,车前子 15g(包煎),泽泻 10g,通草 7g,当归 15g,炙甘草 15g,紫花地丁 15g,土茯苓 20g,补骨脂 10g,杜仲 15g,桑寄生 20g。

加减变化:

1. 胃不适者,加广木香 7g(后下)、陈皮 15g、砂仁 15g(后下)。

2. 腰骶疼痛甚者,加延胡索 15g。

3. 腹痛甚者,加郁金 10g、川楝子 7g。

4. 小腹冷痛者,加小茴香 15g、干姜 15g。

5. 寐差者,加石菖蒲 7g、远志 15g、炒酸枣仁 30g、首乌藤 20g。

(四) 带状疱疹

主症: 皮肤上出现红斑、水疱或丘疱疹,累累如串珠,排列成带状,沿一侧周围神经分布区出现,局部刺痛或伴臀核肿大。

主方: 龙胆 6g,栀子 15g,黄芩 10g,柴胡 15g,生地黄 15g,车前子 15g(包煎),泽泻 10g,通草 7g,当归 15g,炙甘草 15g。

加减变化:

1. 疼痛剧烈者,加延胡索 15g、三七粉 4.5g(分 3 次冲服)、板蓝根 15g。

2. 寐差者,加石菖蒲 7g、远志 15g、炒酸枣仁 30g、首乌藤 20g。

3. 淋巴结肿者,加连翘 15g、玄参 15g、夏枯草 15g。

4. 腰痛者,加补骨脂 10g、杜仲 15g。

三、临床应用举例

(一) 耳鸣、耳聋

案 1:许某,女,45 岁。初诊:2008 年 5 月 27 日。

症状:大怒后,右耳鸣,听力减退,纳寐可,二便可。

处方:龙胆 6g,栀子 15g,黄芩 10g,柴胡 15g,生地黄 15g,车前子 15g(包煎),泽泻 15g,通草 10g,当归 15g,石菖蒲 7g,远志 15g,磁石 20g(先煎),山茱萸 15g,山药 15g,牡丹皮 15g,茯苓 15g,益智仁 10g,生甘草 15g。5 剂。

用法:每剂药物水煎至 450ml,每次 150ml,于早、晚饭后 10 分钟温服。

二诊:6 月 3 日。症状好转。

处方:用 5 月 27 日方,5 剂,用法同前。

案 2:张某,男,40 岁。初诊:2008 年 6 月 6 日。

症状:耳鸣,疲乏无力,纳寐可,二便可。

处方:龙胆 10g,泽泻 10g,知母 15g,黄芩 7g,柴胡 15g,生地黄 15g,车前子 15g(包煎),栀子 15g,山药 15g,牡丹皮 15g,茯苓 15g,山茱萸 15g,当归 15g,炒白芍 10g,川芎 15g,磁石 20g(先煎),丹参 15g。5 剂。

用法:每剂药物水煎至 450ml,每次 150ml,于早、晚饭后 10 分钟温服。

案 3:魏某,女,72 岁。初诊:2008 年 11 月 4 日。

症状:耳鸣半年,口干苦,无头晕,腰痛伴左下肢痛,纳可寐差,二便可。

处方:熟地黄 15g,山药 15g,山茱萸 15g,茯苓 15g,牡丹皮 15g,泽泻 10g,柴胡 15g,磁石 20g(先煎),通草 10g,补骨脂 15g,杜仲 15g,香附 15g,川楝子 10g,蝉蜕 10g,益智仁 15g,炒酸枣仁 15g,首乌藤 20g。3 剂。

用法:每剂药物水煎至 450ml,每次 150ml,于早、晚饭后 10 分钟温服。

二诊:11 月 11 日。症状好转,仍腰痛。

处方:用 11 月 4 日方,去泽泻、川楝子、首乌藤,加延胡索 15g、桑寄生 15g、陈皮 15g,5 剂,用法同前。

按:此患者耳鸣以肾虚为主,故用耳聋左慈丸合龙胆泻肝汤加减。

案 4:金某,女,68 岁。初诊:2018 年 10 月 20 日。

症状:耳鸣,头晕头痛,纳寐可,二便可。既往史:高血压 10 年。

处方:龙胆 6g,栀子 15g,黄芩 7g,首乌藤 20g,茯苓 20g,菊花 15g,夏枯草 10g,车前子 15g(包煎),通草 7g,磁石 20g(先煎),天麻 10g,钩藤 15g(后下),石决明 25g(先煎),杜仲 15g,牛膝 10g,桑寄生 20g,白芷 15g,葛根 15g,炙甘草 15g。5 剂。

用法：每剂药物水煎至 450ml，每次 150ml，于早、晚饭后 10 分钟温服。

案 5：付某，女，46 岁。初诊：2018 年 10 月 23 日。

症状：耳聋，心烦易怒，头痛，纳寐可，二便可。

处方：龙胆 6g，栀子 15g，黄芩 7g，柴胡 15g，生地黄 15g，车前子 15g（包煎），泽泻 10g，通草 7g，当归 15g，磁石 20g（先煎），广木香 7g（后下），陈皮 15g，砂仁 15g（后下），延胡索 15g，郁金 10g，白芷 15g，葛根 15g，炙甘草 15g。5 剂。

用法：每剂药物水煎至 450ml，每次 150ml，于早、晚饭后 10 分钟温服。

二诊：11 月 17 日。症状缓解，偶鼻塞、流黄涕。

处方：用 10 月 23 日方，加藿香 15g、鱼腥草 20g，5 剂，用法同前。

案 6：吴某，男，44 岁。初诊：2019 年 1 月 27 日。

症状：突发性耳聋，耳鸣，烦躁易怒，纳寐可，二便可。

处方：天麻 10g，钩藤 15g（后下），陈皮 15g，茯苓 20g，炒白术 15g，当归 15g，炒白芍 7g，柴胡 15g，栀子 15g，牡丹皮 15g，车前子 15g（包煎），通草 7g，磁石 25g（先煎），白芷 15g，龙胆 6g，广木香 7g（后下），砂仁 15g（后下），炙甘草 15g。5 剂。

用法：每剂药物水煎至 450ml，每次 150ml，于早、晚饭后 10 分钟温服。

二诊：2 月 13 日。耳聋、耳鸣改善，烦躁易怒减轻。

处方：用 1 月 27 日方，15 剂，用法同前。

三诊：5 月 26 日。耳聋、耳鸣好转。

处方：用 1 月 27 日方，10 剂，用法同前。

（二）阴道炎、尿道炎、阴痒阴肿

案 1：翟某，女，33 岁。初诊：2014 年 4 月 10 日。

症状：外阴瘙痒，白斑，纳寐可，二便可。

处方：龙胆 6g，栀子 15g，黄芩 10g，柴胡 15g，生地黄 15g，车前子 15g（包煎），泽泻 10g，通草 7g，紫花地丁 10g，土茯苓 20g，当归 15g，连翘 15g，金银花 10g，广木香 7g（后下），陈皮 15g，砂仁 15g（后下），生甘草 15g。5 剂。

用法：每剂药物水煎至 450ml，每次 150ml，于早、晚饭后 10 分钟温服。

二诊：4 月 17 日。症状缓解，仍瘙痒。

处方：用 4 月 10 日方，加白鲜皮 10g，5 剂，用法同前。

案 2：杨某，女，46 岁。初诊：2015 年 5 月 17 日。

症状：外阴瘙痒，白带多，腰酸，纳寐尚可，大便干，尿道热痛。

处方：龙胆 6g，栀子 15g，黄柏 7g，柴胡 15g，生地黄 15g，车前子 15g（包煎),泽泻 15g,通草 7g,当归 15g,紫花地丁 15g,土茯苓 20g,瞿麦 20g,滑石 25g(包煎),大黄 5g(后下),灯心草 7g,广木香 7g(后下),陈皮 15g,砂仁 15g(后下),生甘草 15g。5 剂。

用法:每剂药物水煎至 450ml,每次 150ml,于早、晚饭后 10 分钟温服。

案 3:王某,女,56 岁。初诊:2018 年 12 月 7 日。

症状:小便灼热疼痛,外阴瘙痒,腰膝酸软乏力,纳寐尚可,大便可。

处方:龙胆 6g,黄芩 7g,柴胡 15g,生地黄 15g,车前子 15g(包煎),泽泻 15g,通草 7g,当归 15g,白鲜皮 10g,补骨脂 10g,杜仲 15g,桑螵蛸 10g,紫花地丁 10g,土茯苓 20g,桑寄生 20g,广木香 7g(后下),砂仁 15g(后下),生甘草 15g。5 剂。

用法:每剂药物水煎至 450ml,每次 150ml,于早、晚饭后 10 分钟温服。

案 4:于某,女,30 岁。初诊:2019 年 4 月 8 日。

症状:外阴痒痛,湿疹,纳可眠差,大便可,小便不适。

处方:龙胆 6g,栀子 15g,黄芩 7g,柴胡 15g,生地黄 15g,通草 7g,泽泻 10g,当归 15g,白鲜皮 10g,蝉蜕 10g,苦参 7g,防风 15g,金银花 15g,连翘 15g,首乌藤 20g,炒酸枣仁 30g,炙甘草 15g,川楝子 7g,荆芥穗 15g。5 剂。

用法:每剂药物水煎至 450ml,每次 150ml,于早、晚饭后 10 分钟温服。

二诊:4 月 18 日。症状缓解。

处方:用 4 月 8 日方,5 剂,用法同前。

案 5:杨某,女,55 岁。初诊:2019 年 6 月 3 日。

症状:阴道热痛,瘙痒,白带色黄,纳寐尚可,大便可,小便不适。辅助检查:尿常规示白细胞(++),蛋白质(±)。

处方:龙胆 6g,栀子 15g,黄芩 7g,柴胡 15g,紫花地丁 15g,土茯苓 20g,补骨脂 10g,杜仲 15g,生地黄 15g,车前子 15g(包煎),泽泻 10g,通草 7g,当归 15g,广木香 7g(后下),陈皮 15g,砂仁 15g(后下),炙甘草 15g。5 剂。

用法:每剂药物水煎至 450ml,每次 150ml,于早、晚饭后 10 分钟温服。

二诊:6 月 12 日。阴道热痛、瘙痒、白带色黄均改善。

处方:用 6 月 3 日方,5 剂,用法同前。

案 6:王某,女,45 岁。初诊:2020 年 5 月 15 日。

症状:尿道灼热、疼痛,腰酸,大便可,纳寐可。

处方:龙胆 6g,栀子 15g,黄柏 7g,柴胡 15g,生地黄 15g,车前子 15g(包煎),泽泻 10g,通草 7g,当归 15g,瞿麦 20g,滑石 25g(包煎),大黄 5g(后下),灯心草 7g,补骨脂 10g,杜仲 15g,广木香 7g(后下),陈皮 15g,砂仁 15g(后下),生甘草 15g。5 剂。

　　用法：每剂药物水煎至 450ml，每次 150ml，于早、晚饭后 10 分钟温服。

　　二诊：5 月 22 日。症状均缓解。

　　处方：用 5 月 15 日方，5 剂，用法同前。

　　（三）附件炎

　　案 1：李某，女，43 岁。初诊：**2016 年 9 月 13 日**。

　　症状：下腹痛，有坠胀感，白带多，腰酸痛，纳寐尚可，二便可。查体：附件区压痛、反跳痛。

　　处方：龙胆 6g，栀子 15g，黄芩 7g，柴胡 15g，生地黄 15g，车前子 15g（包煎），泽泻 15g，通草 7g，当归 15g，紫花地丁 15g，土茯苓 20g，补骨脂 10g，杜仲 15g，桑寄生 20g，广木香 7g（后下），陈皮 15g，砂仁 15g（后下），炙甘草 15g。5 剂。

　　用法：每剂药物水煎至 450ml，每次 150ml，于早、晚饭后 10 分钟温服。

　　二诊：9 月 20 日。诸症缓解。

　　处方：用 9 月 13 日方，5 剂，用法同前。

　　案 2：李某，女，47 岁。初诊：**2017 年 3 月 21 日**。

　　症状：下腹部坠胀、疼痛，白带量多，腰骶酸痛，纳寐可，二便可。

　　处方：龙胆 6g，栀子 15g，黄芩 7g，柴胡 15g，通草 7g，当归 15g，生地黄 15g，车前子 15g（包煎），泽泻 15g，紫花地丁 15g，土茯苓 20g，补骨脂 10g，杜仲 15g，延胡索 15g，川楝子 7g，广木香 7g（后下），陈皮 15g，砂仁 15g（后下），炙甘草 15g。5 剂。

　　用法：每剂药物水煎至 450ml，每次 150ml，于早、晚饭后 10 分钟温服。

　　二诊：3 月 28 日。下腹部坠胀、疼痛改善。

　　处方：用 3 月 21 日方，川楝子改为 5g，5 剂，用法同前。

　　案 3：郭某，女，38 岁。初诊：**2018 年 4 月 18 日**。

　　症状：下腹坠胀感，白带多，腰痛，寐差纳可，二便可。

　　处方：龙胆 6g，栀子 15g，黄芩 7g，车前子 15g（包煎），泽泻 15g，柴胡 15g，通草 7g，当归 15g，生地黄 15g，紫花地丁 15g，土茯苓 20g，补骨脂 10g，杜仲 15g，炒酸枣仁 30g，首乌藤 20g，广木香 7g（后下），陈皮 15g，砂仁 15g（后下），炙甘草 15g。5 剂。

　　用法：每剂药物水煎至 450ml，每次 150ml，于早、晚饭后 10 分钟温服。

　　案 4：王某，女，35 岁。初诊：**2019 年 6 月 9 日**。

　　症状：下腹部坠痛，白带多，腰痛，纳寐可，二便可。

处方:龙胆 6g,栀子 15g,黄芩 7g,柴胡 15g,紫花地丁 15g,土茯苓 20g,补骨脂 10g,杜仲 15g,生地黄 15g,车前子 15g(包煎),泽泻 10g,通草 7g,当归 15g,广木香 7g(后下),陈皮 15g,砂仁 15g(后下),炙甘草 15g。5 剂。

用法:每剂药物水煎至 450ml,每次 150ml,于早、晚饭后 10 分钟温服。

案 5:吴某,女,43 岁。初诊:2020 年 7 月 17 日。

症状:下腹部坠痛,白带多,乏力,寐差纳可,大便次数多,小便可。

处方:龙胆 6g,栀子 15g,黄芩 7g,柴胡 15g,车前子 15g(包煎),泽泻 10g,通草 7g,当归 15g,紫花地丁 10g,土茯苓 20g,炒酸枣仁 30g,首乌藤 20g,生地黄 15g,炒白术 20g,茯苓 20g,广木香 7g(后下),陈皮 15g,砂仁 15g(后下),党参 20g,炙黄芪 20g,炙甘草 15g。5 剂。

用法:每剂药物水煎至 450ml,每次 150ml,于早、晚饭后 10 分钟温服。

二诊:7 月 24 日。诸症均好转。

处方:用 7 月 17 日方,5 剂,用法同前。

(四)带状疱疹

案 1:张某,男,82 岁。初诊:2016 年 5 月 26 日。

症状:腰部散在成簇疱疹,疼痛剧烈,纳寐尚可,二便可。

处方:龙胆 6g,栀子 15g,黄芩 7g,柴胡 15g,生地黄 15g,车前子 15g(包煎),泽泻 15g,通草 7g,当归 15g,金钱草 15g,延胡索 15g,秦艽 15g,羌活 15g,三七粉 4.5g(分 3 次冲服),广木香 7g(后下),砂仁 15g(后下),连翘 15g,炙甘草 15g。5 剂。

用法:每剂药物水煎至 450ml,每次 150ml,于早、晚饭后 10 分钟温服。

案 2:张某,女,61 岁。初诊:2017 年 8 月 1 日。

症状:头面带状疱疹后遗痛,夜间难寐,唇及牙龈肿痛,纳欠佳,二便可。

处方:生地黄 15g,竹叶 10g,通草 7g,藿香 15g,防风 15g,羌活 15g,生石膏 20g(先煎),栀子 15g,金银花 15g,连翘 15g,紫花地丁 10g,柴胡 15g,龙胆 6g,石菖蒲 7g,远志 15g,首乌藤 20g,炒酸枣仁 30g,延胡索 15g,炙甘草 15g。5 剂。

用法:每剂药物水煎至 450ml,每次 150ml,于早、晚饭后 10 分钟温服。

二诊:8 月 8 日。头面部痛减轻。

处方:用 8 月 1 日方,加黄连 3g,5 剂,用法同前。

案 3:郭某,女,54 岁。初诊:2018 年 11 月 7 日。

症状:带状疱疹,寐差纳可,二便可。

处方:龙胆 6g,栀子 15g,黄芩 7g,柴胡 15g,车前子 15g(包煎),党参 20g,

炒白术 15g,炙黄芪 20g,当归 15g,茯苓 20g,远志 15g,石菖蒲 7g,桑螵蛸 10g,炒酸枣仁 30g,首乌藤 20g,广木香 7g(后下),白芷 15g,炙甘草 15g。7 剂。

用法:每剂药物水煎至 450ml,每次 150ml,于早、晚饭后 10 分钟温服。

二诊:11 月 20 日。症状缓解。

处方:用 11 月 7 日方,7 剂,用法同前。

案 4:杜某,女,59 岁。初诊:2019 年 5 月 3 日。

症状:腰部带状疱疹,纳寐尚可,二便可。查体:腋窝淋巴结肿大。

处方:龙胆 6g,栀子 15g,牡丹皮 15g,柴胡 15g,生地黄 15g,车前子 15g(包煎),泽泻 10g,通草 7g,当归 15g,连翘 15g,银柴胡 15g,玄参 15g,黄芩 10g,夏枯草 15g,板蓝根 15g,香附 15g,陈皮 15g,砂仁 15g(后下),赤芍 10g,炙甘草 15g。5 剂。

用法:每剂药物水煎至 450ml,每次 150ml,于早、晚饭后 10 分钟温服。

案 5:吉某,女,71 岁。初诊:2020 年 7 月 3 日。

症状:腰部散在疱疹,疼痛,纳寐尚可,二便可。

处方:延胡索 15g,广木香 7g(后下),砂仁 15g(后下),龙胆 6g,栀子 15g,黄芩 7g,柴胡 15g,生地黄 15g,车前子 15g(包煎),泽泻 10g,通草 7g,炙甘草 15g,当归 15g,鱼腥草 20g,金银花 15g,连翘 15g,陈皮 15g,郁金 15g,炒白芍 7g,板蓝根 15g,茯苓 20g。5 剂。

用法:每剂药物水煎至 450ml,每次 150ml,于早、晚饭后 10 分钟温服。

案 6:尤某,男,41 岁。初诊:2021 年 4 月 5 日。

症状:近 1 周臀部疱疹伴疼痛,咽痛,腰痛,纳寐尚可,二便可。

处方:龙胆 6g,栀子 15g,黄芩 7g,柴胡 15g,生地黄 15g,通草 7g,泽泻 10g,车前子 15g(包煎),当归 15g,紫花地丁 10g,土茯苓 20g,牛蒡子 10g,板蓝根 15g,蝉蜕 10g,防风 15g,生甘草 15g,延胡索 15g,补骨脂 10g,杜仲 15g。5 剂。

用法:每剂药物水煎至 450ml,每次 150ml,于早、晚饭后 10 分钟温服。

四、方论选录

汪昂:"此足厥阴、少阳药也。龙胆泻厥阴之热(肝),柴胡平少阳之热(胆),黄芩、栀子清肺与三焦之热以佐之;泽泻泻肾经之湿,木通、车前泻小肠、膀胱之湿以佐之;然皆苦寒下泻之药,故用归、地以养血而补肝,用甘草以缓中而不使伤胃,为臣使也。"(《医方集解》)

陈念祖:"龙胆、柴胡泻肝胆之火,佐以黄芩、栀子、木通、车前、泽泻,俾湿火从小便而出也。然泻之过甚,恐伤肝血,故又以生地、当归补之。肝苦急,急食甘以缓之,故以甘草缓其急,且欲以大甘之味济其大苦,不令过于泄下也。"(《时方歌括》)

吴谦:"胁痛口苦,耳聋耳肿,乃胆经之为病也;筋痿阴湿,热痒阴肿,白浊溲血,乃肝经之为病也。故用龙胆草泻肝胆之火,以柴胡为肝使,以甘草缓肝急,佐以芩、栀、通、泽、车前辈大利前阴,使诸湿热有所从出也。然皆泻肝之品,若使病尽去,恐肝亦伤矣,故又加当归、生地补血以养肝。盖肝为藏血之脏,补血即所以补肝也。而妙在泻肝之剂,反作补肝之药,寓有战胜抚绥之义矣。"(《医宗金鉴》)

五、原方方歌与趣味记忆

【方歌】龙胆泻肝栀芩柴,生地车前泽泻偕;
　　　　木通甘草当归同,肝经湿热力能排。

【趣味记忆】龙车通黄山,当地卸柴草。

【对照】　　龙车通黄山,当地泻柴草。

六、原方证治方解

【证治分析】

肝胆经实火上炎　或湿热下注证

头痛目赤,耳聋耳肿,口苦,胁痛不舒,舌红苔黄,脉弦数——肝胆经实火,循经上炎

小便淋浊,阴肿,阴痒,阴汗,妇女带下黄臭,胎白腻,脉滑数——肝经过阴器,抵小腹,肝经湿热下注

【方解】

清泻肝胆实火　清利肝经湿热

君——龙胆——上清肝胆实火,除下焦湿热

臣——黄芩、栀子——清热泻火,助清肝胆经实火

佐——木通、车前子、泽泻——清热利湿,助泻下焦湿热

　　　生地、当归——养血益阴,以防肝火、利水、苦燥伤阴

　　　柴胡——舒畅肝胆,引诸药入肝胆

使——甘草——调和诸药,和脾胃以防苦寒伤中

七、现代药理研究

1. 镇痛、抗炎作用 龙胆泻肝汤通过抑制炎症介质释放和炎性渗出等方式起到抗炎作用,并能明显提高痛阈值而发挥镇痛作用。

2. 抗病毒作用 龙胆泻肝汤有抗病毒作用,对疱疹病毒、人乳头瘤病毒有良好疗效。

3. 抗氧化、清除自由基作用 龙胆泻肝汤可抗氧化和清除自由基。

4. 调节免疫作用 龙胆泻肝汤可提高 T 细胞 CD 比例,调节机体的细胞免疫水平,并影响血清溶血素水平等指标,调节体液免疫。

八、一般临床运用

1. 用方要点 本方清肝利湿,适用于肝胆实火上逆或湿热下注所致各种证候。临床当以头痛目赤,胁痛口苦,或阴肿阴痒,或小便淋浊,或妇女带下黄臭,舌红苔黄或黄腻,脉弦数有力为辨证要点。

2. 现代运用

(1)循环系统疾病:高血压。

(2)神经系统疾病:中风、偏头痛、周围性面瘫。

(3)消化系统疾病:急性黄疸性肝炎、急性胆囊炎、急性上消化道出血、急性阑尾炎。

(4)泌尿系统疾病:急性肾盂肾炎、急性膀胱炎。

(5)血液系统疾病:白细胞增多症、红细胞增多症。

(6)内分泌系统疾病:甲状腺功能亢进症、糖尿病、肾上腺皮质功能亢进综合征。

(7)皮肤科疾病:脂溢性皮炎、带状疱疹、湿疹、扁平疣、接触性皮炎。

(8)男科疾病:射精不能症、急性睾丸炎、前列腺炎、精囊炎。

(9)妇科疾病:急性盆腔炎、子宫脱垂、宫颈炎、习惯性流产、外阴白色病变、滴虫性阴道炎、前庭大腺炎。

(10)儿科疾病:百日咳、腮腺炎、口疮。

(11)五官科疾病:急性结膜炎、虹膜睫状体炎、前房积脓、角膜炎、化脓性中耳炎、过敏性鼻炎、口腔扁平苔藓、急性青光眼、巩膜炎。

九、附方

栀子清肝汤(《杂病源流犀烛》):若耳中本有津液,风热搏之,津液结硬成块,壅塞耳窍,气脉不通,疼痛不止,亦令耳聋,名曰耵耳(宜栀子清肝汤、柴胡聪耳汤)。……有耳内外生疮,由肝经血虚风热(宜当归川芎汤、柴胡清肝汤、逍遥散),或肝经燥火风热(宜柴胡清肝汤、栀子清肝汤),必寒热作痛(宜小柴胡汤加山栀、川芎)……

山栀　菖蒲　柴胡　当归　黄芩　黄连　丹皮　甘草　牛蒡子

先以生猪脂、地龙、百草霜为末,和葱汁,捏如枣核大,棉包塞耳几日,待软挑出后服此药。

按:本方具有清热消肿止痛功效,主治耵耳(耵聍栓塞),伴有耳道皮肤红肿,糜烂焮痛,听力减退,耳闭,耳聋,眩晕等症。

膈下逐瘀汤

一、原方

膈下逐瘀汤(《医林改错》): 膈下逐瘀汤所治之症,开列于后。积块……小儿痞块……痛不移处……卧则腹坠……肾泻……久泻……

灵脂二钱,炒　当归三钱　川芎二钱　桃仁三钱,研泥　丹皮二钱　赤芍二钱　乌药二钱　元胡一钱　甘草三钱　香附钱半　红花三钱　枳壳钱半

水煎服。

二、原方加减金鉴

(一)肝癌

主症:肝区疼痛、腹胀、纳差、乏力、消瘦,中晚期肝出现肝肿大、黄疸、腹水等。

主方:牡丹皮 15g,赤芍 15g,乌药 15g,延胡索 15g,当归 15g,川芎 15g,香附 15g,丹参 15g,红花 15g,半枝莲 15g,白花蛇舌草 20g,郁金 10g,广木香 7g(后下),陈皮 15g,砂仁 15g(后下)。

加减变化:水肿(肝硬化腹水或伴下肢水肿)者,加车前子 15g(包煎)、萹蓄 20g、瞿麦 20g、大腹皮 15g、桑白皮 15g。

(二)肝硬化腹水

主症:腹部不适、乏力、食欲减退、腹泻等,腹部膨隆明显、可伴有足背水肿,可出现呼吸困难等。

主方:牡丹皮 15g,赤芍 15g,乌药 15g,延胡索 15g,当归 15g,川芎 15g,香附 15g,丹参 15g,车前子 15g(包煎),萹蓄 20g,瞿麦 20g,大腹皮 15g,桑白皮 15g,醋鳖甲 25g(先煎),郁金 10g,广木香 7g(后下),陈皮 15g,砂仁 15g(后下)。

加减变化:

1. 乏力者,加党参 20g、炙黄芪 20g。

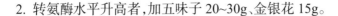

2. 转氨酶水平升高者,加五味子 20~30g、金银花 15g。

三、临床应用举例

(一) 肝癌

苏某,女,56 岁。初诊: 2016 年 3 月 24 日。

症状:腹部膨大,双下肢水肿,纳欠佳,寐尚可,二便尚可。查体:腹部膨隆。既往史:肝癌、肝硬化脾大、乙型肝炎、门静脉栓子、脾功能亢进。

处方:牡丹皮 15g,赤芍 15g,乌药 15g,延胡索 15g,当归 15g,川芎 15g,香附 15g,丹参 15g,醋鳖甲 15g(先煎),车前子 15g(包煎),萹蓄 15g,瞿麦 15g,大腹皮 15g,桑白皮 15g,通草 15g,茯苓 15g,炒白术 15g,炙甘草 15g。5 剂。

用法:每剂药物水煎至 450ml,每次 150ml,于早、晚饭后 10 分钟温服。

(二) 肝硬化腹水

王某,男,49 岁。初诊: 2004 年 10 月 20 日。

症状:肝硬化腹水,纳欠佳,寐尚可,二便尚可。辅助检查:超声示肝内回声不均匀,脾大,门静脉增宽。既往史:乙型肝炎大三阳。

处方:赤芍 10g,乌药 15g,当归 15g,川芎 15g,红花 15g,枳壳 15g,香附 15g,丹参 15g,广木香 10g(后下),茯苓 15g,炒白术 15g,车前子 15g(包煎),萹蓄 20g,瞿麦 20g,大腹皮 15g,炙甘草 15g。7 剂。

用法:每剂药物水煎至 450ml,每次 150ml,于早、晚饭后 10 分钟温服。

二诊:10 月 29 日。症状有所缓解。

处方:用 10 月 20 日方,加醋鳖甲 15g(先煎)、莪术 10g,10 剂,用法同前。

三诊:11 月 19 日。腹水减轻。

处方:用 10 月 29 日方,加板蓝根 20g,10 剂,用法同前。

四诊:12 月 13 日。腹水明显减轻。

处方:用 11 月 19 日方,去莪术,10 剂,用法同前。

五诊:2005 年 1 月 3 日。腹水已消,周身乏力。辅助检查:大三阳转为小三阳,转氨酶水平下降。

处方:用 2004 年 10 月 20 日方,加炙黄芪 20g、党参 20g,7 剂,用法同前。

六诊:1 月 12 日。症状明显好转,仅乏力。

处方:党参 20g,炙黄芪 20g,炒白术 15g,陈皮 15g,升麻 15g,醋鳖甲 20g(先煎),柴胡 15g,当归 15g,丹参 15g,板蓝根 20g,香附 15g,川芎 15g,茯苓 15g,虎杖 15g,五味子 10g,金银花 20g,炙甘草 15g。10 剂。

用法:每剂药物水煎至 450ml,每次 150ml,于早、晚饭后 10 分钟温服。

七诊:1 月 28 日。症状缓解。

处方:用 1 月 12 日方,加乌药 15g,10 剂,用法同前。

八诊:5 月 20 日。腹胀减轻,乏力好转,食欲可,大便溏,脾大。

处方:用 2004 年 10 月 20 日方,去枳壳,加板蓝根 20g、炙黄芪 20g、醋鳖甲 20g(先煎),5 剂,用法同前。

九诊:5 月 27 日。症状缓解。

处方:用 5 月 20 日方,加阿胶 15g(烊化),5 剂,用法同前。

十诊:6 月 6 日。乏力减轻。

处方:用 5 月 27 日方,5 剂,用法同前。

十一诊:6 月 13 日。症状缓解。

处方:用 5 月 20 日方,5 剂,用法同前。

十二诊:6 月 20 日。乏力明显好转。

处方:用 5 月 20 日方,5 剂,用法同前。

十三诊:6 月 29 日。食欲不佳。

处方:用 5 月 20 日方,加焦神曲 15g、焦山楂 15g、炒麦芽 15g,5 剂,用法同前。

十四诊:8 月 5 日。再次出现腹水。

处方:用 2004 年 10 月 20 日方,去枳壳,加板蓝根 20g、醋鳖甲 20g(先煎),5 剂,用法同前。

十五诊:8 月 11 日。腹水减轻,乏力好转。

处方:用 8 月 5 日方,7 剂,用法同前。

十六诊:8 月 22 日。症状缓解。

处方:用 8 月 5 日方,5 剂,用法同前。

四、方论选录

《历代名医良方注释》:"方中当归、赤芍、川芎养血行血为君;桃仁、红花、灵脂、丹皮破结散瘀为臣;香附、乌药、枳壳、元胡行气止痛为佐;甘草调和诸药为使。诸药配合,共奏祛瘀消痞之效。"

《医林改错注释》:"方中当归、川芎、赤芍养血活血,与逐瘀药同用,可使瘀血祛而不伤阴血;丹皮清热凉血,活血化瘀;桃仁、红花、灵脂破血逐瘀,以消积块;配香附、乌药、枳壳、元胡行气止痛;尤其川芎不仅养血活血,更能行血中之气,增强逐瘀之力;甘草调和诸药。全方以逐瘀活血和行气药物居多,使气帅血行,更好发挥其活血逐瘀、破癥消结之力。"

五、原方方歌与趣味记忆

【方歌】膈下逐瘀桃牡丹,赤芍乌药元胡甘;

归芎灵脂红花壳,香附开郁血亦安。

【趣味记忆】兄嫂想炒桃花,乌龟领旨糊纸皮。

【对照】　　芎芍香草桃花,乌归灵脂胡枳皮。

六、原方证治方解

【证治分析】

膈下血瘀证

肚腹积块,痛不移处,或侧卧腹坠,或小儿痞块,肚大青筋——气血运行不畅,久而凝结成块

或肾泻、久泻——"总提上有瘀血"

舌暗红或有瘀斑,脉弦——内有血瘀之象

【方解】

活血祛瘀　行气消积

君——桃仁、红花、赤芍、川芎、五灵脂——破血逐瘀以消积块

臣——香附、延胡索——行气活血而止痛

　　　乌药、枳壳——行气解郁

佐——牡丹皮——清热凉血,活血祛瘀

　　　当归——养血和血

使——甘草——调和诸药

七、现代药理研究

1. **助孕作用**　膈下逐瘀汤通过调节炎症因子,发挥抗炎作用,对炎性不孕有较好的疗效。

2. **保肝作用**　膈下逐瘀汤能降低肝细胞炎性坏死程度,减少纤维结缔组织增生,有助于治疗肝硬化。

3. **降脂作用**　膈下逐瘀汤具有降低胆固醇及甘油三酯含量的功效,对于脂肪肝也有防治作用。

八、一般临床运用

1. 用方要点 膈下逐瘀汤是治疗膈下瘀阻气滞证的常用方,主要以膈下形成痞块、痛不移处、卧则腹坠、久泻不止为辨证要点。

2. 现代运用

(1)消化系统疾病:慢性活动性肝炎、慢性结肠炎、消化性溃疡、慢性胰腺炎。

(2)内分泌系统疾病:糖尿病。

(3)妇科疾病:宫外孕、不孕症、慢性盆腔炎、盆腔脓肿、痛经、乳腺增生症。

(4)外科疾病:胸膜粘连、外伤性截瘫尿潴留。

九、附方

详见少腹逐瘀汤

主要参考文献

［1］ 张琴, 陆文亮. 逍遥散的现代药理作用研究进展 [J]. 中南药学, 2013, 11 (7): 530-532.

［2］ 李晓娟, 陈家旭, 周雪明, 等. 逍遥散抗抑郁和抗焦虑研究进展 [J]. 世界科学技术: 中医药现代化, 2017, 19 (8): 1300-1306.

［3］ 缪亚兰. 逍遥散的药理研究概况 [J]. 中国处方药, 2014, 12 (9): 141-142.

［4］ 杨新顺, 夏畅, 白云夫, 等. 逍遥散的研究概况 [J]. 黑龙江医药, 2013, 26 (1): 116-119.

［5］ 李凤霞, 张玉国, 李岩, 等. 右归丸药理学现代研究进展 [J]. 中医药学报, 2017, 45 (3): 108-112.

［6］ 刘莉, 蔡晓晴, 韩亮, 等. 右归丸药理作用研究进展 [J]. 中国中医药信息杂志, 2021, 28 (8): 137-140.

［7］ 黄峰, 吴德玲, 李莉, 等. 五子衍宗丸的药理作用及临床应用研究进展 [J]. 安徽中医药大学学报, 2020, 39 (5): 89-92.

［8］ 闫京宁, 胡聪, 孟祥龙. 基于网络药理学的五子衍宗丸药效机制研究 [J]. 世界科学技术: 中医药现代化, 2020, 22 (7): 2294-2310.

［9］ 覃晋, 谭坤, 张永利, 等. 五子衍宗丸用药思路辨析 [J]. 云南中医中药杂志, 2018, 39 (3): 42-43.

［10］ 许春艳, 孙晶. 泰山磐石散加减治疗复发性流产患者 60 例临床观察 [J]. 世界中西医结合杂志, 2017, 12 (3): 369-371.

［11］ 褚怡霏, 叶健飞, 王振宜. 基于网络药理学的济川煎治疗便秘的作用机制研究 [J]. 世界中医药, 2022, 17 (1): 70-76.

［12］ 金燊懿, 毕凌, 焦丽静, 等. 白头翁汤化学成分及药理作用研究进展 [J]. 上海中医药杂志, 2019, 53 (3): 109-111.

［13］ 吴修红, 赵闯, 杨东霞, 等. 少腹逐瘀汤药理作用及临床应用的研究进展 [J]. 中国临床保健杂志, 2017, 20 (5): 612-616.

［14］ 熊辉. 当归四逆汤的现代药理与临床应用分析 [J]. 中国医药指南, 2014, 12 (13): 301-302.

［15］ 薛俊茹, 何录文, 孙晖, 等. 四妙勇安汤药理作用及作用机制研究进展 [J]. 中医药信息, 2020, 37 (5): 113-118.

［16］ 吴广文, 褚剑锋, 许惠凤, 等. 独活寄生汤的药理作用及其在治疗骨性关节炎中的应用 [J]. 中医正骨, 2012, 24 (1): 37-39.

［17］万新红, 邓利芝, 谭毅, 等. 血府逐瘀汤在自发性高血压大鼠颈动脉血管胶原重构及逆转中的意义 [J]. 中国动脉硬化杂志, 2004, 12 (4): 402-404.

［18］周小青, 罗尧岳, 谢小兵, 等. 活血化瘀方对高脂饮食致家兔动脉粥样硬化的影响 [J]. 中国中医药信息杂志, 2004, 11 (5): 401-403.

［19］邓冰湘, 谭达全, 张秋雁, 等. 血府逐瘀汤对急性心肌缺血大鼠的保护作用 [J]. 中国中医药信息杂志, 2005, 12 (4): 38-39.

［20］丁志山, 高承贤, 楼兰花, 等. 血府逐瘀汤对大鼠缺血再灌注心肌损伤及心肌细胞凋亡的干预作用 [J]. 中国中医药科技, 2003, 10 (3): 146-147.

［21］王茂盛, 高治平. 血府逐瘀汤抗缺氧作用的实验研究 [J]. 山西中医学院学报, 2001, 2 (2): 1-2.

［22］丁志山, 高承贤, 吉瑞瑞, 等. 血府逐瘀汤对心肌成纤维细胞增殖和胶原合成的影响 [J]. 中药材, 2002, 25 (7): 481-483.

［23］丁明勇. 五味消毒饮临床应用研究 [J]. 中国医疗前沿, 2012, 7 (17): 66-67.

［24］黄水仙, 田道法. 五味消毒饮临床应用研究进展 [J]. 湖南中医药导报, 2002, 8 (9): 523-525, 529.

［25］刘磊, 姜鹏, 窦圣姗, 等. 黄连解毒汤的化学及药理学研究进展 [J]. 中草药, 2008, 39 (6): 935-938.

［26］董静, 尤凯, 郭星, 等. 黄连解毒汤的药理学研究进展 [J]. 沈阳医学院学报, 2014, 16 (1): 51-53.

［27］王宸罡, 齐新, 王丽, 等. 简述黄连解毒汤的药理作用及临床应用 [J]. 天津中医药大学学报, 2018, 37 (5): 433-436.

［28］方雪琴. 黄连解毒汤药理作用研究进展 [J]. 中成药, 2015, 37 (10): 2254-2259.

［29］陈巧谋, 黄礼杰, 王炜. 银翘散的临床应用与药理实验研究 [J]. 湖南中医药导报, 2003, 9 (9): 37-39.

［30］何建萍. 银翘散的临床药理 [J]. 中国实用医药, 2009, 4 (23): 149-150.

［31］谢鸣. 中医方剂现代研究 [M]. 北京: 学苑出版社, 1997.

［32］沈映君. 中药药理学 [M]. 2 版. 北京: 人民卫生出版社, 2011.

［33］许济群. 方剂学 [M]. 上海: 上海科学技术出版社, 1985.

［34］谢鸣. 方剂学 [M]. 北京: 人民卫生出版社, 2002.

［35］马占强, 李瑞鹏, 李月碧, 等. 半夏厚朴汤抗抑郁作用——改善脑内氧化应激水平 [J]. 药学与临床研究, 2014, 22 (3): 205-208.

［36］赵信科, 孙少伯, 刘凯, 等. 基于网络药理学探讨半夏厚朴汤作用机制 [J]. 中医学报, 2020, 35 (2): 379-383.

［37］林昶, 杨长福, 杨红梅, 等. 半夏厚朴汤的现代药理研究进展 [J]. 贵阳中医学院学报, 2016, 38 (6): 92-95, 99.

［38］张玲. 参苓白术散加祛风药治疗脾胃虚弱腹泻型肠易激综合征临床观察 [D]. 成都: 成都中医药大学, 2014.

［39］章宸, 刘斌, 郑虎占, 等. 痛泻要方药理作用和临床应用研究概况 [J]. 中国实验方剂学杂志, 2010, 16 (7): 223-226.

［40］黄晓青, 朱凯云. 消风散的药理药效研究及临床应用概况 [J]. 江西中医药, 2012, 43 (1): 69-71.

［41］孙梦涵, 唐宗湘, 袁晓琳.《外科正宗》消风散止痒作用的研究进展 [J]. 中国实验方剂学杂志, 2019, 25 (18): 206-213.

［42］孙圆圆, 茅婧怡, 曹蒂莲, 等. 龙胆泻肝汤及方中单药在皮肤病治疗中的药理作用及应用进展 [J]. 世界临床药物, 2014, 35 (10): 647-651.

［43］王文鹤, 王宁丽, 刘学伟, 等. 龙胆泻肝汤在皮肤病中的应用 [J]. 河南中医, 2020, 40 (8): 1231-1234.

［44］李炳照, 陈海霞, 李丽萍, 等. 实用中医方剂双解与临床 [M]. 北京: 科学技术文献出版社, 2008.

方剂索引